Physio @Home

Schmerzen lindern, Verspannungen lösen – dein Training für zu Hause

Mit **30-Tage-** Übungsplan

herbig

Inhaltsverzeichnis

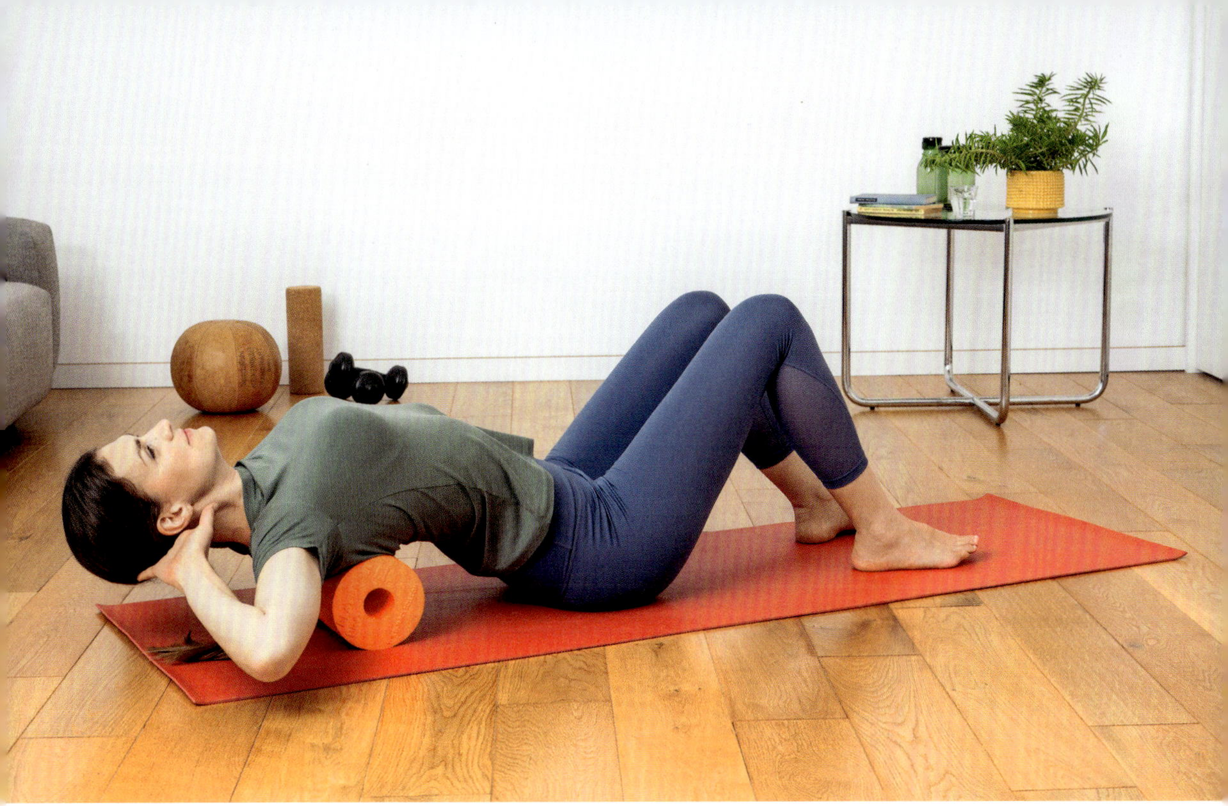

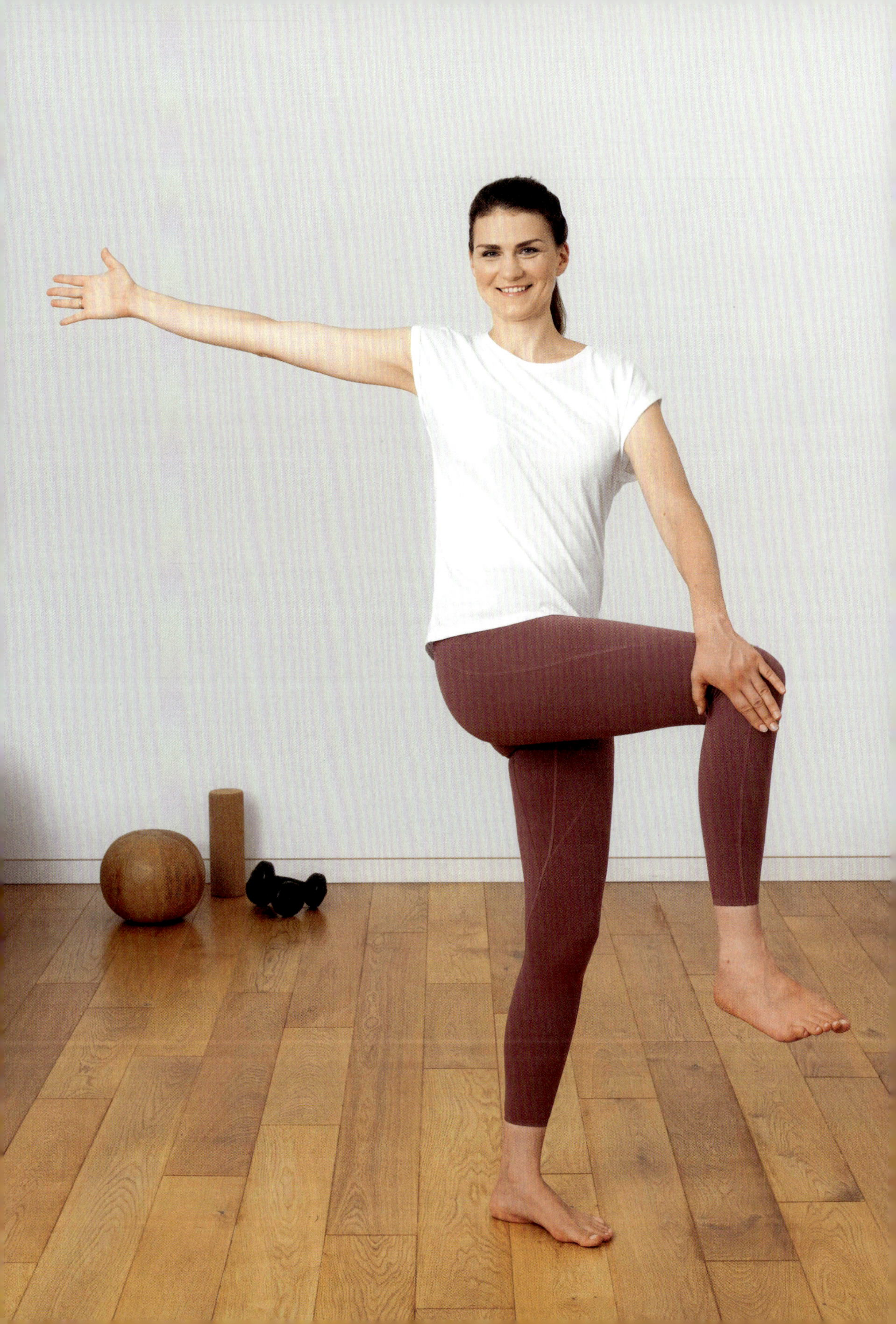

Vorwort: Die beste Prävention sind Muckis

Durch meinen Beruf als Physiotherapeutin komme ich täglich mit Menschen in Berührung, die Schmerzen oder andere Beschwerden am Bewegungsapparat haben und im Alltag eingeschränkt sind – manche mehr, manche weniger. Oft ist die „Therapie" ganz einfach: mehr Bewegung.

Sind Beschwerden spürbar, steckt meist schon ein länger laufender Prozess dahinter, denn die wenigsten Beschwerden kommen „einfach so" über Nacht oder nach einer einmaligen „falschen" Bewegung. Unser Körper kompensiert viel und hat diesbezüglich auch eine ganz schöne Ausdauer. Irgendwann ist diese Kapazität jedoch ausgeschöpft und er meldet sich – meist in Form von Schmerzen.

Hauptproblematik der heutigen Zeit ist neben zu wenig Bewegungsvielfalt über den Tag (oft stundenlanges Sitzen oder Stehen in derselben Position) auch das dadurch resultierende einseitige Verhältnis der Muskulatur. Das bedeutet, dass im Alltag meist immer wieder dieselben Muckis aktiv sind, während andere so gut wie nie zum Einsatz kommen. Ein typisches Beispiel: Beim nach vorne geneigten Arbeiten kommt die Rückenmuskulatur viel zu kurz. Wenn in der Freizeit dann kein entsprechender Ausgleich stattfindet, stehen die Chancen recht hoch, dass sich das ein oder andere Wehwehchen zeigen wird.

Muskulatur stützt, führt und bewegt unseren Körper, daher ist es auch die einzige und wirklich langfristige Lösung, genau über diese zu arbeiten.

In diesem Buch findest du ein großes Übungsangebot für alle Bereiche deines Körpers unter Berücksichtigung meiner Erfahrungswerte aus der Praxis – unkompliziert, ohne teures Equipment und vor allem alltagstauglich.

Dieses Buch soll dich im Alltag unterstützen, als Nachschlagewerk bei Beschwerden dienen und natürlich präventiv zum Einsatz kommen, um diese möglichst zu vermeiden! #vorsorgeistbesseralsnachsorge

Mit dem integrierten 30-Tage-Übungsplan, den du variabel Monat für Monat, Jahr für Jahr, variieren und an deine aktuellen Beschwerden anpassen kannst, schaffst du dir den Grundstein für eine neue, gesunde Routine – nicht nur zum Jahreswechsel, sondern zu jederzeit.

Ich hoffe, ich kann auch dich zu einem aktiveren Alltag bewegen.

Ganz viel Spaß bei der Umsetzung und Freude mit meinem Buch!

Liebe Grüße,

Vanessa

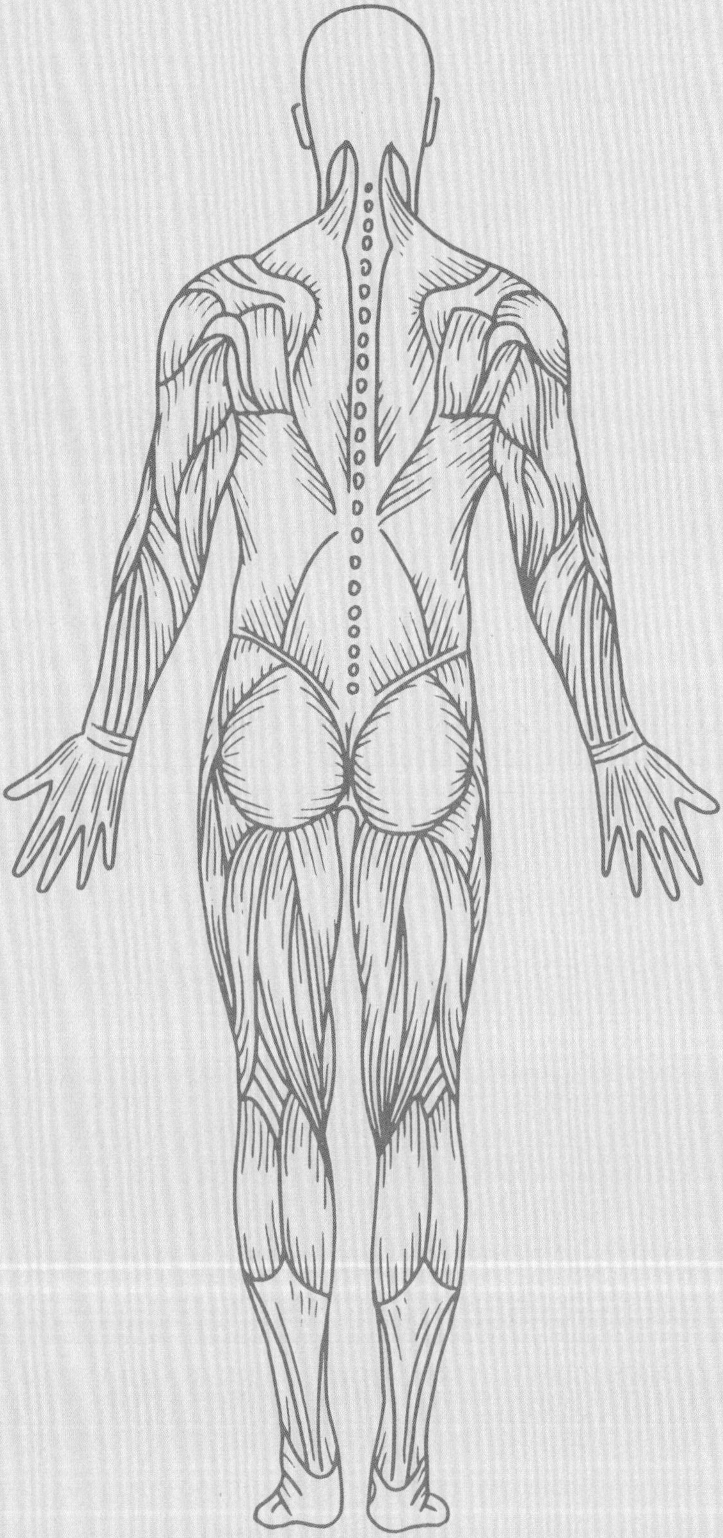

Jede Bewegung zählt

Ein leider immer noch häufiger und irrtümlich verbreiteter Motivationskiller: „Ein bisschen Bewegung bringt's nicht." – Stimmt nicht!
Es muss nicht immer ein ausgiebiges und langes Workout sein, auch kleine Bewegungseinheiten über den Tag verteilt helfen dir, gesund, schmerzfrei und beweglich zu bleiben.

Das Sitz-Bewegungs-Verhältnis eines Büroathleten

Der durchschnittliche Arbeitsalltag in einem Bürojob sieht meist wie folgt aus: Man sitzt in der Regel für 8–10 Stunden am Schreibtisch, wozu dann eventuell auch noch ein langer ebenfalls sitzender Arbeitsweg hinzukommt. Der Feierabend wird dann oftmals sitzend oder liegend auf dem Sofa genossen. Wer sich doch noch hochraffen kann, schafft noch eine Sporteinheit zwischen 30 und 60 Minuten.

Man muss nicht gut rechnen können, um zu erkennen: Das Verhältnis von Bewegung zu Sitzen ist dabei miserabel.

Bei einem einseitigen und langen (Arbeits-)Tag ist eine Sporteinheit am Abend toll, mehr Bewegungsvariation über den Tag verteilt hat aber einen größeren gesundheitlichen Vorteil.

Dabei gilt jedoch wie immer: Jede Bewegung ist besser als keine Bewegung!

Ideal wäre folgendes Sitz-Bewegungs-Verhältnis:

- 8–10 Stunden Arbeitszeit, dabei viele verschiedene Sitz- und Stehpositionen, regelmäßige Gehpausen, Übungen zwischendurch, aktive Pause
- 30–60 Minuten sportliche Aktivität vor oder nach der Arbeit
- Feierabend auf der Couch: verschiedene Positionen, z. B. auf dem Bauch liegen, auf dem Boden sitzen, regelmäßig die Seite wechseln, nach hinten strecken, etc. oder noch besser: ein Abendspaziergang, z. B. mit einem Podcast als Unterhaltung.

Eine „schlechte" (Sitz-)Position ist nicht das Problem, sondern die Dauer in derselben.

Die perfekte Sitzposition gibt es nicht, jede einseitige Bewegung ist auf Dauer schlecht.

Versuche so viel Bewegungsvariation wie möglich in deinen Alltag zu integrieren, dabei ist es egal, wenn du auch mal in einen Rundrücken fällst, dein Nacken nicht in „optimaler" Position zum Bildschirm steht oder deine Beine im „falschen" Winkel zur Sitzfläche aufgestellt sind.

EINFACHE ÜBUNGEN FÜR ZWISCHENDURCH

Ganz egal, ob im Büro, in der Schule, dem Kindergarten, der Küche oder auf der Baustelle, diese einfachen Übungen können überall und zu jeder Zeit durchgeführt werden.

1. Hüfte kreisen:

Mit dieser Übung werden dein unterer Rücken, dein Iliosakralgelenk und deine Hüften mobilisiert.

- Stelle dich hüftbreit auf, richte deine Wirbelsäule auf und stütze deine Hände rechts und links auf deinem Becken ab.
- Nun kreise mit deiner Hüfte nach rechts und links.
- Führe die Kreisbewegungen in einem möglichst großen Bogen aus.
- Wiederhole diese Übung 10× je Richtung.

2. Vom Fersen- in den Zehenstand:
So kannst du deine komplette Beinmuskulatur aktivieren, dein Gefäßsystem unterstützen und gleichzeitig dein Gleichgewicht schulen:

- Ziehe wenn möglich deine Schuhe aus und stelle dich im Anschluss hüftbreit auf.
- Verteile dabei dein Gewicht gleichmäßig auf beide Füße und strecke deine Wirbelsäule in Verlängerung nach oben.
- Stütze deine Hände rechts und links auf deinem Becken ab und ziehe deinen Bauchnabel sanft in Richtung Wirbelsäule um deinen Rumpf zu stabilisieren.
- Rolle nun von den Fersen über die Außenkanten nach vorne bis auf den gesamten vorderen Ballen ab und hebe die Fersen von der Unterlage, sodass du in einen Zehenstand kommst.
- Bewege dich im Anschluss wieder über die Außenkanten zurück auf die Fersen und hebe deine Vorfüße dabei ab, sodass du in einen Fersenstand kommst.
- Zur Sicherheit empfehle ich dir die Übung in der Nähe einer Wand oder eines Stuhls durchzuführen, um dich bei Bedarf festhalten zu können.
- Wiederhole diese Übung 10×.

3. Schultern kreisen:
Die Übung dient dazu deinen Schultergürtel und deine Brustwirbelsäule zu mobilisieren.

- Komme in einen hüftbreiten Stand, deine Knie sind dabei minimal gebeugt und deine Wirbelsäule ist aufgerichtet.
- Kreise nun mit deinen Schultern abwechselnd nach vorne und nach hinten.
- Führe die Kreisbewegung so groß wie möglich aus und beziehe deine Schulterblätter mit ein: Kreisbewegung nach hinten – deine Schulterblätter ziehen ebenfalls nach hinten in Richtung Wirbelsäule, Kreisbewegung nach vorne – deine Schulterblätter ziehen ebenfalls nach vorne und entfernen sich von der Wirbelsäule.
- Wiederhole diese Übung 10 × je Richtung.

4. Armschwung:
Mit dieser Übung werden deine Schultergürtel mobilisiert, deine Brustmuskulatur gedehnt und deine Wirbelsäule gestreckt.

- Komme in einen hüftbreiten Stand, deine Knie sind minimal gebeugt und deine Wirbelsäule ist aufgerichtet.
- Ziehe deinen Bauchnabel sanft nach innen in Richtung Wirbelsäule, um deinen Rumpf zu stabilisieren.
- Deine Arme hängen zu Beginn locker neben deinem Körper.
- Kreuze deine Arme mit Schwung vor deiner Brust, deine Handflächen zeigen dabei nach unten. Bewege sie im Anschluss über die Seite nach hinten und drehe deine Handflächen dabei nach oben.
- Ziehe bei der Armbewegung nach hinten verstärkend deine Schulterblätter in Richtung Wirbelsäule und öffne deine Brust.
- Wechsle die Armseite, welche oben kreuzt, nach jeder Wiederholung.
- Wiederhole diese Übung 10× je Seite.

5. Ganzkörper-Stretch:
Mobilisiere und strecke mit dieser Übung deinen gesamten Körper.

- Komme in einen hüftbreiten Stand, deine Knie sind dabei minimal gebeugt.
- Lege deine Hände an die Innen- und Außenseite eines Oberschenkels und gleite soweit wie möglich nach unten in Richtung Sprunggelenk.
- Gleite nun zurück bis ans obere Ende des Oberschenkels, löse deine Hände und strecke deine Arme so weit wie möglich nach oben und weiter nach hinten.
- Achte dabei auf einen stabilen Rumpf, indem du deinen Bauchnabel sanft nach innen ziehst. Das verhindert, dass du zu stark in ein Hohlkreuz kommst.
- Wiederhole diese Übung 10× je Seite.

Mehr Bewegung im Alltag

Mehr Bewegung in unseren oft so vollen Tag zu integrieren ist für viele eine große Herausforderung. Ich habe einige Tipps und Inspirationen, wie dir das dennoch gut gelingen kann.

Da unser Körper von Natur aus auf Energiesparmodus eingestellt ist, wenn ihm das möglich ist, kann es ganz schön „anstrengend" sein, seinen Allerwertesten in Bewegung versetzt zu bekommen. Das kennen wir alle, oder? Der erste Schritt ist dabei wie so oft der schwerste. Wenn man aber einmal im Bewegungsmodus ist, läuft es fast schon von allein.

Also Startschuss setzten, sich den 30-Tage-Übungsplan schnappen und los!

Übrigens sind Situationen oder Lebensphasen, in denen es mal nicht so klappt, ganz normal! Es gibt Tage, an denen man keine Lust, keine Zeit oder andere Prioritäten hat – neuer Tag, neuer Start!

Physio-Tipps für mehr Bewegung

1. Habe einen Plan:
Wenn du sportlich aktiv werden möchtest, aber nicht weißt, was du eigentlich machen sollst, klappt es mit der Umsetzung sehr wahrscheinlich nicht. Nimm dir am Vortag, einmal in der Woche oder im Monat Zeit und überlege dir, was du wann schaffen kannst. So musst du nicht lange überlegen und bis der innere Schweinehund was bemerkt, bist du schon voll im Einsatz.

2. Wähle ein passendes Zeitfenster:
Das beste Beispiel für ein festes Zeitfenster, das sich im Alltag fast jeder einrichtet: das regelmäßige Zähneputzen morgens und abends. Feste Zeitfenster können helfen etwas regelmäßig in den Alltag zu integrieren. Auch Bewegung sollte so ein fester Bestandteil deines Alltages werden!

Zum Beispiel morgens nach dem Aufstehen, in der Mittagspause, abends vor oder nach dem Abendessen, ...

3. Setzte Prioritäten:
Es gibt Prioritäten, die lassen sich nicht verschieben, aber auch andere, die durchaus nach hinten gestellt werden können. Bestimmt findest auch du Aufgaben, die abgegeben werden können oder auf der Prioritäten-Liste in Zukunft hinter deiner Gesundheit und Bewegung stehen.

4. Wähle für dich passende Übungen:
Ein wichtiger Faktor, um langfristig und motiviert bei der Sache zu bleiben, ist die für dich passende Übungsauswahl. Täglich mit Übungen konfrontiert zu werden, die nicht funktionieren, lassen die Motivation schnell wieder verschwinden und auch Übungen, die dich langweilen und nicht fordern, sollten ausgetauscht werden. Wähle die für dich passenden Übungen aus und lasse dich dabei nicht von anderen verunsichern. Jeder fängt mal an.

5. Erkenne Zeitfresser und finde Lösungen:
In der heutigen Zeit ist bei vielen das Smartphone auf Platz 1 der unnötigen Zeitfresser – auch bei mir ist das leider so. Die Ausrede „keine Zeit für Sport" zählt daher ab heute nicht mehr.

Meine Lösung: Fixe Handyzeiten planen (z. B. wenn die Kleinen schlummern), eine maximale Bildschirmzeit einstellen, an die mich mein Handy bei Bedarf erinnert. Auch gute Planung spart Zeit:

Ich plane die Woche in Bezug auf Einkaufen und Essen vor, somit spare ich viel Zeit beim Einkauf, in der Küche und auch dazwischen, weil ich nicht überlegen muss, was es zu Essen geben soll.

6. Definiere ein realistisches Ziel:
Die eine hat das Ziel, 10 Kniebeugen zu schaffen, während der andere schmerzfrei die Treppen gehen können möchte. Ziele können dir helfen motiviert zu bleiben, sollten dabei aber vor allem realistisch und nicht zu groß gestapelt sein.

Die Formulierung nach SMART kann dabei hilfreich sein:

- **S** = Spezifisch (dein Ziel sollte so präzise wie möglich definiert sein)
- **M** = Messbar (deine Fortschritte sollten messbar sein)
- **A** = Attraktiv (dein Ziel sollte für dich attraktiv, also erstrebenswert sein)
- **R** = Realistisch (setze realistische und erreichbare (Zwischen-) Ziele)
- **T** = Terminiert (setze dir ein fixes Datum an dem du dein (Zwischen-)Ziel erreicht haben möchtest)

6. Kombiniere Aufgaben:
Manche Tage sind voll und seit ich Mama bin auch deutlich unvorhersehbarer, als ich es mir vorgestellt habe. Da kann es hilfreich sein, gewisse Aufgaben oder Erledigungen mit Bewegung zu kombinieren. Zum Beispiel ein Telefonat mit einem Spaziergang kombinieren, das Übungsprogramm mit einem Parcours für die Kids ergänzen, Mails auf dem Ergometer beantworten, kleinere Einkäufe und Erledigungen zu Fuß bewältigen, ...

7. Nutze einen Fitness-Tracker:
Diese kleinen Helferlein können bei der einen für Motivation sorgen, andere rutschen dadurch in ein ungesundes und fast zwanghaftes Verhalten. Überlege dir daher bitte nach individuellem Empfinden, ob so eine Anschaffung für dich auch wirklich sinnvoll ist.

8. Denke auch an Alltagsbewegung:
Für viele zählt nur das „richtige" Training, dabei bietet auch der Alltag viele Möglichkeiten, den Körper aktiv zu halten. Schritte sammeln, Spazieren gehen oder wie auch immer man es nennen mag – Gehen und Laufen bietet viele Vorteile. Außerdem weiß wahrscheinlich mittlerweile auch jeder, dass die Treppe der Rolltreppe oder dem Fahrstuhl, und das Fahrrad oder der Gang zu Fuß dem Auto und den Öffis vorgezogen werden sollte. Auch im Haushalt, bei der Gartenarbeit oder der Kinderbetreuung kann man sich bewegen – alles zählt!

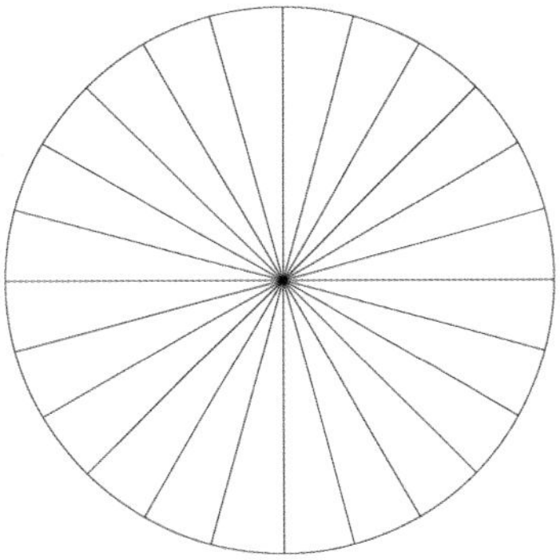

Jeder hat dieselben 24 Stunden am Tag zur Verfügung, die Nutzung dieser Zeit ist jedoch so unterschiedlich, wie jeder einzelne von uns.

In diesem Kreisdiagramm kannst du eintragen wie viele Stunden du für was am Tag „aufbrauchst", 1 Feld entspricht dabei einer Stunde. Mir hilft das sehr, wenn ich mal wieder gefühlt für nichts Zeit habe, um meine Tage besser zu strukturieren und „Freizeiten" (auch für Sport und Bewegung) zu schaffen. Mich persönlich schockiert dabei zum Beispiel immer wieder meine Bildschirmzeit am Handy – wie sieht es bei dir aus?

9. Motiviere dich mit deiner Lieblingsmusik
Einer der effektivsten Motivations-Booster ist Musik. Es gibt mittlerweile auch tolle Möglichkeiten sich seine eigene Playlist zu erstellen, somit kommt die Motivation mit nur wenigen Klicks.

KÖRPERSYSTEME POSITIV BEEINFLUSSEN

Bewegung ist nicht nur essenziell für deine physische Gesundheit, sondern hat auch positive Auswirkungen auf deinen gesamten Organismus:

- Dein **Gehirn** wird leistungsfähiger und du kannst dich besser konzentrieren.
- Dein **Immunsystem** wird gestärkt und du wirst somit weniger anfällig für Erkrankungen.
- Dein **Herz** wird stärker und dein Körper somit besser durchblutet.
- Deine **Lunge** wird besser belüftet und deine Ausdauer verbessert sich.
- Deine **Gefäße** werden stärker und besser durch die umliegende Muskulatur unterstützt.
- Dein **Stoffwechsel** wird angeregt und verbessert sich.
- Deine **Stresshormone** werden abgebaut und dein Stresslevel somit reduziert.
- **Glückshormone** werden ausgeschüttet, du fühlst dich besser.
- Dein **Darm** wird angeregt und sorgt dadurch für eine bessere und regelmäßigere Verdauung.
- Deine **Gelenke** werden entlastet, besser geführt und stabilisiert.
- Deine **Gelenkknorpel** und **Bandscheiben** werden besser ernährt.
- Deine **Bänder** und **Sehnen** bleiben „elastisch“ und sind dadurch weniger anfällig für Verletzungen.
- Deine **Knochen** werden gestärkt, die Knochendichte nimmt zu.
- Deine **Muskelkraft** verbessert sich.
- Dein **Energieumsatz** steigt, auch in Ruhe.
- Deine **Haltung** verbessert sich.
- Dein **Körpergewicht** passt sich entsprechend an. (Ernährung ebenfalls ausschlaggebend)
- Dein **Blutdruck** und dein Ruhepuls sinkt.
- Dein **Schlaf** verbessert sich und du kannst besser einschlafen und durchschlafen.
- Dein **Blutzuckerspiegel** sinkt.
- Dein kompletter **Bewegungsapparat** wird stärker und leistungsfähiger.

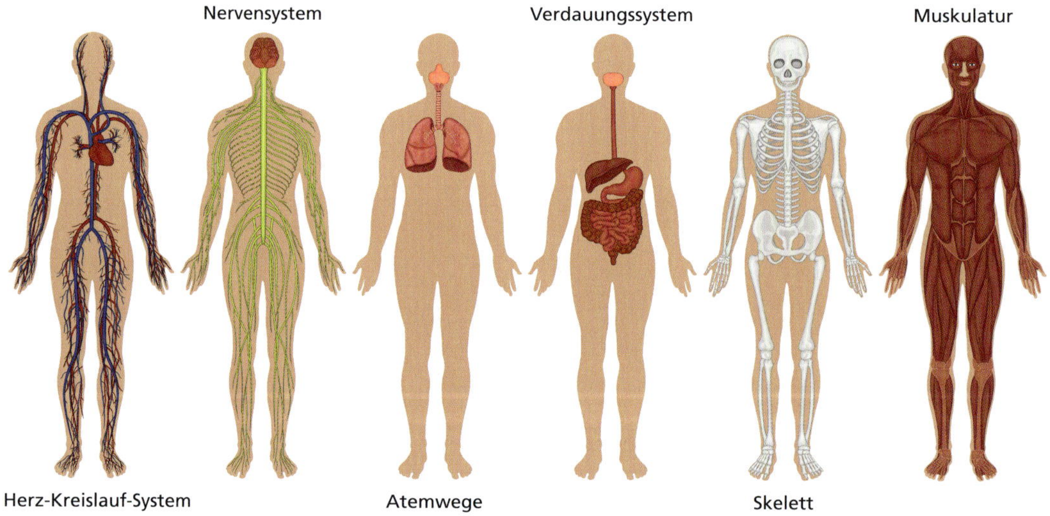

Alle deine Körpersysteme werden durch Bewegung und Training positiv beeinflusst: dein Herz-Kreislaufsystem, Nervensystem inkl. Psyche, deine Organe inkl. all ihrer Funktionen und dein kompletter Bewegungsapparat.

Bewegung als Präventionsmaßnahme

Bewegung und Sport unterstützen präventiv die häufigsten Erkrankungen unserer heutigen Gesellschaft wie Herzinfarkt, Schlaganfall, Diabetes mellitus Typ 2, Fettstoffwechselstörung, Tumorerkrankungen, Übergewicht, Depression und Alzheimer Demenz. Auch der Großteil von Beschwerden und Schmerzen am Bewegungsapparat kann dadurch verhindert werden. Du profitierst also nicht nur von einer möglich längeren Lebensdauer, sondern auch von einer deutlich besseren Lebensqualität!

- Die Bildung von **Nervenzellen** wird angeregt.
- **Heißhunger** wird verringert.
- Deine **Beweglichkeit** verbessert sich.

Bevor du nun loslegst, hier noch meine ultimative Checkliste für die optimale Umsetzung:

Trainiere wenn möglich barfuß.
Die meisten Füße kommen im Alltag leider viel zu wenig mit dem Boden direkt in Kontakt, daher gönne deinen Füßen während den Übungen gerne etwas Freiheit. Das ist nicht nur super für die muskulären und knöchernen Strukturen, welche so mehr Platz haben und auch deutlich besser arbeiten können, sondern auch für die Rezeptoren in deinen Fußsohlen. Diese leiten verschiedene Reize wie Temperatur, Untergrundbeschaffenheit u. v. m. weiter. Das alles führt dazu, dass das Verletzungsrisiko deutlich geringer ist und auch Fußfehlstellungen vorgebeugt werden können.

Falls es nicht möglich ist barfuß zu trainieren, gibt es mittlerweile auch ein immer größer werdendes Angebot an Barfuß-Schuhen.

Achte auf einen rutschfesten Untergrund.
Es gibt zwar durchaus Übungen, die davon profitieren, wenn es rutschiger und instabiler wird, aber hier geht es primär um deine Sicherheit.

Wähle eine rutschfeste Matte oder (falls du nicht barfuß trainierst) Schuhe mit einer entsprechenden Sohle.

Bei manchen Übungen ist es auch sinnvoll, zuerst einen gesicherten „Probedurchlauf“ auszuführen, alles auszutesten und so zu verhindern, dass man im schlimmsten Fall eine verletzungsbedingte Zwangspause einlegen muss.

Trage bequeme Kleidung, die nicht einschneidet.
Dadurch wird die Bewegung und die Übung nicht von der Kleidung limitiert, deine Gefäße (vor allem Venen und Lymphe) werden nicht bei ihrer Arbeit gestört oder sogar abgeklemmt und auch deine Atmung kann uneingeschränkt fließen.

Trainiere, wenn möglich vor einem Spiegel.
Falls du keinen Spiegel zur Hand hast, kannst du auch versuchen, dich im Fenster zu spiegeln. Ich empfehle gerade zu Beginn der „Sportlerkarriere“, sich im Spiegel zu kontrollieren, um ein gewisses Körpergespür zu erlernen und mögliche Ausweichbewegungen zu erkennen und zu beheben.

Trainiere an oder mit der frischen Luft.
Sollte es nicht möglich sein, deine Bewegung nach draußen zu verlagern, kannst du alternativ auch die Fenster öffnen und dir so deinen Frische-Luft-Kick ins Zimmer holen.

Frische Luft versorgt deinen Körper mit mehr Sauerstoff. Dein Gehirn wird so leistungsfähiger, du kannst dich besser konzentrieren, deine Schleimhäute werden angeregt und somit auch dein Immunsystem aktiviert. Außerdem schüttet dein Körper an der frischen Luft mehr Glückshormone aus und auch dein Vitamin-D-Spiegel kann bei Kontakt mit Sonnenlicht auf deiner Haut angekurbelt werden.

Trage Kleidung, in der du dich wohlfühlst.
Das kurbelt nicht nur dein Selbstwertgefühl an, sondern auch deine Motivation. Wenn man sich wohlfühlt, geht es einem rundum besser, ganz egal ob es „nur“ zum Einkaufen oder eben auch zum Sporteln ist.

Nutze dein individuell mögliches Bewegungsausmaß.
Es ist ganz normal, dass es sehr bewegliche Menschen gibt, auf der anderen Seite auch sehr unbewegliche, und eben alles dazwischen. Auch wenn viele meinen, sie müssen zum Beispiel mit den Fingerspitzen in der Vorneige bis zum Boden kommen, ist dem nicht so – das ist auch kein Indikator für ein Maß an Gesundheit. Nutze dein mögliches Bewegungsausmaß, welches sich von Mal zu Mal auch anpassen und verändern kann. Wer sich kraftvoll in eine gewisse Position zwingt, wird schnell merken, dass das oft mit einer verkrampften Muskulatur endet und somit das Bewegungsausmaß möglicherweise sogar erstmal noch weiter reduziert wird.

Kläre vorab mögliche Limitationen ab.
Da bestimmt die ein oder andere bereits eine kurze oder auch längere Krankheitsgeschichte hinter sich hat, ist es wichtig, vorab mit den betreuenden Fachleuten abzuklären, ob es im Bereich Training etwas zu berücksichtigen gibt. Seien es Bewegungslimitationen nach gewissen Operationen, anatomische Veränderungen o.ä.

Stoppe bei starken oder unbekannten Schmerzen.
Damit meine ich kein leichtes Ziehen oder die typischen Rückenschmerzen, die sich hin und wieder melden, sondern Schmerzen, die plötzlich eintreten und die dir so unbekannt sind.

Dann heißt es ab zum Arzt und abklären lassen, was dahintersteckt. Schonung ist meist die falsche Methode und sogar kontraproduktiv.

Achte auf deine Atmung.
Am allerwichtigsten ist es, dass die Atmung während der Übungsausführung nicht angehalten wird.

Du findest bei den Übungen Angaben zur Atmung, manchmal ist es aber (gerade zu Beginn) noch nicht so einfach mit der Umsetzung, denke dann an den ersten Satz und versuche die Atmung nicht anzuhalten oder zu pressen. Der Rest kommt nach einer gewissen Zeit ganz von allein. Zerbreche dir also nicht unnötig den Kopf, bei dieser moderaten Übungsauswahl ist es kein Problem, wenn die Atmung nicht immer optimal angepasst ist.

Die „richtige“ Atmung

Bei kräftigenden Übungen sollte folgendes beachtet werden:
Anspannung oder Anstrengung = Ausatmung
Entspannung oder Entlastung = Einatmung

Diese Atmung bewirkt folgendes:
1. Du übst weniger Druck auf dein Herz-Kreislaufsystem aus.
2. Du bist stabiler, da deine Atem-Hilfsmuskulatur (dein Rumpf) aktiv ist und unterstützt.
3. Die im Muskel anfallenden „Abfallstoffe“ werden besser abtransportiert.

Bei mobilisierenden und dehnenden Übungen kann zusätzlich die sich verändernde Rippenstellung während der Atmung genutzt werden. Bei der Einatmung heben sich deine Rippen und weiten deinen Brustkorb, somit können gewisse Dehnzüge verstärkt werden, daher kann es bei dieser Art von Übungen zu Abweichungen kommen.
Außerdem kannst du bei einer „Blockade“ versuchen in genau diesen Bereich zu atmen (ja, man kann den Atem lenken), oft kann das helfen, dieses blockierte Gefühl zu lösen.

Bevor du loslegst

Die Übungen sind in 3 verschiedene Schwerpunkte unterteilt und durchnummeriert.

S = Sofort-Hilfe
B = mehr Beweglichkeit
K = mehr Kraft

Daher findest du bei jeder Übung zur besseren Orientierung ein Kürzel, das aus einem der genannten Buchstaben und einer Zahl (der fortlaufenden themenspezifischen Übungsnummer) besteht.

Keine Angst vor falscher Bewegung. Leider gibt es viele verunsicherte Menschen, die regelrecht Angst davor haben, sich zu bewegen.

Oft aufgrund schmerzhafter Erfahrungen in Kombination mit falscher Kommunikation. Daher ist es wichtig nach so einer Erfahrung, neben der Therapie an sich, mit den Fachleuten auch über das weitere Vorgehen bzw. den Alltag nach der Therapie zu sprechen, um eine angstbedingte Schonhaltung und dadurch ein mögliches Wiederkehren der Symptome zu vermeiden.

Hier ein kleiner Hinweis: Euer Körper meldet sich, wenn ihm etwas nicht passt und ihr keine schmerzstillenden Medikamente einnehmt. Falls ihr unsicher seid, ab zur Ärztin, Physio oder Trainerin eures Vertrauens und diese Unsicherheiten aus der Welt schaffen.

Die beste Therapie ist fast immer Bewegung!

Solltest du bei den Übungen manche Beschreibungen oder Begriffe noch nicht kennen, findest du in der Klappe vorne eine Übersicht der wichtigen Punkte, die bei der Übungsausführung beachtet werden sollten.

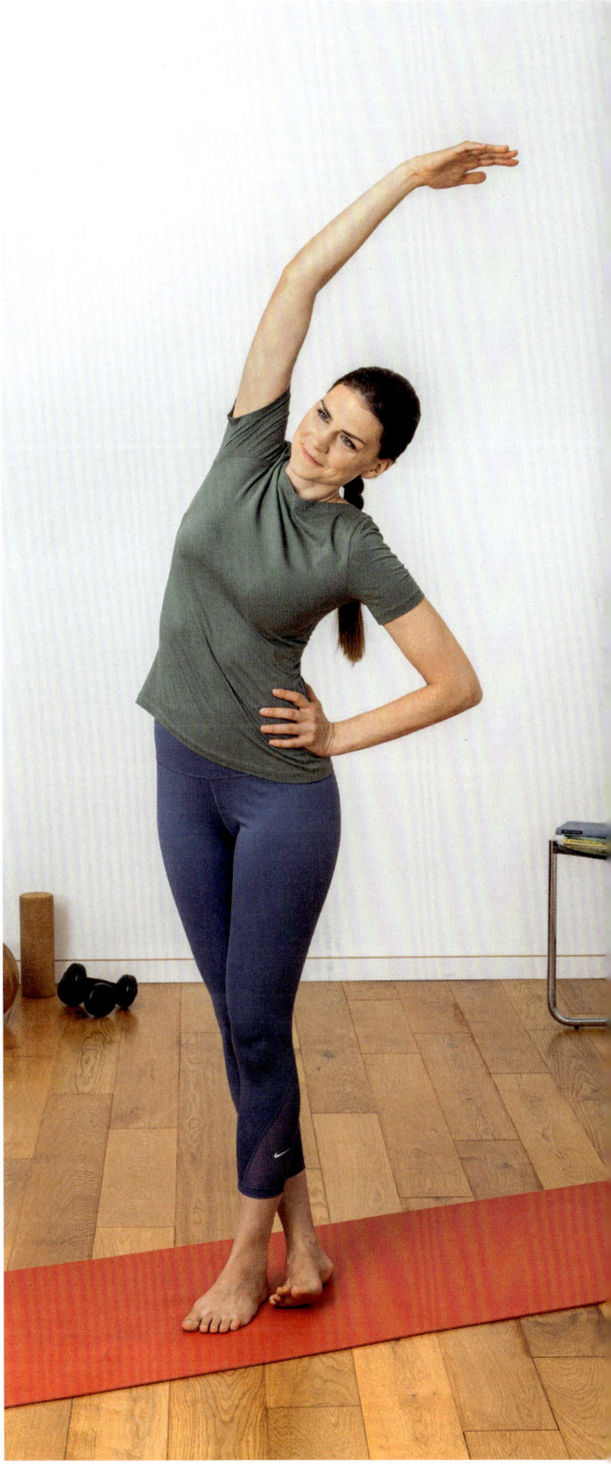

Bewegung tut immer gut!

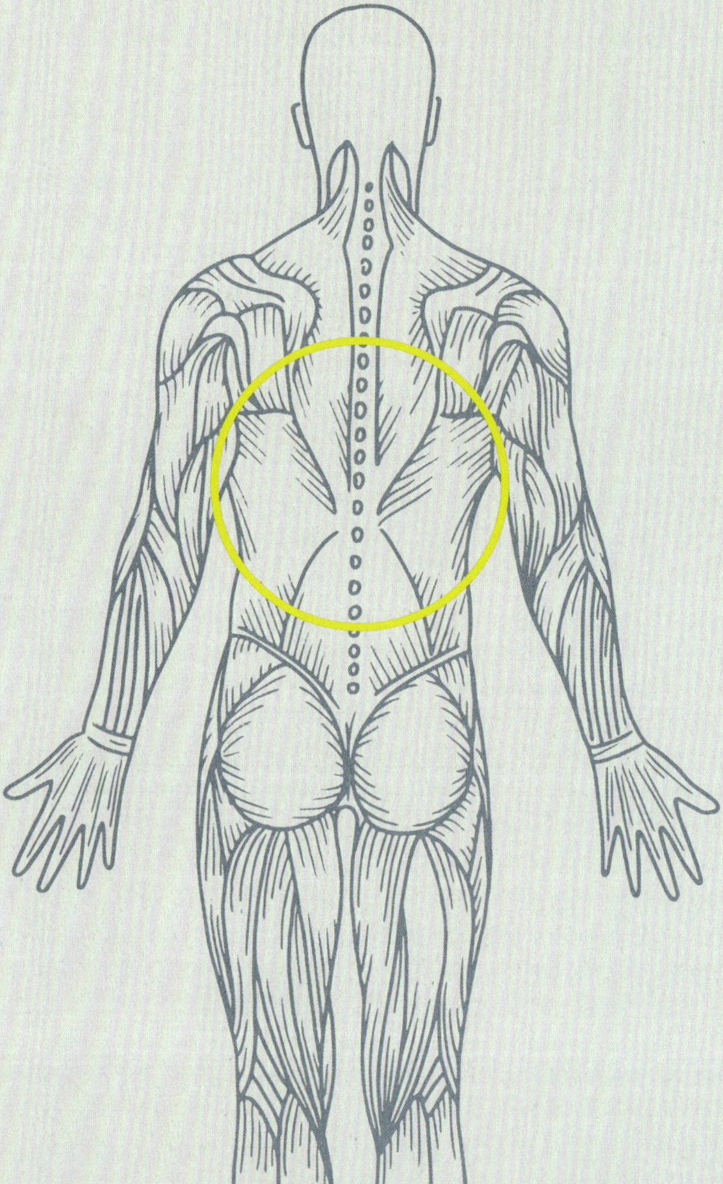

Fokus Rücken: Wirbel für Wirbel schmerzfrei und beweglich

Dein Rücken steht als Teil des Rumpfes mit im Fokus einer fast jeden Bewegung. Er ist das Verbindungsstück zwischen allen Bereichen deines Körpers und muss neben einem hohen Maß an Stabilität auch beweglich und flexibel sein.

Dein Rücken im Check

Die große und weiterhin zunehmende Anzahl an Erkrankungen und Beschwerden im Bereich Rücken macht deutlich, wie wichtig es ist, diesen Bereich besser zu verstehen und dadurch hoffentlich auch regelmäßiger zu bewegen.

Nicht nur deine komplette Wirbelsäule mit deinen Bandscheiben profitieren von mehr Beweglichkeit und Kraft in diesem Bereich, sondern auch alle angrenzenden Bereiche wie Schultern, Hüfte und Kiefer und dadurch weiterlaufend dein gesamter Körper. Der Satz „alles hängt zusammen" passt daher hier besonders gut.

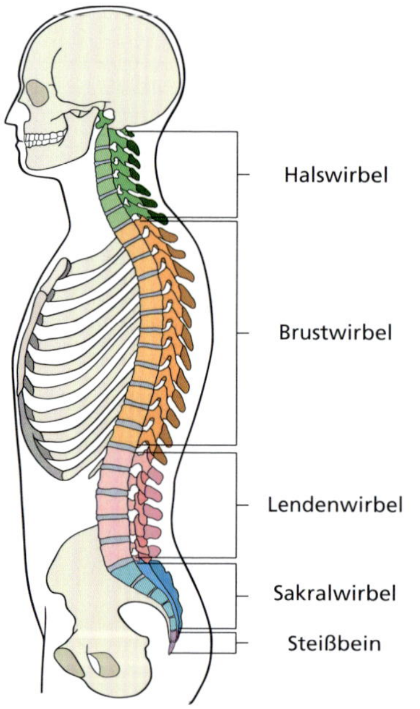

Doppelte S-Form der Wirbelsäule mit Unterteilung der einzelnen Wirbelsäulenabschnitte.
7 Halswirbel, 12 Brustwirbel, 5 Lendenwirbel, 5 (verschmolzene) Sakralwirbel mit 3–5 (verschmolzenen) Wirbeln des Steißbeins

Als „Zentrum" deines Rückens sorgt deine Wirbelsäule dafür, dass das Gewicht von oben nach unten übertragen wird, schützt dein Rückenmark und durch den stoßdämpfenden Aufbau (doppelte S-Form) auch dein Gehirn vor Erschütterungen.

Deine Wirbelsäule ist eine komplexe, funktionelle Einheit, welche aus 24 Wirbelkörpern, 23 Bandscheiben und vielen Bändern besteht. Die Größe der einzelnen Wirbelkörper nimmt nach unten hin zu, die Beweglichkeit nimmt hingegen ab, wobei die Beweglichkeit zwischen den einzelnen Wirbeln dabei nur minimal ist. Erst durch die Summe der Bewegungen aller einzelnen Wirbelverbindungen ist das große Bewegungsausmaß möglich. Gibt es an der ein oder anderen Stelle Bewegungseinschränkungen, hat dies Auswirkungen auf die gesamte Wirbelsäule – die Beweglichkeit ist (in eine oder auch mehrere Richtungen) eingeschränkt und angrenzende Abschnitte müssen entsprechend kompensieren und Mehrarbeit leisten. Daher ist es wichtig, die gesamte Wirbelsäule zu betrachten, auch wenn sich Schmerzen oder andere Beschwerden „nur" an einer bestimmten Stelle zeigen.

Zwischen den knöchernen Wirbelkörpern (Ausnahme zwischen den ersten beiden Halswirbeln, da gibt es keine) liegen deine Bandscheiben. Sie sorgen dafür, dass Druck gleichmäßig verteilt wird und begrenzen mit Unterstützung der Bänder und knöchernen Strukturen die Bewegung zwischen den einzelnen Wirbeln.

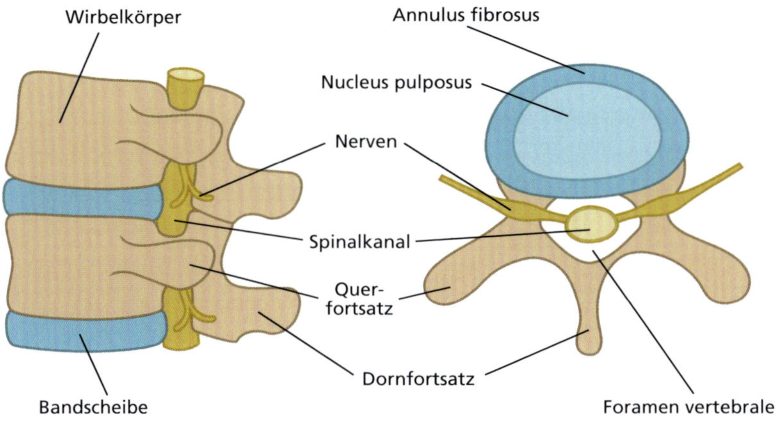

Der Aufbau der Bandscheiben: äußerer, fester Faserknorpelring mit einem stark wasserbindenden Kern (vergleichbar mit einem Wasserkissen)

Belastung – Flüssigkeit inkl. Nährstoffe wird aus den Bandscheiben gepresst
Entlastung (z. B. nachts) – Bandscheiben saugen sich mit Flüssigkeit inkl. Nährstoffe voll
→ Fun Fact: Durch diesen Effekt bist du morgens bis zu 2,5 cm größer als am Abend.

Sie bestizen nur wenige Blutgefäße in den äußeren Schichten, die sie mit Nährstoffen versorgen. Daher werden deine Bandscheiben vor allem über Bewegung, bzw. den dadurch stattfindenden Druckwechsel, ernährt.
Deine Wirbelsäule lässt Bewegungen in alle Richtungen zu: Beugung, Streckung, Seitneigung, Drehung inkl. aller Kombinationen – zumindest in der Theorie, denn zum praktischen Einsatz kommt im Alltag vor allem die Beugung nach vorne.

Besonders deine Hals- und Lendenwirbelsäule müssen darunter leiden, da ihre natürliche Krümmung (wie im Schaubild auf Seite 18 ersichtlich) entgegengesetzt ist. Deine Bandscheiben werden so in diesem Bereich schlechter und einseitig ernährt. Sie werden weniger elastisch und durch den ständigen Druck nach hinten in diesem Bereich zusätzlich strapaziert.

Auch deine Rückenmuskulatur leidet unter der einseitigen Bewegung, da sie ihrer eigentlichen Aufgabe, der Aufrichtung und Stabilisation des Körpers nicht wirklich nachkommen kann. Stabilisation bedeutet im Bereich der Wirbelsäule auch, dass die Muskulatur hier maßgeblich für die Erhaltung der Form zuständig ist. Ist dies nicht der Fall, können Wirbelsäulenverkrümmungen wie z. B. Skoliose, Rundrücken und Co. die Folge sein.

Neben der Rückenmuskulatur direkt vor Ort, hilft u.a. auch deine Bauch- und Gesäßmuskulatur mit, deinen Rücken stabil und bestmöglich funktionsfähig zu halten.

Regelmäßige rückenkräftigende Übungen sorgen für eine aufrechte Körperhaltung, beschwerdefreie Bewegung in alle Richtungen und gleichzeitig für eine Entlastung deiner Bandscheiben.

Alltagstipp für Vielsitzerinnen und Vielsitzer

Einfach mal den Stuhl umdrehen, so dass die Lehne vor dem Körper platziert ist. Dadurch wird deine gesamte Wirbelsäule gestreckt, deine Bandscheiben entlastet und deine Hüfte geöffnet – probier's direkt mal aus! (Kommt auf das Stuhlmodell an, klappt leider nicht mit jedem.)

Halswirbelsäule und Nacken

Beschwerden im Nacken- und Halswirbelsäulenbereich schränken den Alltag enorm ein. Neben den Schmerzen sorgen vor allem (die dadurch resultierenden) Bewegungseinschränkungen dazu, dass einfache Bewegungen wie zum Beispiel ein Schulterblick beim Autofahren nicht möglich sind.

Ergänzende Kapitel:

- **Schulter** (Seite 77): Aufgrund der zusammenhängenden Muskulatur und dem entsprechenden gegenseitigen Einfluss funktioniert ein beschwerdefreier Nackenbereich nur mit einem ebenso beschwerdefreien Schulterbereich. Vor allem die Stellung der Schulterblätter hat große Auswirkungen.
- **Brustwirbelsäule** (Seite 34): Ist hier die Beweglichkeit eingeschränkt, muss der beweglichste Teil deiner Wirbelsäule, deine Halswirbelsäule, einspringen und dies ausgleichen. Außerdem ist auch hier der muskuläre Zusammenhang ausschlaggebend und sollte daher (vor allem bei Beschwerden) mitberücksichtigt werden.

Ein gutes und anschauliches Beispiel für den genannten Zusammenhang der Muskulatur ist der trapezförmige Schulter- und Nackenmuskel (Trapezmuskel).

Der sog. *Musculus trapezius* verläuft vom Schädel, entlang deiner Halswirbelsäule und gesamten Brustwirbelsäule nach unten und zieht von dort

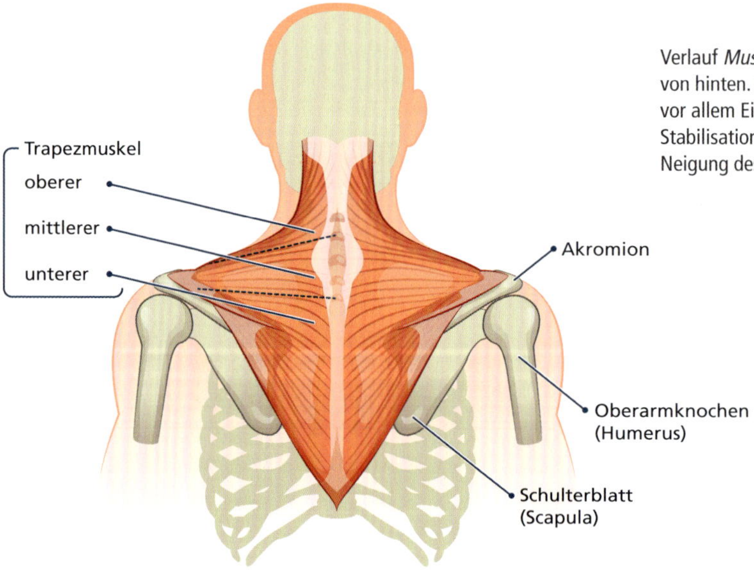

Verlauf *Musculus Trapezius* in der Ansicht von hinten. Funktionell hat dieser Muskel vor allem Einfluss auf die Position und Stabilisation der Schulterblätter und die Neigung des Kopfes zur Seite.

Blitzentspannung für zwischendurch

- Atme tief über die Nase ein und ziehe dabei deine Schultern so weit wie möglich nach oben,
- Atme über den Mund aus und lasse deine Schultern dabei locker nach unten fallen.
- Wiederhole die Übung mindestens 5× – gerne mehrmals über den Tag verteilt.

mit seinen Muskelfasern nach außen zur Schulter, dies ergibt, wenn man beide Seiten betrachtet, die namensgebende Trapezform. Funktionell ist dieser Muskel für die Bewegung deiner Schulterblätter zuständig. Somit wird (bereits mit einem Muskel, und es gibt ja noch einige mehr) deutlich, wie eng dieser Bereich miteinander zusammenhängt und -arbeitet. Die Ursache von Beschwerden sollte daher nicht nur lokal gesucht werden, sondern unter anderem auch an diesen Stellen.

Eine meiner liebsten Übungen für Beschwerden in diesem Bereich: Schulter- und Nackendehnung, Übung S1 (Seite 23).

Wie bereits erwähnt, haben auch angrenzende Bereiche Einfluss auf deine Halswirbelsäule und deinen Nacken, neben den bereits genannten zählt auch dein Kiefer dazu. Ein verspannter Kiefer kann zum Beispiel auch zu einem verspannten Nacken führen.

Die Kiefermuskulatur ist die stärkste Muskulatur deines Körpers. Total sinnvoll, da wir so auch feste Nahrung beißen können. Nicht so optimal ist es, wenn diese enorme Beißkraft in Form von Knirschen oder Beißen in der Nacht stattfindet. Dabei werden nämlich nicht nur deine Zähne überstrapaziert und abgenutzt, sondern oft verspannt sich auch die Muskulatur unter diesen starken und andauernden Kräften. Neben der lokalen Kiefermuskulatur ist häufig auch die angrenzende Hals- und Nackenmuskulatur betroffen und so kann es zu Kopfschmerzen, Schulter- und Nackenschmerzen oder Bewegungseinschränkungen der Halswirbelsäule führen. Bei Knirschen oder Beißen in der Nacht sollte rasch der Ursache auf den Grund gegangen werden und Rücksprache mit deiner behandelnden Zahnärztin gehalten werden. Diese kann bei Bedarf eine entsprechende Beißschiene verordnen, um so die Zähne, aber auch den Kiefer inkl. Muskulatur zu entlasten.

Übungen dazu findest du im folgenden Kapitel, folgende ergänzende Übungen kann ich dir außerdem empfehlen:

1. Massage der Kiefermuskulatur:

- Richte deine Wirbelsäule auf, dein Scheitelpunkt zieht dabei nach oben in Verlängerung deiner Wirbelsäule und dein Nacken wird lang.
- Ziehe gleichzeitig deine Schulterblätter sanft nach hinten und unten, um deine Brust zu öffnen und deine Schulter- und Nackenmuskulatur in eine neutrale Position zu bringen.
- Platziere deine Hand vor deinem Ohr und gleite mit den Fingern etwas nach unten. Um die Stelle deiner Kiefermuskulatur zu finden, beiße nun einmal fest zu, so spannt sich diese an und du spürst eine Erhebung. Positioniere deine Finger am oberen Rand des spürbaren Muskels.
- Löse nun den Unterkiefer von deinem Oberkiefer und die Zunge von deinem Gaumen. Dein Mund ist dabei geschlossen oder leicht geöffnet, versuche alles möglichst locker zu lassen.
- Streiche nun mit deinen Fingerkuppen 10x von oben nach unten.
- Führe im Anschluss 10 kreisende Bewegungen direkt auf der Muskulatur aus.
- Passe den Druck individuell an: du darfst es gut spüren, es soll aber nicht schmerzhaft sein.
- Führe die Übungen zuerst auf einer, dann auf der anderen Seite aus.
- Achte auf eine gleichmäßige Atmung.

2. Kiefermobilisation:
- Komme in eine aufrechte Position, dein Scheitelpunkt zieht dabei nach oben in Verlängerung deiner Wirbelsäule und deine Schulterblätter ziehen nach hinten und unten.
- Löse deinen Oberkiefer von deinem Unterkiefer und öffne locker deinen Mund.
- Bewege nun deinen Unterkiefer im Wechsel 10x sanft nach rechts und links.
- Achte auf eine gleichmäßige Atmung.

3. Schulter- und Nackenentspannung:
Daneben gibt es noch viele weitere Ursachen, die zu den allseits bekannten Verspannungen im Schulter- und Nackenbereich führen können. Passende Übungen findest du im folgenden Kapitel, meine ergänzende Übungsempfehlung:
- Nervenmobilisation, Übung S15 (Seite 93)
- Stützkraft und Entlastung der Wirbelsäule, Übung K18 (Seite 87)
- Zusätzlich können lokale Wärme helfen, die Muskulatur in diesem Bereich zu lockern.

PHYSIOWISSEN: Der „Geierhals"

Unter einem umgangssprachlich bekannten „Geierhals" versteht man einen nach vorne gestreckten Nacken. Es sieht so aus, als ob das Kinn nach vorne zieht. Meist tritt dieser in Kombination mit einem Rundrücken (stark gebeugte Brustwirbelsäule) auf. Vor allem die obere Nackenmuskulatur und der Hals- und Brustwirbelsäulenübergang werden dadurch stark beansprucht.

Übungen dazu findest du im folgenden Kapitel, meine ergänzende Übungsempfehlung:
- Kapitel Brustwirbelsäule (Seite 34)
- Brustmuskeldehnung, Übung S10 (Seite 80)
- Streckung Wirbelsäule und Mobilisation Schultergürtel, Übung B15 (Seite 85)

Mit sanftem Druck kannst du Verspannungen selbst ausstreichen.

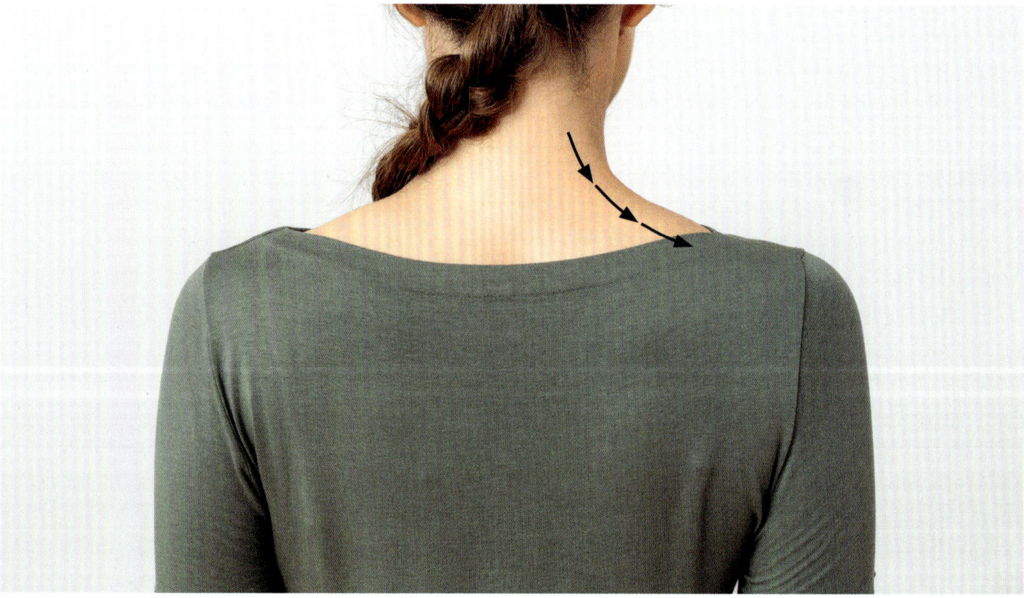

SOFORT-HILFE FÜR DIE HALSWIRBELSÄULE UND DEN NACKEN

Folgende Übungen können dir bei akuten Beschwerden im Bereich deiner Halswirbelsäule und deines Nackens helfen.

S1

Schulter- und Nackendehnung

Gut bei: Schulter- und Nackenverspannungen, Kopfschmerzen, „Blockaden" oder Bewegungseinschränkungen der Halswirbelsäule und Schulter

Ausgangsposition:

- Setze dich auf einen Stuhl oder Hocker.
- Richte dich auf, dein Scheitelpunkt zieht dabei nach oben in Verlängerung deiner Wirbelsäule, dein Nacken wird dadurch lang und dein Kinn herangeführt (Doppelkinn).
- Lege deine Hände locker auf deinen Oberschenkeln ab und ziehe deine Schulterblätter sanft nach hinten und unten in Richtung Wirbelsäule.

VARIANTE 1

Ausführung:

- Löse eine Hand von deinem Oberschenkel und hänge den Arm locker neben deinem Körper hinab.
- Neige deinen Kopf zur Gegenseite, dein Ohr bewegt sich dabei in Richtung Schulter.
- Strecke nun den nach unten hängenden Arm aktiv durch und schiebe den Handballen nach unten, so dass sich der ganze Arm inkl. Schulterbereich in diese Richtung bewegt.
- Führe diese Bewegung soweit aus, bis du einen intensiven, aber nicht schmerzhaften Dehnreiz im Schulter- und Nackenbereich spürst.

Anzahl:

- Halte diese Position für 8 tiefe Atemzüge je Seite.
- 3 Runden

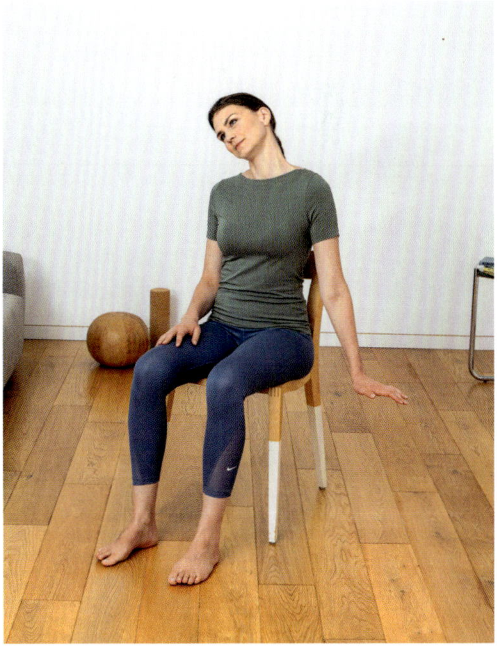

VARIANTE 2

Ausführung:

- Starte in der Endposition von Variante 1.
- Drehe nun zusätzlich deinen Kopf nach unten, sodass sich dein Kinn und dein Blick zur Schulter drehen.
- Der Dehnreiz verlagert sich dabei nach hinten.

Anzahl:

- Halte diese Position für 8 tiefe Atemzüge je Seite.
- 3 Runden

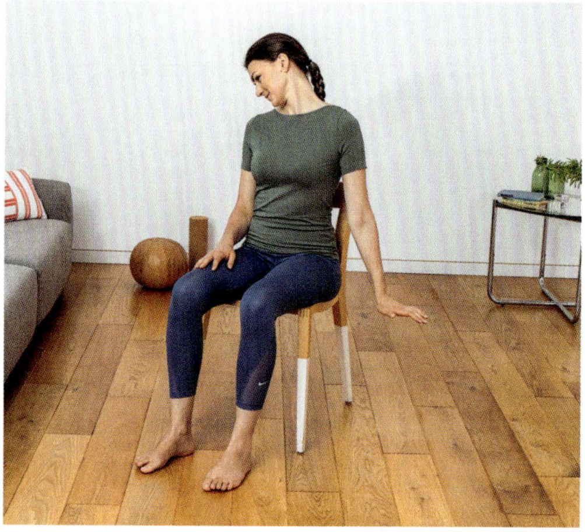

VARIANTE 3

Ausführung:

- Starte in der Endposition von Variante 2.
- Drehe deinen Kopf nun entgegengesetzt nach schräg oben, dein Blick folgt dabei der Bewegung.
- Der Dehnreiz verlagert sich dabei nach vorne.

Anzahl:

- Halte diese Position für 8 tiefe Atemzüge je Seite.
- 3 Runden

Alternative: Du kannst zwischen Variante 2 (bei der Ausatmung) und 3 (bei der Einatmung) wechseln, so liegt der Fokus mehr auf der Mobilisation deiner Halswirbelsäule und weniger auf der Dehnung deiner Schulter- und Nackenmuskulatur. Achte dabei auf eine langsame Ausführung.

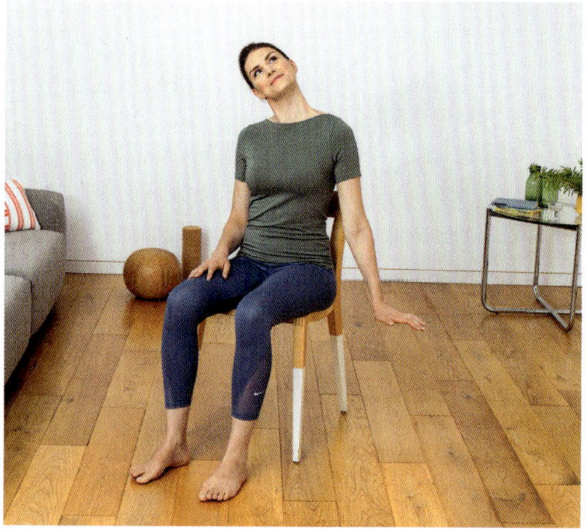

S2

Entlastung der Halswirbelsäule

Gut bei: Kopfschmerzen, Schulter- und Nackenverspannungen, Rundrücken, „Geierhals", Schulterschmerzen (mit Ausstrahlungen in den Arm)

Ausführung:

- Setze dich locker und in einer für dich „normalen" Position auf einen Stuhl.
- Lege deine Hände entweder wie im Bild auf deinen Oberschenkeln ab oder lasse deine Arme locker neben dem Körper nach unten hängen.
- Atme ein und richte dabei deine Wirbelsäule auf, dein Scheitelpunkt zieht nach oben in Verlänge-

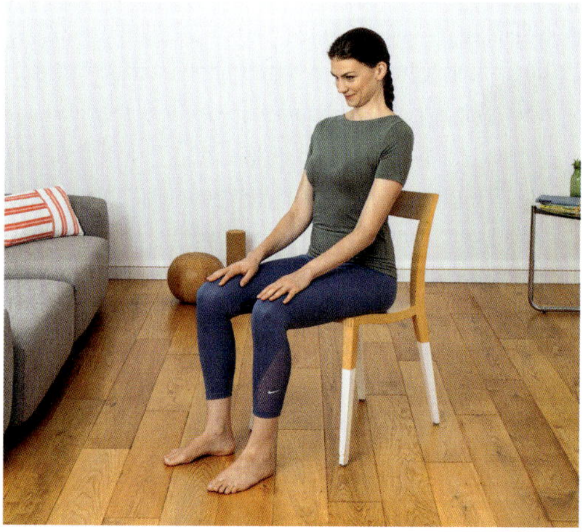

rung deiner Wirbelsäule, sodass dein Nacken lang und dein Kinn herangeführt wird (Doppelkinn).
- Ziehe gleichzeitig deine Schulterblätter nach hinten und unten in Richtung Wirbelsäule. Deine Schultern öffnen sich dabei und dein Brustbein bewegt sich nach vorne und oben.
- Um deinen unteren Rücken zu stabilisieren und ein stark ausgeprägtes Hohlkreuz während der Übung zu vermeiden, ziehe deinen Bauchnabel sanft nach innen und richte dein Becken auf.
- Atme aus und löse dabei die Spannung und komme zurück in die normale Sitzposition.

Anzahl:
- 8 Wiederholungen
- 3 Runden

S3

Brustdehnung

Gut bei: Verspannungen im Schulter-, Nacken- und Halsbereich, Rundrücken, „Geierhals", Schulterschmerzen (mit Ausstrahlungen in den Arm)

Ausführung:
- Stelle dich hüftbreit auf, deine Knie sind dabei minimal gebeugt.
- Ziehe deinen Bauchnabel sanft nach innen und richte dein Becken auf, um deinen Rumpf zu aktivieren und somit deinen unteren Rücken zu stabilisieren.
- Führe deine Hände hinter dem Körper zusammen und verschränke deine Finger.
- Sollte deine Schulterbeweglichkeit nicht ausreichen, kannst du dir ein Handtuch oder einen Gürtel als Unterstützung nehmen und diesen hinter deinem Körper mit den Händen möglichst nah beieinander greifen.
- Richte deine Wirbelsäule auf und ziehe deine Schulterblätter nach hinten und unten in Richtung Wirbelsäule.
- Schiebe gleichzeitig dein Brustbein nach vorne und oben (vgl. Medaille präsentieren).
- Strecke deine Arme durch und schiebe sie soweit wie möglich nach hinten, du kannst dabei die Höhe deiner Arme und somit auch den Dehnreiz variieren.
- Atme ein und strecke dabei deinen Kopf nach oben. Dein Kinn schiebt in Richtung Decke, dein Unter- und Oberkiefer bleiben dabei aber geschlossen.
- Atme aus und bewege dabei deinen Kopf sanft zu einer Seite.
- Mit der nächsten Einatmung kommst du zurück in die Ausgangsstellung und bewegst mit der nächsten Ausatmung zur anderen Seite.

Anzahl:
- 6 Wiederholungen je Seite (mobilisierend) oder
- Halte die Position für 6 tiefe Atemzüge je Seite (dehnend).
- 3 Runden

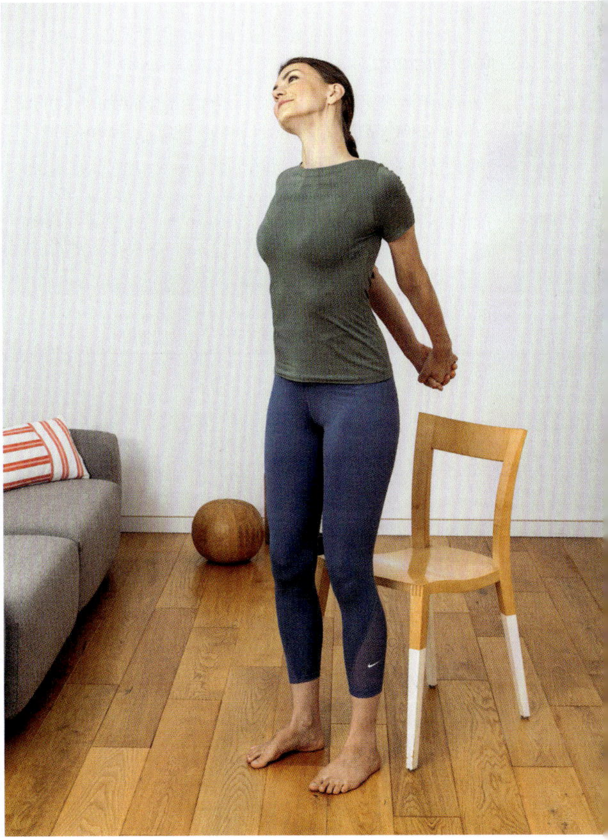

MEHR BEWEGLICHKEIT FÜR DIE HALSWIRBELSÄULE

Folgende Übungen helfen dir dabei, den Bereich deiner Halswirbelsäule zu mobilisieren, die Beweglichkeit zu verbessern und Schmerzen (aufgrund einseitiger Haltung) vorzubeugen. Achte bitte auf eine langsame Ausführung der Übungen.

B1

Beugung und Streckung der Halswirbelsäule

Gut bei: Bewegungseinschränkungen der Halswirbelsäule, Verspannungen im Schulter- und Nackenbereich, Kopfschmerzen, „Geierhals"

Ausführung:

- Setze dich aufrecht auf einen Stuhl oder Hocker.
- Deine Hände sind dabei locker auf deinen Oberschenkeln abgelegt oder hängen rechts und links neben deinem Körper nach unten.
- Atme aus und rolle dabei deinen Kopf ein und bewege deine Halswirbelsäule von oben Wirbel für Wirbel nach unten.
- Atme ein und bewege Wirbel für Wirbel wieder entgegengesetzt nach oben. Neige deinen Kopf sanft nach hinten und halte dabei deinen Ober- und Unterkiefer geschlossen. Dein Kinn zieht dabei in Richtung Decke.
- Achte darauf, dass dein Kopf nicht passiv nach hinten kippt, sondern deine Muskulatur während der gesamten Bewegung aktiv ist und deinen Kopf stützt und führt.

Anzahl:

- 6 Wiederholungen
- 3 Runden

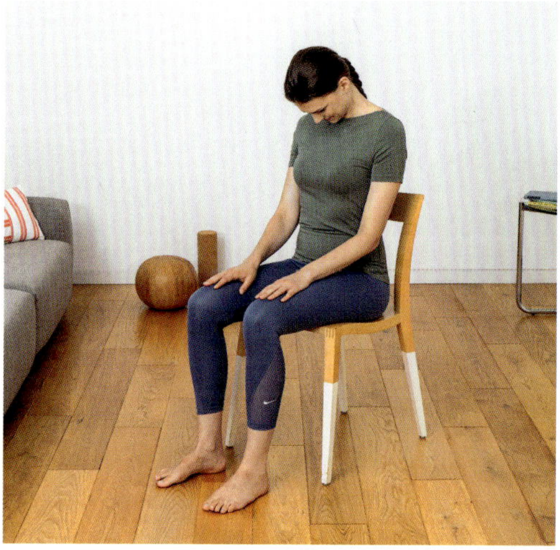

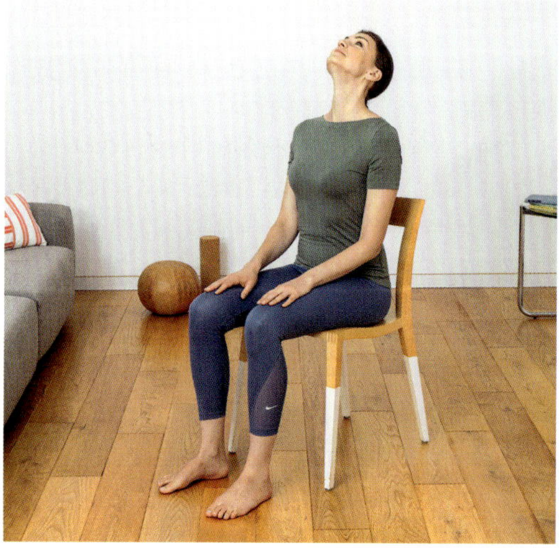

B2

Drehbewegung der Halswirbelsäule

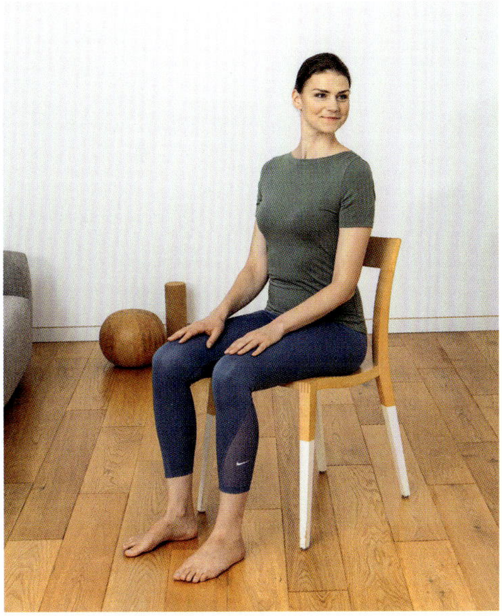

Gut bei: „Blockaden" oder Bewegungseinschränkungen der Halswirbelsäule, Schulter-und Nackenverspannungen, Kopfschmerzen, „Geierhals"

Ausführung:

- Setze dich aufrecht auf einen Stuhl, dein Scheitelpunkt zieht nach oben in Verlängerung deiner Wirbelsäule, deine Nacken wird dadurch lang und dein Kinn herangeführt (Doppelkinn).
- Ziehe deine Schulterblätter nach hinten und unten in Richtung Wirbelsäule.
- Deine Hände liegen entweder auf deinen Oberschenkeln oder hängen locker rechts und links neben deinem Körper.
- Atme aus und drehe dabei deinen Kopf zu einer Seite.
- Führe die Bewegung nur soweit aus, bis du einen sanften Stop spürst.
- Atme ein, dein Kopf dreht dabei zurück in die Ausgangsposition, bevor er sich mit der nächsten Ausatmung zur anderen Seite dreht.
- Führe diese Bewegung abwechselnd zur rechten und zur linken Seite aus und achte auf einen fließenden Übergang.

Anzahl:

- 6 Wiederholungen je Seite
- 3 Runden

B3

Mobilisation der Halswirbelsäule in alle Bewegungsrichtungen

Gut bei: Verspannungen im Schulter-, Nacken- und Halsbereich, Bewegungseinschränkungen oder „Blockaden" der Halswirbelsäule, Rundrücken, „Geierhals", Kopfschmerzen, Schulter-/Nackenschmerzen (mit Ausstrahlungen in den Arm)

Ausführung:

- Setze dich auf einen Stuhl und richte deine Wirbelsäule auf.
- Ziehe deine Schulterblätter sanft nach hinten und unten in Richtung Wirbelsäule.
- Beuge deinen Kopf nach vorne und ziehe dabei dein Kinn möglichst nahe in Richtung Hals.
- Bewege deinen Kopf nun langsam über die Seite nach hinten und oben, zur anderen Seite und über diese nach unten bis du wieder in der Startposition angekommen bist.
- Es soll dabei eine fließende Kreisbewegung stattfinden.

- Atme bei der Bewegung über die Seite nach oben ein und bei der Bewegung über die Seite nach unten wieder aus.
- Wechsle nach jedem Durchgang die Bewegungsrichtung.
- Achte darauf, dass deine Schultern nicht nach oben ziehen.

Anzahl:

- 3 Wiederholungen je Seite
- 3 Runden

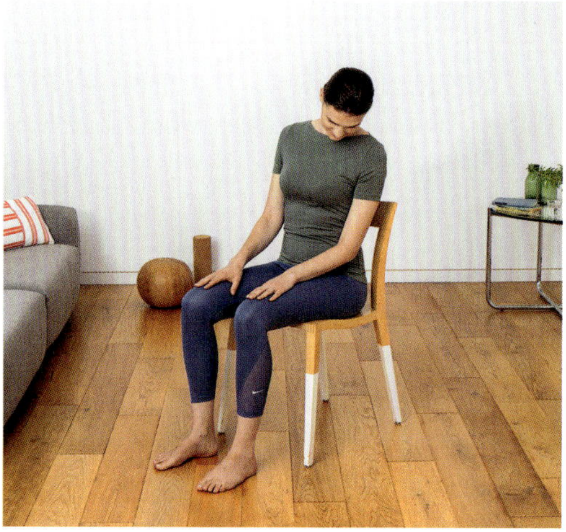

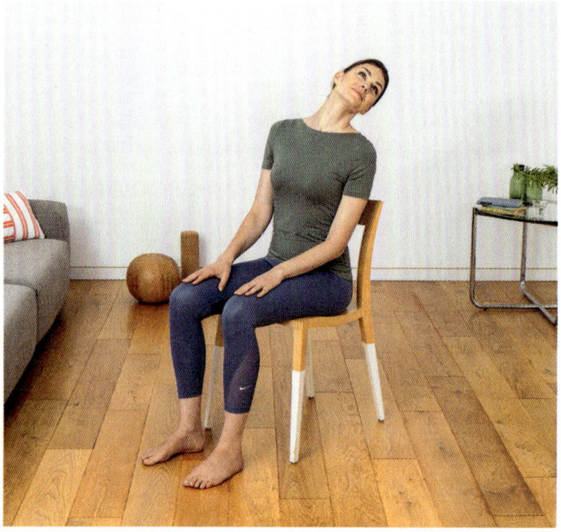

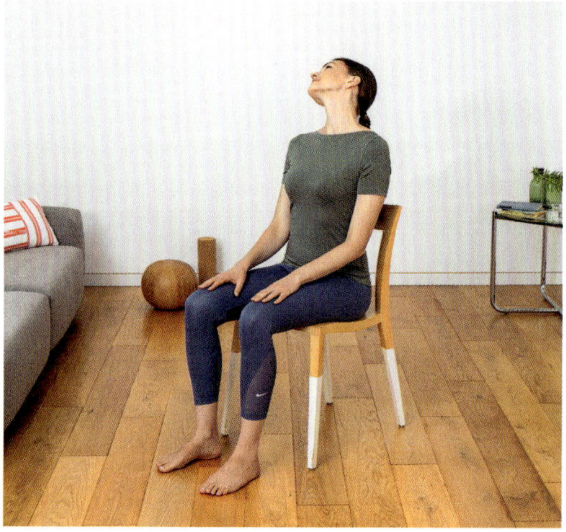

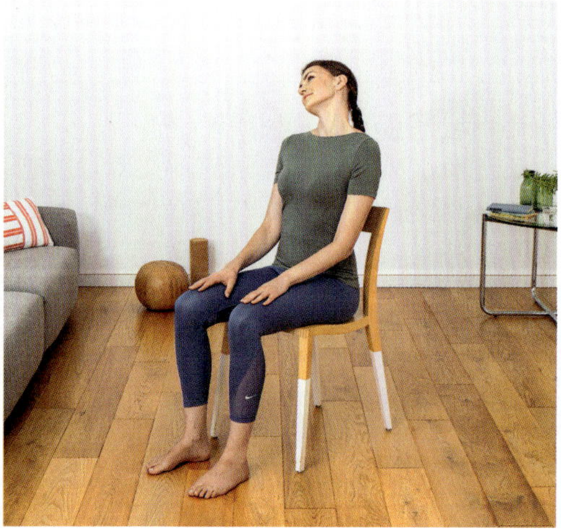

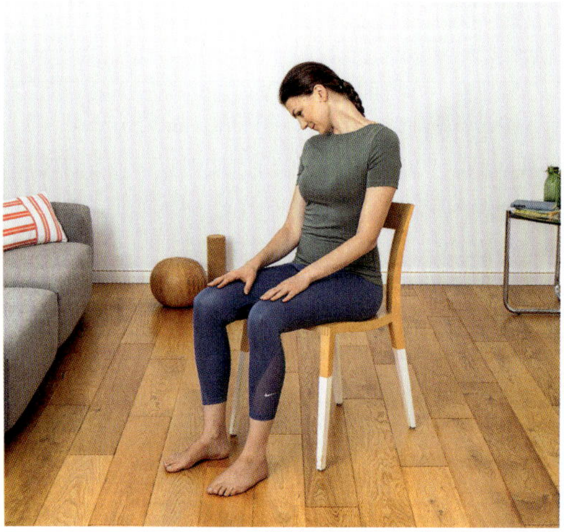

MEHR KRAFT FÜR HALSWIRBELSÄULE UND NACKEN

Die folgenden Übungen stärken die Muskulatur im Bereich deiner Halswirbelsäule und sorgen somit für mehr Stabilität und eine aufrechte Haltung.

K1

Kräftigung der oberen Rücken- und Nackenmuskulatur

Gut bei: Rundrücken, Kopfschmerzen, Schulter- und Nackenbeschwerden (mit Ausstrahlungen in den Arm), „Geierhals"

Ausführung:

- Komme in einen Vierfüßlerstand, deine Beine sind dabei hüftbreit geöffnet und die Knie unterhalb deiner Hüften abgelegt.
- Platziere deine Hände unter deinen Schultern und beuge deine Ellbogen minimal, um diese zu entlasten.
- Ziehe deinen Bauchnabel sanft nach innen, um deinen Rumpf zu stabilisieren und richte gleichzeitig dein Becken auf, sodass dein unterer Rücken gerade wird und nicht durchhängt.

VARIANTE 1

- Atme aus, richte dabei deine Wirbelsäule auf, indem du deinen Scheitelpunkt in Verlängerung deiner Wirbelsäule nach oben schiebst, dein Nacken wird dadurch lang und dein Kinn herangeführt (Doppelkinn).
- Gleichzeitig bewegst du deinen Kopf gegen die Schwerkraft nach oben. Deine Halswirbelsäule beugt dabei nicht, sondern bleibt lang und gerade.
- Löse bei der Einatmung die Spannung und komme in eine lockere Position.

Anzahl:

- 8 Wiederholungen
- 3 Runden

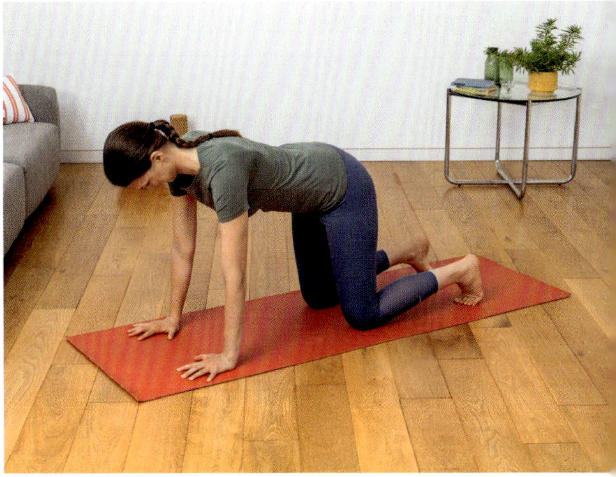

VARIANTE 2

- Komme in die Endposition von Variante 1 und halte diese.
- Atme aus und löse dabei eine Hand vom Boden.
- Versuche nun die Position mit nur einer aufliegenden Hand (Unterstützungsfläche wird dadurch verringert) aufrechtzuerhalten und Ausweichbewegungen zu vermeiden.
- Atme ein und setze die Hand wieder auf, bevor du mit der nächsten Ausatmung die andere Hand vom Boden löst.
- Führe die Übung im Wechsel mit der linken und der rechten Seite aus.

Anzahl:

- 6 Wiederholungen je Seite
- 3 Runden

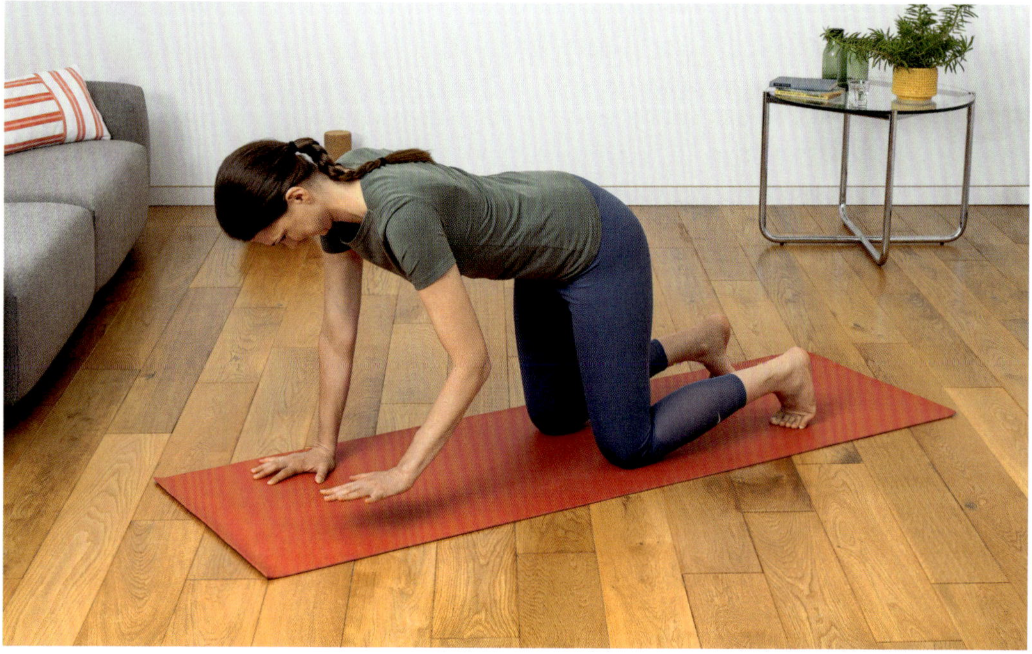

Variante für den Alltag

Drücke deinen Hinterkopf gegen eine Stuhllehne, den Autositz oder eine Wand

Ausführung:

- Atme aus, strecke dabei deine Wirbelsäule in Verlängerung nach oben, dein Kinn nähert sich gleichzeitig an (Doppelkinn) und dein Hinterkopf drückt mit langsam aufbauender Kraft gegen die Wand oder das Sitzpolster.
- Atme ein und löse dabei langsam die Spannung.

Anzahl:

- 6 Wiederholungen oder die Position für 6 tiefe Atemzüge halten

K2

Kräftigung der vorderen Halsmuskulatur

Gut bei: Schulter- und Nackenverspannungen, Kopfschmerzen

Ausführung:

- Lege dich auf den Rücken.
- Deine Beine sind angestellt, sodass dein unterer Rücken entspannt aufliegt und kein Hohlkreuz bildet.
- Lege deine Arme locker neben den Körper.

VARIANTE 1

- Atme aus und schiebe dabei deinen Scheitelpunkt nach oben in Verlängerung deiner Wirbelsäule, dein Nacken wird dadurch lang und dein Kinn herangezogen (Doppelkinn).
- Hebe gleichzeitig deinen Hinterkopf leicht von der Unterlage ab ohne deine Halswirbelsäule dabei stark zu beugen, der Fokus bleibt weiterhin auf der Verlängerung deiner Wirbelsäule.
- Atme ein und lege dabei deinen Kopf wieder sanft ab.
- Achte darauf, dass deine Schultern während der Übungsausführung locker auf der Unterlage liegen bleiben.

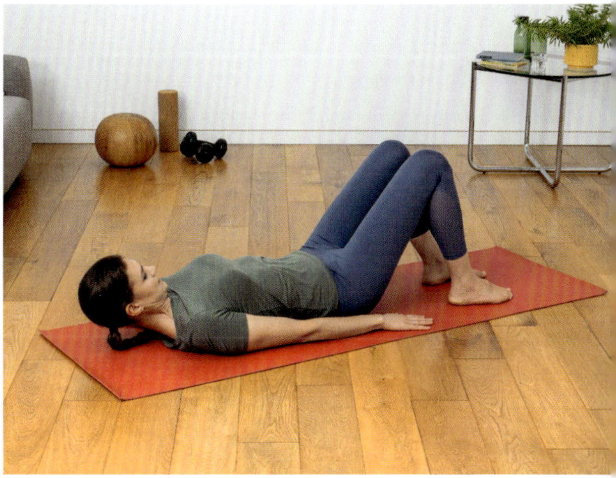

Anzahl:

- 8 Wiederholungen
- 3 Runden

VARIANTE 2

- Komme in die Endposition von Variante 1 und halte diese.
- Hebe nun zusätzlich deine Arme von der Unterlage ab und bewege sie gestreckt mit schnellen Bewegungen nach oben und nach unten.
- Atme dabei gleichmäßig und halte deine Schultern tief.

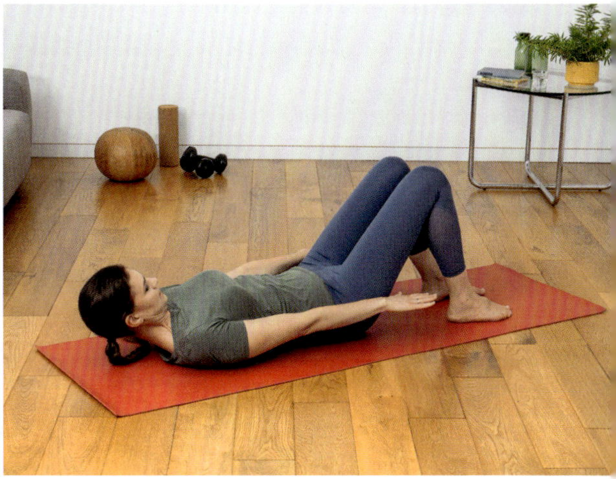

Anzahl:

- 10 tiefe Atemzüge
- 3 Runden

K3

Kräftigung der seitlichen Halsmuskulatur

Gut bei: Schulter- und Nackenbeschwerden, Skoliose, „Geierhals"

Ausführung:

- Lege dich seitlich auf den Boden.
- Deine Beine sind angewinkelt und dein Becken in einer geraden Position.
- Lege deinen Kopf auf deinen unten liegenden Arm und stelle die Faust des oberen Armes auf Brusthöhe auf. Dein Handrücken ist dabei nach vorne gerichtet.

VARIANTE 1

- Atme aus und hebe dabei deinen Kopf von der Unterlage ab. Dein Scheitelpunkt zieht gleichzeitig nach oben in Verlängerung deiner Wirbelsäule, dein Nacken wird dadurch lang und dein Kinn herangezogen (Doppelkinn).
- Achte darauf, dass dabei kein Knick in deiner Halswirbelsäule entsteht, sondern deine Wirbelsäule gerade verläuft.
- Atme ein und lege deinen Kopf wieder sanft ab.

Anzahl:

- 6 Wiederholungen je Seite
- 3 Runden

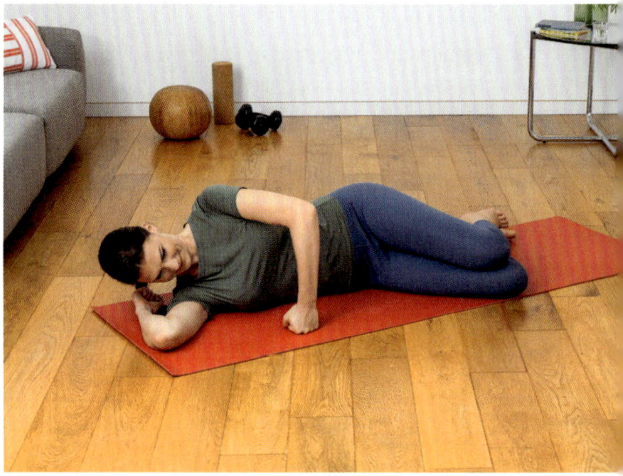

VARIANTE 2

- Komme in die Endposition von Variante 1 und halte diese.
- Drücke nun gleichzeitig mit der Faust des oberen Armes in die Unterlage und halte deine Schulter dabei tief.
- Atme dabei gleichmäßig ein und aus.

Anzahl:

- 5 tiefe Atemzüge je Seite
- 3 Runden

Alltagshelfer für deinen Nacken

- Höhenverstellbarer Schreibtisch und/oder Stuhl
- Laptop- oder Bildschirmhalterung um den Blickwinkel bzw. Neigungswinkel des Kopfes zu variieren
- Tasche, Kinder oder auch das Telefon mal mit der anderen Seite halten.
- Nackenbereich warmhalten, gerade in der kühleren Jahreszeit. Die kühle Luft in Kombination mit dem typischen Schultern-nach-oben-Ziehen kann zu Verspannungen führen.

Urlaub für die Augen

Wer viel vor einem Bildschirm arbeitet und auch privat vor dem Bildschirm „aktiv" ist, sollte seinen Augen, genauer seinen Linsen, immer mal wieder eine Pause gönnen, denn auch diese Muskulatur hat Einfluss auf den Nacken.
Die Sitz- oder Stehposition bietet bzgl. Bildschirmabstand meist wenig Variation und somit fixieren die Augen den Bildschirm immer aus der mehr oder weniger selben Entfernung. Das führt dazu, dass die Linsen bzw. die Muskulatur, die dafür zuständig ist, oft stundenlang angespannt sind.
Um das zu ändern, kannst du regelmäßig in die Ferne schauen, dadurch werden deine Linsen flacher und die Muskulatur kann sich entspannen. Sollte dies aufgrund der Räumlichkeiten nicht möglich sein, kannst du alternativ einen Finger fixieren und diesen dabei vor und zurück bewegen.

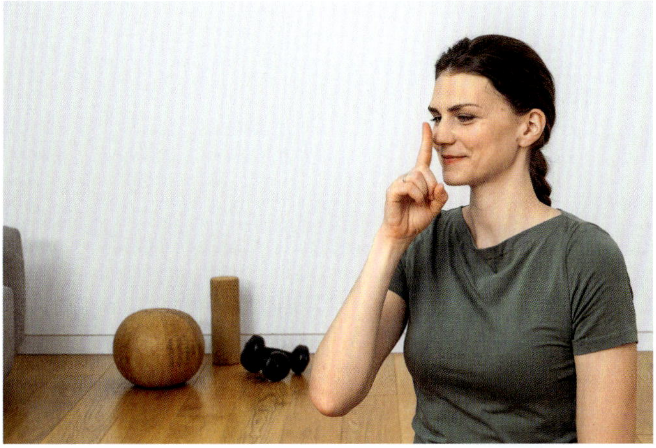

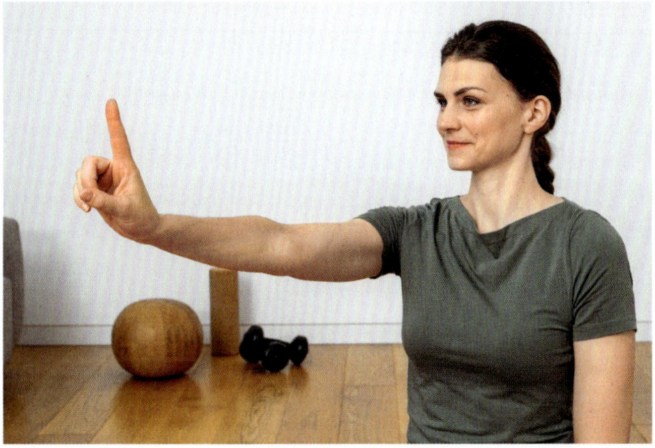

Brustwirbelsäule

Unter einer „schlechten Haltung" verstehen die meisten einen runden Rücken bzw. eine stark ausgeprägte Kyphose (Krümmung nach hinten) der Brustwirbelsäule. Wie ich am Anfang des Buches bereits erwähnt habe, ist weniger die Haltung an sich das Problem, sondern eher die Dauer in einer Position ist entscheidend für das Entstehen von bestimmten Beschwerden. Insgesamt ist der Bereich der Brustwirbelsäule am wenigsten von (Verschleiß-)Erkrankungen betroffen.

Ergänzende Kapitel:

- **Schultern** (Seite 77): Die Schulterblätter haben mit dem Brustkorb eine gelenkähnliche Verbindung, welche großen Einfluss auf das Bewegungsausmaß deiner Schultern hat. Außerdem teilen sie sich die dort ansässige Muskulatur.
- **Halswirbelsäule** (Seite 20): Die komplette Wirbelsäule ist eine funktionelle Einheit, welche nur durch das Zusammenspiel aller Wirbel beschwerdefrei funktionieren kann. Zusätzlich werden diese Bereiche durch die zusammenhängende Muskulatur miteinander verbunden.

Zusammen mit deinen 12 paarig angelegten Rippen und deinem Brustbein ist deine Brustwirbelsäule Teil des Brustkorbs, auch Thorax genannt. Dieser schützt deine Organe und unterstützt über die beweglichen Rippen deine Atmung. Daher sollte bei Beschwerden (vor allem wenn diese atemabhängig auftreten) auch an die Wirbel-Rippengelenke gedacht werden.

Übungen dazu findest du in diesem Kapitel, meine ergänzende Übungsempfehlung:

- Flankendehnung, Übung B8 (Seite 55)
- Hüftstreckung und Oberkörperdehnzug, Übung S17 (Seite 107)
- Achte insgesamt auf eine tiefe Atmung.

Blockierte Wirbel-Rippengelenke?

Schnappe dir einen größeren Ball (Größe Medizinball) oder ein großes Kissen und umarme dies so fest du kannst. Deine Arme sollten dabei mindestens auf Schulterhöhe positioniert sein. Atme zusätzlich tief ein und lenke den Atem in den „blockierten" Bereich, um diesen zu lösen.

Der Großteil der Beschwerden im Bereich deiner Brustwirbelsäule ist haltungsbedingt und durch gezieltes Rückentraining sehr gut behandelbar.

Zu den Haltungsbeschwerden gesellen sich recht häufig Wirbelsäulenverkrümmungen, welche aber durchaus auch komplett ohne Beschwerden und Einschränkungen vorhanden sein können und je nach Ausmaß auch keine spezielle Übungsauswahl erfordern. Die „normalen" Übungen zur Kräftigung und Mobilisation zeigen auch hier den gewünschten Effekt.

Sind die entsprechenden Verkrümmungen jedoch stark ausgeprägt und/oder machen Beschwerden, können gezielte Übungen und ggf. auch Hilfsmittel sinnvoll sein. Dies muss jedoch individuell nach ausführlicher Befundermittlung mit den entsprechenden Fachleuten abgeklärt werden.

DIE 3 HÄUFIGSTEN AUFFÄLLIGKEITEN DER WIRBELSÄULE

1. Rundrücken

Diese Form ist auch als Hyperkyphose oder umgangssprachlich als „Witwenbuckel“ bekannt und bezeichnet eine übermäßige Krümmung der Brustwirbelsäule mit dem Erscheinen eines typischen Buckels.

Neben möglichen Erkrankungen, die als Ursache infrage kommen können, ist der Ursprung meist funktionell bedingt und kann mit entsprechenden ausgleichenden Übungen verbessert oder sogar behoben werden.

Prinzipiell gilt: Die vorderen Strukturen sollten geöffnet und der Rücken mitsamt den Schultern gekräftigt werden. Außerdem sollte die Wirbelsäule vor allem in die Streckung und Drehung mobilisiert werden.

Übungen dazu findest du im folgenden Kapitel, meine ergänzende Übungsempfehlung:

- Mobilisation der gesamten Wirbelsäule in die Rotation (Drehung), Übung B12 (Seite 69)
- Dehnung der Brustmuskulatur, Übung S10 (Seite 80)
- Wirbelsäulenstreckung mit Schultermobilisation und Brustöffnung, Übung B15 (Seite 85)
- Kräftigung Rücken- und Schultermuskulatur, Übung K19 (Seite 89)

2. Flachrücken

Ein Flachrücken bezeichnet einen abgeflachten oder sogar gegenläufigen Verlauf der Wirbelsäulenkrümmung. Oft entsteht dadurch ein Verlust an Beweglichkeit, welcher durch mobilisierende Übungen in alle Richtungen bestmöglich verhindert werden sollte. Außerdem sollte auch die Hüfte und Oberschenkelrückseite bei der Übungsauswahl integriert werden, da diese Bereiche bei einem stark ausgeprägten Flachrücken mehr beansprucht werden.

Übungen dazu findest du im folgenden Kapitel, meine ergänzende Übungsempfehlung:

- Kräftigung und Mobilisation der gesamten Wirbelsäule, Übungen B10-B12 und K12-K14 (Seite 66)
- Dehnung Beinrückseite, Übung S9 (Seite 53)
- Dehnung tiefe Hüftmuskulatur, Übung S16 (Seite 106)

ALLTAGSTIPP: Entlastung und Streckung für deine Wirbelsäule:

Ausführung: Stelle dich in einen Türrahmen und greife etwa schulterbreit über deinem Kopf den oberen, quer verlaufenden Balken.
Lasse nun deinen Körper langsam nach unten sinken, und versuche bis auf die haltenden Hände alles möglichst locker zu lassen. Je nachdem wie es für dich möglich ist und wie stabil dein Türrahmen ist, kannst du deine Füße abheben oder diese leicht am Boden halten. Durch die Schwerkraft wird dein Körper nach unten gezogen und deine Wirbelsäule inkl. Schultergürtel sanft gestreckt.
Da deine Wirbelsäule tagsüber durch die aufrechte Körperhaltung gestaucht wird und als Stoßdämpfer fungiert, ist das eine tolle Ausgleichshaltung.
Anzahl: Halte die Position für 10 tiefe Atemzüge

3. Skoliose

Bei einer Skoliose handelt es sich um eine zusätzliche Verkrümmung der Wirbelsäule zur Seite in Kombination mit einer Verdrehung der Wirbelkörper. Je nach Ausprägung und Winkel (Einteilung nach dem sog. Cobb-Winkel, damit wird der Schweregrad definiert) reicht die Therapie von „normalem" Rückentraining über Physiotherapie (bei starker Ausprägung in Kombination mit einer Korsettversorgung) bis hin zur Operation.

Auch hier ist es wichtig, die Beweglichkeit der Wirbelsäule so gut wie möglich zu erhalten. Vor allem die Mobilisation und Kräftigung entgegen der Krümmung spielen hier eine zentrale Rolle.

Übungen dazu findest du im folgenden Kapitel, meine ergänzende Übungsempfehlung:

- Flankendehnung, Übung B8 (Seite 55)
- Kräftigung und Mobilisation der kompletten Wirbelsäule, Übungen B10-B12 und K12-K14 (Seite 66)
- Mobilisation unterer Rücken, Übung S8 (Seite 52)

PHYSIOWISSEN: Die Schroth-Therapie

Bei Rundrücken, Flachrücken und vor allem bei Skoliose oder auch anderen Haltungsbeschwerden oder Deformitäten der Wirbelsäule bin ich ein großer Fan der sog. „Schroth-Therapie", bzw. der dreidimensionalen Skoliosetherapie nach Katharina Schroth, welche selbst unter Skoliose litt und diese Therapieform entwickelte. Hierbei wird über die Atmung in Kombination mit Muskelzügen (der sog. Drehwinkelatmung) die Wirbelsäule aufgerichtet. Außerdem wird darüber hinaus auch ein tolles Haltungs- und Körperbewusstsein geschaffen. Nicht viele Praxen bieten diese Therapieform an, daher am besten vorab nachfragen.

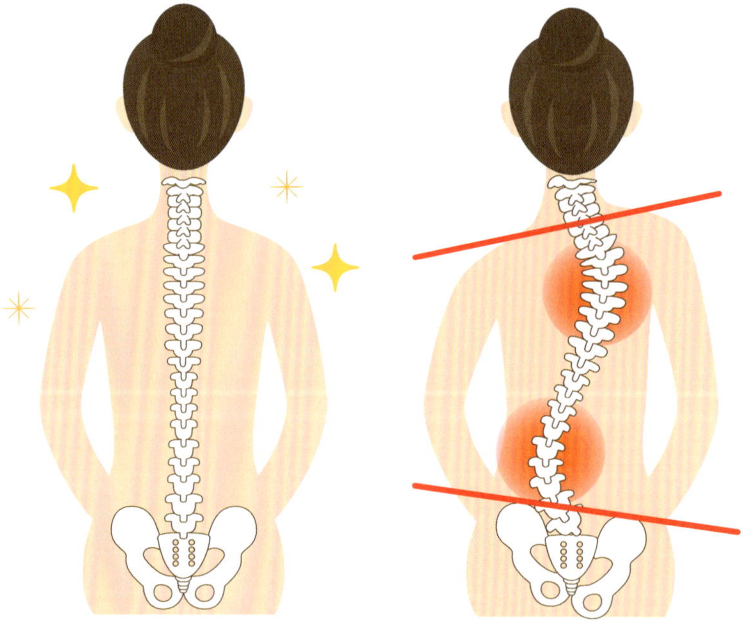

Eine Skoliose kann sich auf den gesamten Körper auswirken: neben dem Gangbild kann sie auch die Schulterbeweglichkeit beeinträchtigen.

SOFORT-HILFE FÜR DIE BRUSTWIRBELSÄULE

Folgende Übungen können dir bei akuten Schmerzen und anderen Beschwerden im Bereich deiner Brustwirbelsäule helfen.

S4

Mobilisation der Brustwirbelsäule

Gut bei: „Blockaden" oder Bewegungseinschränkungen der Brustwirbelsäule und Rippen, Schulter-und Nackenverspannungen, Rundrücken, Flachrücken, Skoliose

Ausführung:

- Lege dich seitlich auf den Boden, deine Beine sind angewinkelt und liegen aufeinander.
- Deine Arme sind nach vorne ausgestreckt.
- Falls es unangenehm für dich ist, kannst du deinen Kopf mit einem kleinen Kissen oder Handtuch unterlegen.
- Atme tief ein und schiebe dabei deinen oberen Arm soweit wie möglich nach vorne.
- Bewege den Arm im Anschluss in einem großen Bogen über deinen Körper nach hinten, bis er auf der anderen Seite wieder auf Schulterhöhe angekommen ist, dein Blick folgt der Bewegung.
- Atme aus, bewege dabei deinen Arm locker auf demselben Weg zurück in die Ausgangsposition.

Anzahl:

- 8 Wiederholungen je Seite (mobilisierend) oder die Endposition für 8 tiefe Atemzüge halten (dehnend)
- 3 Runden

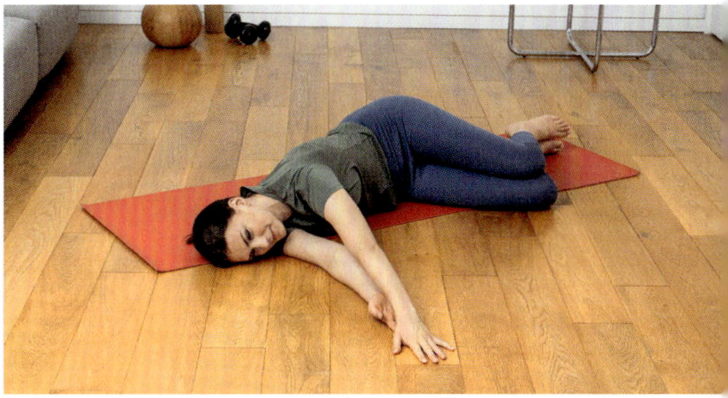

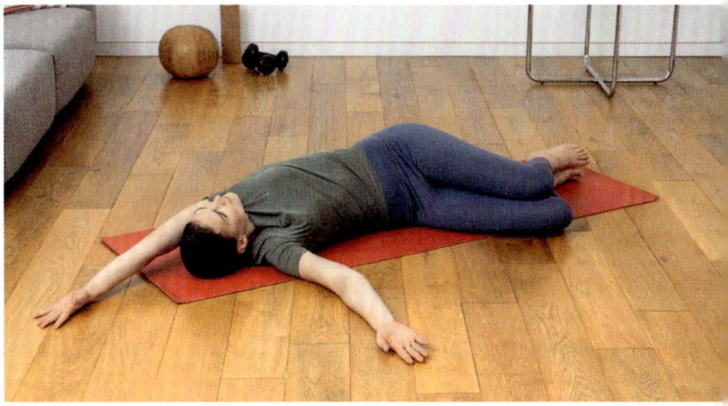

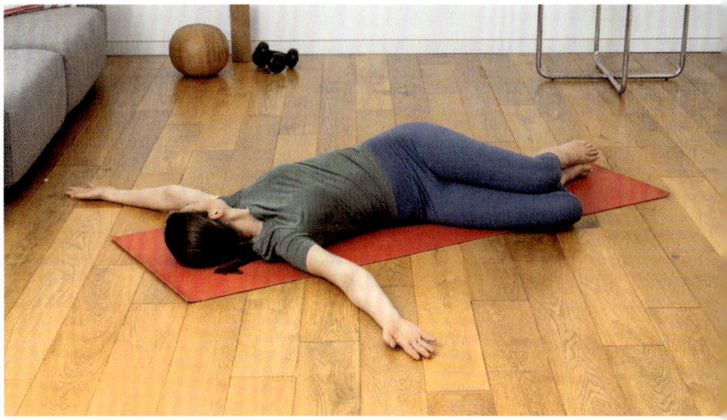

S5

Streckung der Brustwirbelsäule

Gut bei: Rundrücken, „Blockaden" oder Bewegungseinschränkungen der gesamten Wirbelsäule, Schulter- und Nackenverspannungen, Skoliose

Ausführung:

- Komme in einen Vierfüßlerstand, deine Beine sind hüftbreit geöffnet und die Knie unterhalb deiner Hüften abgelegt.
- Platziere deine Hände unter deinen Schultern und beuge deine Ellbogen minimal.
- Gleite mit deinen Händen nach vorne und strecke gleichzeitig deine Wirbelsäule nach unten in Richtung Boden.
- Lege deine Stirn auf dem Boden ab.
- Steigere das Bewegungsausmaß Schritt für Schritt, indem du deine Händen immer weiter nach vorne bewegst. Sollte die Beweglichkeit deiner Schultern bei dieser Übung Schwierigkeiten bereiten, kannst du vorab gerne eine paar mobilisierende Übungen aus dem Kapitel „Schultern" durchführen.

Anzahl:

- Halte die Position für 8 tiefe Atemzüge
- 3 Runden

ALTERNATIVE

Eine etwas abgewandelte Form dieser Übung kannst du auch toll an der Wand ausführen. Stelle dich dafür eine Armlänge entfernt mit dem Blick zur Wand gerichtet auf. Deine Hände sind auf Schulterhöhe und fest an der Wand platziert. Erweitere den Abstand um 2 Fußlängen nach hinten und bewege gleichzeitig deinen Oberkörper zwischen den Armen hindurch nach unten. Strecke deine Brustwirbelsäule und deine Schultergürtel aktiv durch.

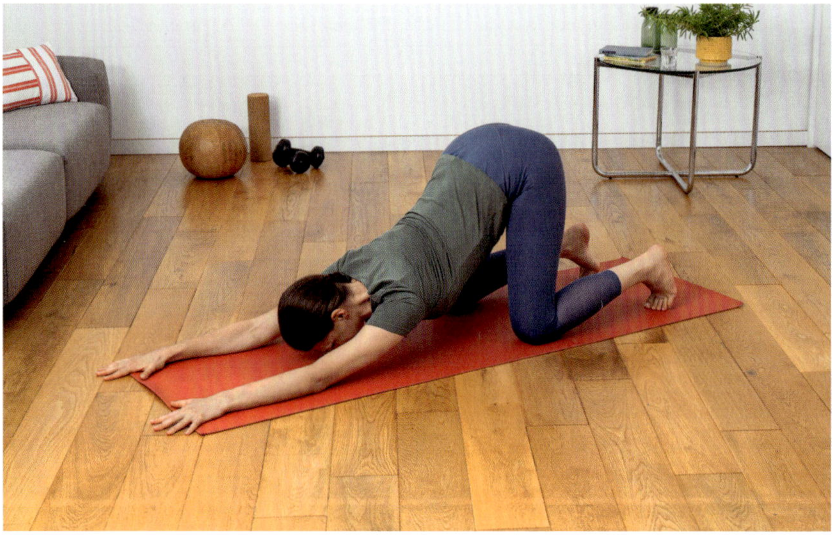

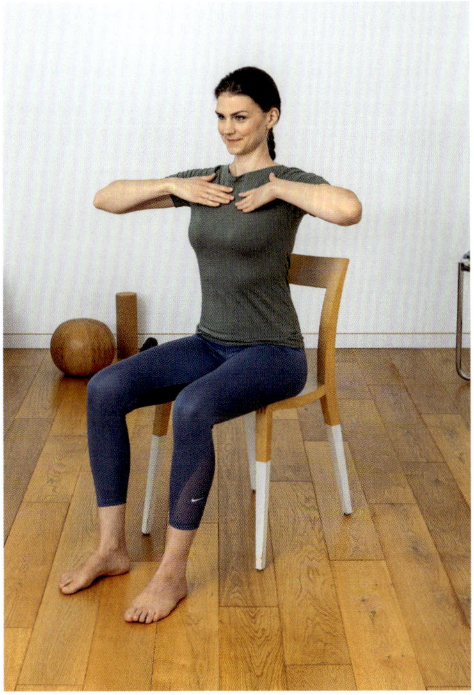

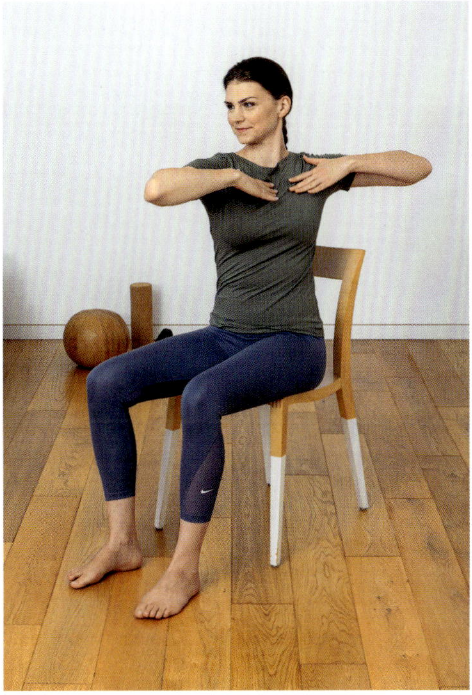

S6

Mobilisation Brustwirbelsäule und Rippen

Gut bei: „Blockaden" oder Bewegungseinschränkungen der Brustwirbelsäule und Rippen, Skoliose, Rundrücken, Flachrücken, „Geierhals", Kopfschmerzen

Ausführung:

- Setze dich aufrecht auf einen Stuhl.
- Dein Blick ist nach vorne gerichtet.
- Hebe deine Arme auf Schulterhöhe an und lege die Hände locker auf deinem Brustbein ab.
- Drehe deinen Oberkörper mit Schwung abwechselnd nach rechts und links.
- Dein Blick bleibt nach vorne gerichtet und beide Sitzbeinhöcker fest auf der Unterlage.
- Achte auf eine gleichmäßige Atmung.

Anzahl:

- 20 Wiederholungen je Seite
- 3 Runden

MEHR BEWEGLICHKEIT FÜR DIE BRUSTWIRBELSÄULE

Folgende Übungen helfen dir dabei, den Bereich deiner Brustwirbelsäule zu mobilisieren, die Beweglichkeit zu verbessern und Schmerzen (aufgrund einseitiger Haltung) vorzubeugen.

B4

Seitneigung der Brustwirbelsäule

Gut bei: „Blockaden" oder Bewegungseinschränkungen in der Brustwirbelsäule oder bei der Atmung, Skoliose, Flachrücken, Rundrücken, Verspannungen im Rücken, Schulterbeschwerden

Ausführung:

- Setze dich seitlich auf einen Stuhl.
- Deine Wirbelsäule ist aufgerichtet und deine Schulterblätter nach hinten und unten in Richtung Wirbelsäule gezogen.
- Greife mit der äußeren Hand von vorne auf Ellbogenhöhe die Stuhllehne.
- Atme tief ein und strecke dabei den inneren Arm so weit wie möglich nach oben und zur gegenüberliegenden Seite.
- Deine andere Hand bzw. Arm hält dagegen und fixiert somit den unteren Bereich deiner Wirbelsäule.
- Achte drauf, dass dein Gesäß nicht abhebt, sondern fest mit der Sitzfläche verbunden bleibt.

Anzahl:

- Halte die Position für 8 tiefe Atemzüge je Seite
- 3 Runden

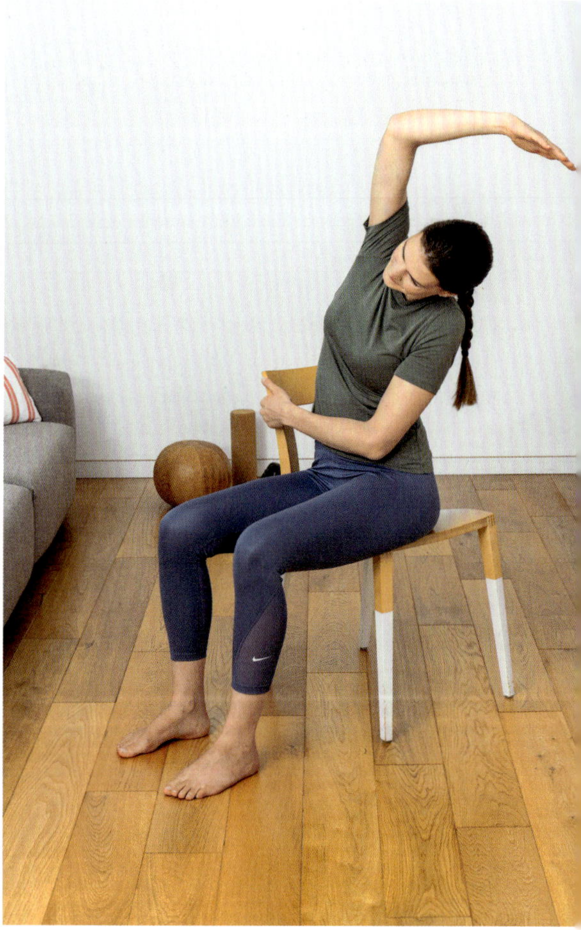

B5

Beugung und Streckung der Brustwirbelsäule

Gut bei: „Blockaden" oder Bewegungseinschränkungen der Brustwirbelsäule, der Schultern und der Rippen, Rundrücken, Skoliose, Schulter- Nacken-Verspannnungen, Kopfschmerzen

Ausführung:

- Setze dich aufrecht auf einen Stuhl und platziere dein Gesäß und deinen Rücken möglichst nah an der Stuhllehne.
- Lege deine Hände locker auf dem Hinterkopf ab.
- Atme tief ein, richte dabei deine Wirbelsäule auf und strecke dich nach hinten über die Stuhllehne, gleichzeitig bewegen sich deine Ellbogen nach hinten und öffnen deine Brust.
- Ziehe zusätzlich deine Schulterblätter nach hinten und unten in Richtung Wirbelsäule.
- Atme aus, rolle dabei deinen Kopf und deine Brustwirbelsäule nach vorne und führe deine Ellbogen vor dem Körper zusammen. Deine Schulterblätter ziehen ebenfalls nach vorne und entfernen sich von der Wirbelsäule.

Anzahl:

- 8 Wiederholungen
- 3 Runden

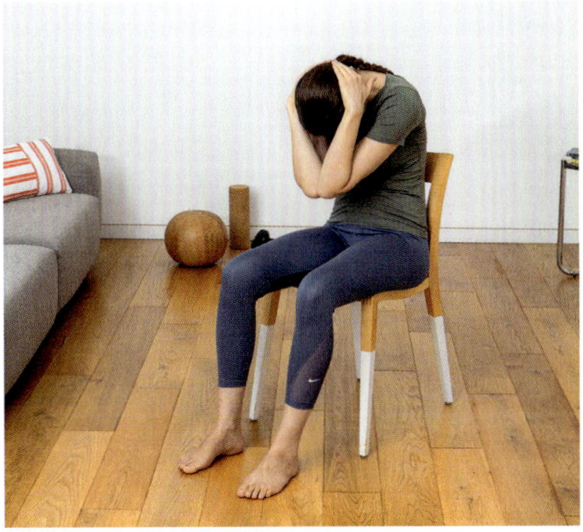

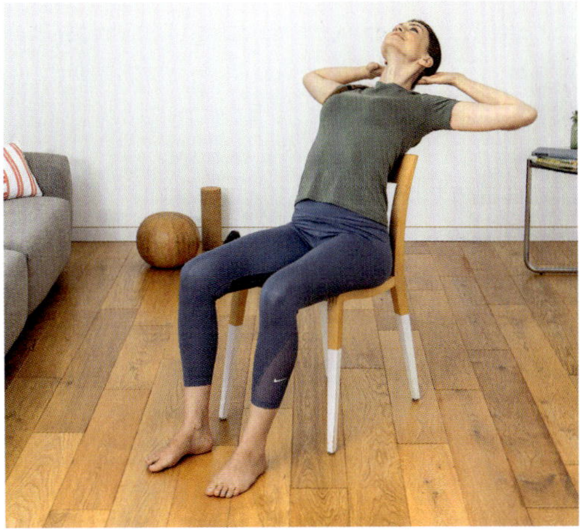

ALTERNATIVE

Diese Übung kannst du auch in Rückenlage mit Unterstützung einer Faszienrolle ausführen. Platziere die Rolle dabei unter deiner Brustwirbelsäule und lehne dich bei der Einatmung darüber.
Keine Faszienrolle? Kein Problem: Rolle um eine 1,5-Liter-Flasche ein Handtuch und platziere wie oben beschrieben die Flasche auf entsprechender Höhe.

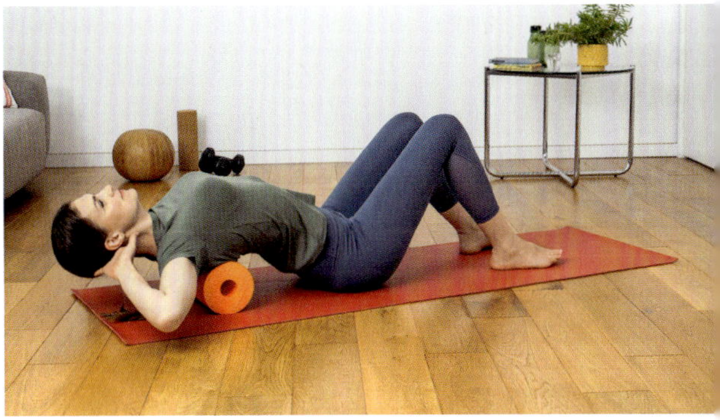

B6

Drehbewegung der Brustwirbelsäule

Gut bei: „Blockaden“ oder Bewegungseinschränkungen im Verlauf der kompletten Wirbelsäule oder bei der Atmung, Rundrücken, Flachrücken, Skoliose

Ausführung:

- Setzte dich auf einen Stuhl und richte deine Wirbelsäule auf.
- Deine Beine sind dabei mindestens hüftbreit geöffnet.
- Lege eine Hand auf die gegenüberliegende Außenseite deines Oberschenkels oberhalb des Knies.
- Der andere Arm ist auf Schulterhöhe nach vorne ausgestreckt.
- Atme ein, richte dabei deine Wirbelsäule noch einmal aktiv auf und drehe deinen Oberkörper mit dem gestreckten Arm so weit wie möglich nach hinten, dein Blick folgt der Bewegung.
- Atme aus und drehe dich dabei zurück in die Ausgangsposition.
- Dein anderer Arm (am Knie) dient als Wiederlager und kann die Drehbewegung unterstützen und verstärken. Achte darauf, dass dein Bein diesem Druck stand hält und die Position unverändert bleibt.

Anzahl:

- 6 Wiederholungen je Seite
- 3 Runden

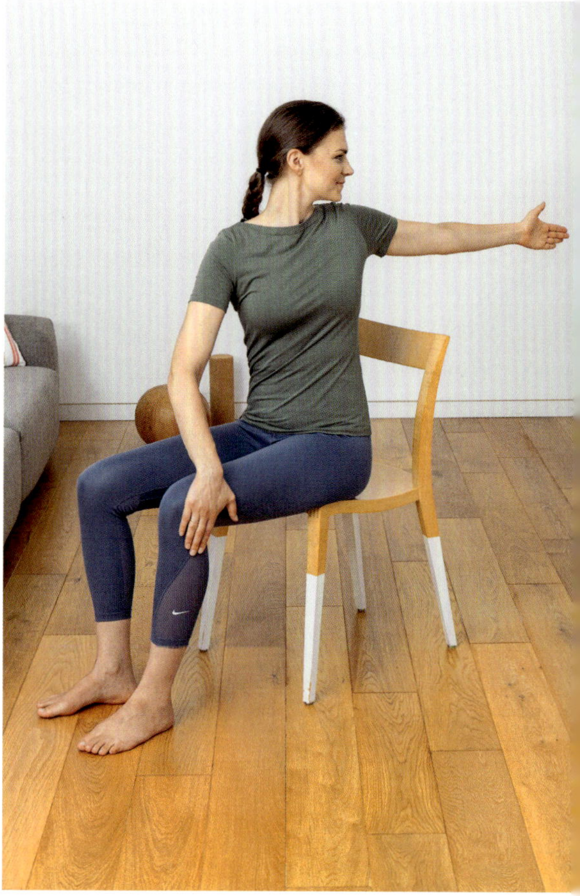

Warm-Up-Tipp

Solltest du bei dieser Übung das Gefühl haben, dass die Beweglichkeit eingeschränkt ist oder sogar ein blockiertes Gefühl wahrnehmen, empfehle ich dir vorab Übung S6 Seite 39, Mobilisation Brustwirbelsäule und Rippen, durchzuführen. Diese kann mögliche „Blockaden“ im Bereich der Wirbelsäule und der Rippen lösen. Außerdem kannst du ein paar tiefe Atemzüge in der Ausgangsposition nehmen und somit die Strukturen auch von innen (Brustkorb weitet sich) auf die Übung vorbereiten. Damit dürfte dieser Übung nichts mehr im Wege stehen, viel Spaß bei der Durchführung.

MEHR KRAFT FÜR DIE BRUSTWIRBELSÄULE

Folgende Übungen stärken den Bereich deiner Brustwirbelsäule und sorgen somit für eine Aufrichtung und Stabilisierung deiner Wirbelsäule.

K4

Kräftigung der Rückenmuskulatur

Gut bei: Rundrücken, Schulter- und Nackenbeschwerden, Schmerzen und Verspannungen im gesamten Rücken (mit Ausstrahlungen in Arm oder Bein), sitzender Tätigkeit, „Geierhals", Kopfschmerzen

Ausführung:

- Lege dich auf den Bauch.
- Deine Wirbelsäule ist gerade und deine Stirn liegt auf der Unterlage auf.
- Deine Arme liegen locker neben deinem Körper, deine Beine sind leicht geöffnet.

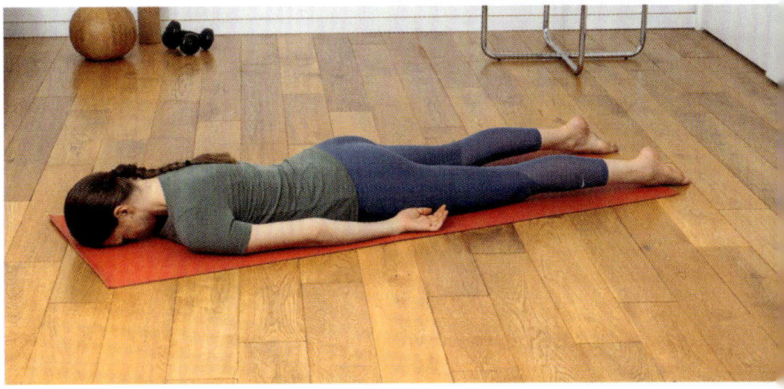

VARIANTE 1

- Atme ein und schiebe dabei deinen Scheitelpunkt in Verlängerung der Wirbelsäule nach vorne, dein Nacken wird lang.
- Hebe gleichzeitig deinen Oberkörper und deine Arme von der Unterlage ab. Die Arme und die Schulterblätter ziehen dabei nach hinten und oben.

Anzahl:

- halte diese Position für 10 tiefe Atemzüge
- 3 Runden

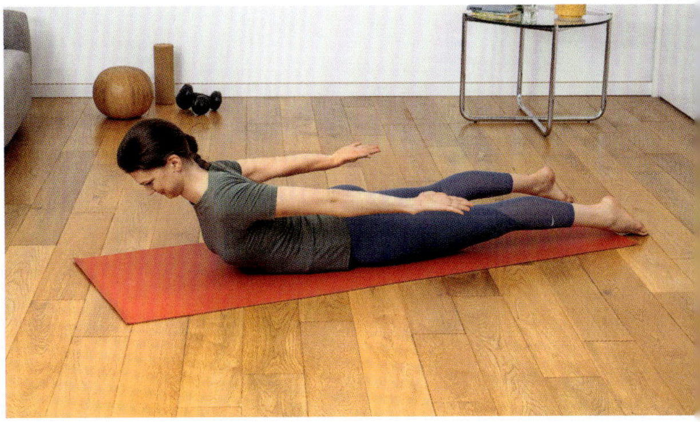

VARIANTE 2

- Starte aus der Endposition von Variante 1.
- Bewege deine gestreckten Arme nun abwechselnd mit schnellen Bewegungen nach unten und oben.
- Achte dabei auf eine gleichmäßige Atmung.

Anzahl:

- 30 Wiederholungen
- 3 Runden

K5

Kräftigung der Rücken- und Rumpfmuskulatur

Gut bei: Skoliose, Rundrücken, Bewegungseinschränkungen der Wirbelsäule oder Rippen, Rücken- und Schulterbeschwerden

Ausführung:

- Lege dich auf den Bauch.
- Deine Hände sind auf deinem Hinterkopf abgelegt.
- Strecke deine Wirbelsäule in die Länge und lege deine Stirn auf der Unterlage ab.

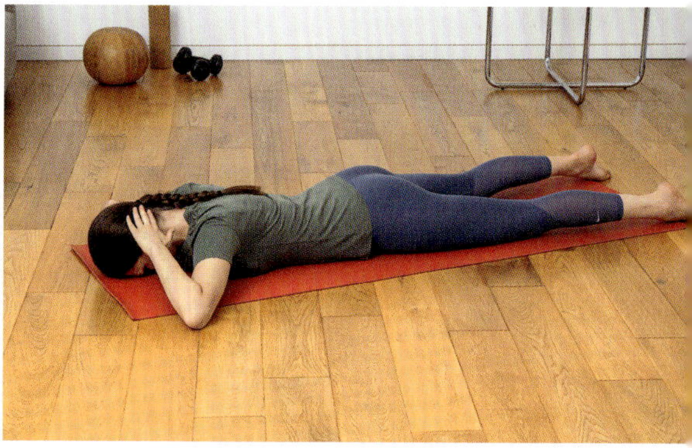

VARIANTE 1

- Atme ein, richte dich noch einmal aktiv auf, indem du deinen Scheitelpunkt nach vorne in Verlängerung deiner Wirbelsäule schiebst, und hebe deinen Oberkörper von der Unterlage ab.
- Deine Ellbogen bewegen sich zeitgleich nach oben zur Decke und öffnen deine Brust, deine Schulterblätter ziehen nach hinten in Richtung Wirbelsäule und verstärken die Brustöffnung.
- Atme aus und komme dabei wieder in die Ausgangsposition zurück, lege dabei aber nicht das ganze Körpergewicht ab, sondern halte eine leichte Spannung aufrecht.

Anzahl:

- 8 Wiederholungen
- 3 Runden

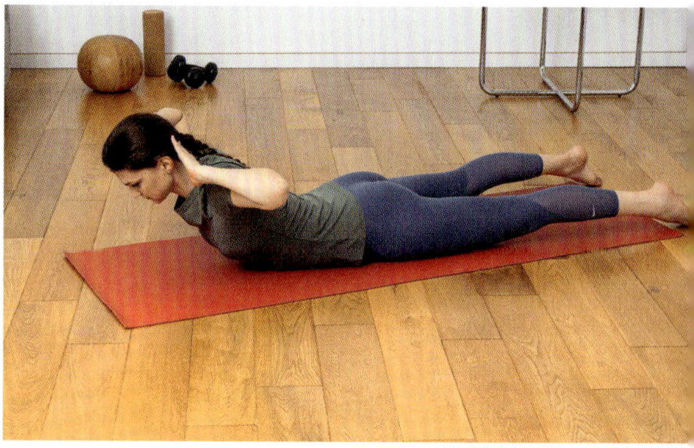

VARIANTE 2

- Starte aus der Endposition von Variante 1.
- Atme aus und bewege dabei deinen Rumpf zu einer Seite, dein Ellbogen bewegt sich dabei nach unten in Richtung Wirbelsäule.
- Führe die Übung abwechselnd zur rechten und linken Seite aus.

Anzahl:

- 6 Wiederholungen je Seite
- 3 Runden

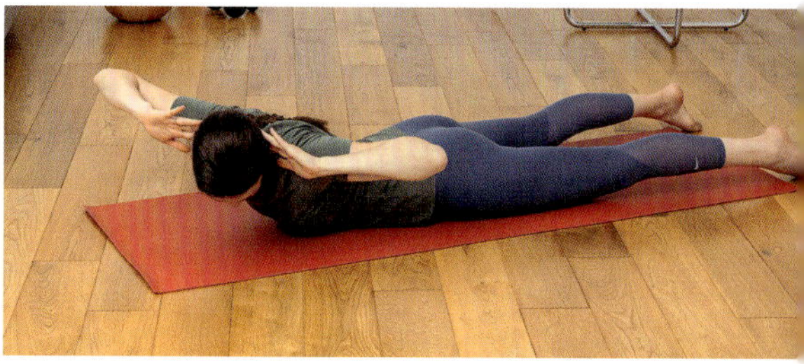

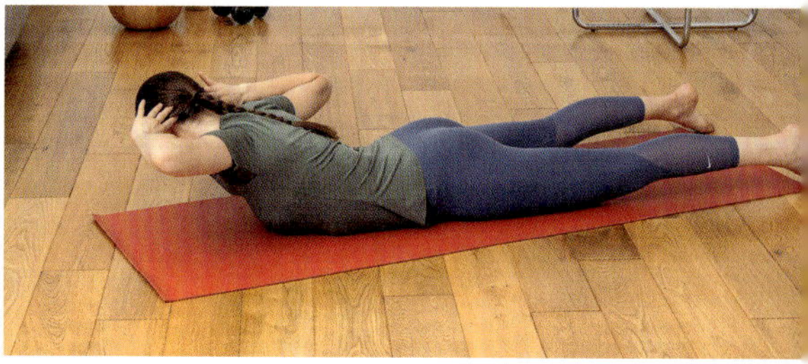

K6

Kräftigung der tiefen Rückenmuskulatur

Gut bei: Rundrücken, „Geierhals", Rückenbeschwerden (mit Ausstrahlungen ins Gesäß oder Bein)

Ausführung:

- Stelle dich hüftbreit auf, deine Knie sind minimal gebeugt.
- Richte deine Wirbelsäule auf und bewege deinen Oberkörper gestreckt nach vorne, bis du in eine für dich angenehme Vorneige kommst.
- Ziehe deinen Bauchnabel sanft nach innen, sodass dein Rumpf aktiviert und dein unterer Rücken stabilisiert wird.
- Deine Arme sind nach unten gestreckt.

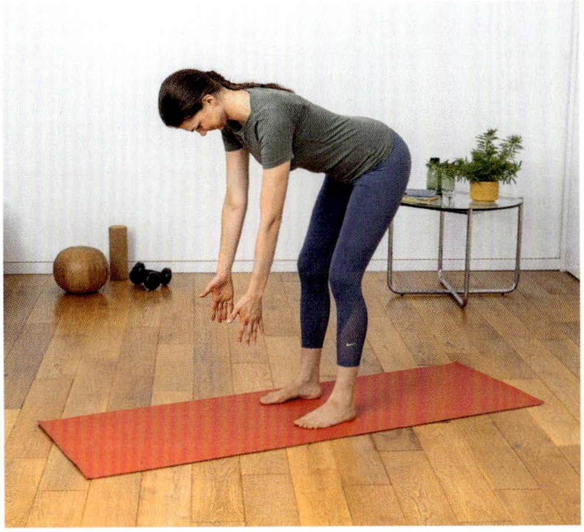

VARAINTE 1

- Atme ein und bewege dabei deine Arme gestreckt nach oben. Achte darauf, dass deine Schulterblätter nach unten gezogen sind und dein Nacken lang bleibt.
- Atme aus und führe die Arme langsam wieder zurück in die Ausgangsposition.

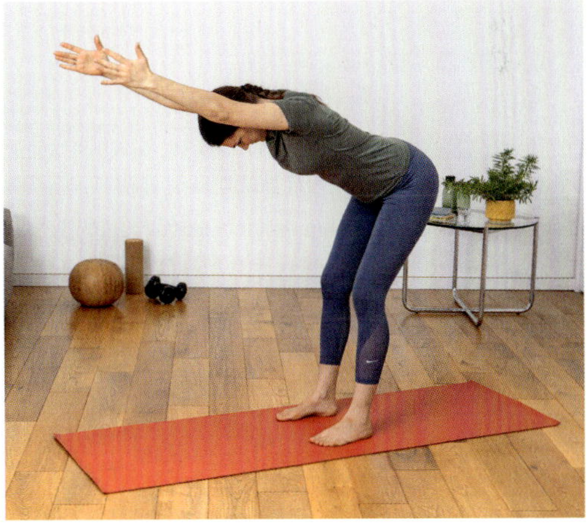

VARIANTE 2

- Starte in der Endposition von Variante 1.
- Deine gestreckten Arme bewegen sich abwechselnd nach unten und nach oben, sodass eine Hackbewegung stattfindet.
- Achte auf eine gleichmäßige Atmung und die tiefbleibende Position deiner Schultern.

Anzahl:

- 30 Wiederholungen je Seite
- 3 Runden

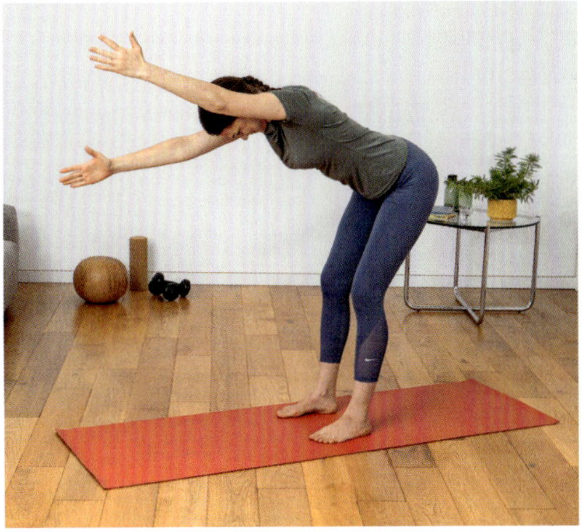

Lendenwirbelsäule und Iliosakralgelenk (ISG)

Die meisten Beschwerden im Bereich deiner Lendenwirbelsäule und deines Iliosakralgelenkes kommen von einer zu schwachen Muskulatur. Dies kann sich auch mit dem Gefühl einer "Blockade" äußern, sollte aber neben der kurzfristigen Lösung mittels Mobilisation vor allem über kräftigende Übungen stabilisiert und dadurch präventiv verhindert werden.

Ergänzende Kapitel:

- **Hüfte** (Seite 104): Die umgebende Muskulatur und die Bänder unterstützen deinen Rücken bei der Aufrichtung und Bewegung. Auch die Hüftbeugung und Drehung deines Oberschenkels nach außen haben ihren muskulären Ursprung an der Lendenwirbelsäule.
- **Tiefe Rumpfmuskulatur** (Seite 71): Diese stabilisiert und unterstützt deinen (unteren) Rücken. Sie verläuft wie ein stützendes Korsett von der Wirbelsäule ausgehend nach vorne und verspannt dort die Bauchdecke. Somit verhindert sie die Entstehung eines Hohlkreuzes und entlastet deinen unteren Rücken inkl. Iliosakralgelenk.
- **Beckenboden** (Seite 48): Dein Beckenboden hat mehrere Aufgaben, u.a. die Stabilisation deines Beckens und somit auch deines gesamten Rumpfes inkl. Rücken.

Erfahrungsgemäß ist weniger das von vielen meist zu Unrecht gefürchtete Hohlkreuz Auslöser von Beschwerden im Lendenwirbelsäulenbereich, sondern eher die Neigung in die Gegenrichtung, verursacht durch langes und einseitiges Sitzen. Durch die andauernde gebeugte Sitzhaltung in Kombination mit einer schwachen Muskulatur lassen Beschwerden wie „Ischias“, „Bandscheibe“ oder „Hexenschuss“, nicht lange auf sich warten. Auch hier ist die beste Prävention für all diese Beschwerden mehr Bewegung und entsprechende Muskelkräftigung.

ISCHIAS-BESCHWERDEN

Der *Nervus ischiadicus* ist der dickste und längste Nerv deines Körpers und hat seine Ursprünge im Bereich deiner unteren Lendenwirbelsäule und deines Kreuzbeins. Von dort zieht er durch die Gesäßmuskulatur über die Rückseite deiner Oberschenkel bis zur Kniekehle, von wo aus er sich teilt und Nervenäste in Unterschenkel und Füße schickt. Wenn sich der Ischias schmerzhaft oder auch durch andere neurologische Symptome wie Kribbeln in seinem Verlauf meldet, kommen viele mögliche Ursachen infrage welche primär ärztlich abgeklärt werden sollten, v.a. wenn sie sehr stark und unverändert bleiben.

Beschwerden im Versorgungsgebiet des Nervus ischiadicus werden auch als „Ischialgie“ bezeichnet, treten zeitgleich Beschwerden im Lendenwirbelsäulenbereich auf, ist auch von einer „Lumboischialgie“ die Rede.

Übungen bei Ischias-Beschwerden findest du im folgenden Kapitel, meine ergänzende Übungsempfehlung:

- Dehnung der tiefen Hüftmuskulatur, Übung S16 (Seite 106)
- Hüft- und ISG-Mobilisation, Übung B19 (Seite 110)
- Kräftigung Gesäß und unterer Rücken, Übungen K24 (Seite 112) und K26 (Seite 116)
- Leichte Alltagsbewegungen wie Spazierengehen können ebenfalls zu einer Besserung der Symptome führen.

PHYSIOWISSEN: Die Stufenlagerung

Ergänzend kann bei Beschwerden im Bereich des Ischias eine Stufenlagerung für Linderung bei Rückenschmerzen sorgen (die Betonung liegt auf „kann", bei einem Bandscheibenvorfall als Ursache ist dies nicht empfehlenswert):
Lege dich dazu auf den Boden und deine Beine auf einen Stuhl, Gymnastikball, Sofa o. ä., achte darauf, dass deine Hüfte und Knie annähernd in einem rechten Winkel gebeugt sind.
Wenn diese Position angenehm für dich ist, halte sie für 5–10 Minuten.

DER HEXENSCHUSS

Oder auch bekannt als Lumbago, beschreibt einen plötzlich einschießenden brennenden Schmerz, der sich typisch nach einer ungeschickten Bewegung zeigt. Meistens ist die Ursache eine reflektorische Verspannung der Muskulatur, welche zur Verhärtung und Bewegungseinschränkungen führt. Im Vergleich zu einem Bandscheibenvorfall (Seite 64) treten die Beschwerden hier meist lokal und ohne Ausstrahlungen ins Bein oder den Arm auf.
Meine Übungsempfehlung:

- Spazierengehen und sanfte Bewegung im schmerzfreien Bereich.
- Lokale Wärme zur besseren Durchblutung und dadurch Entspannung deiner Muskulatur.
- Zur Entlastung eine Stufenlagerung oder Päckchenlagerung (Beine in Rückenlage so weit wie möglich in Richtung Rumpf ziehen und sich zusammenrollen).
- Kräftigung zur Vorbeugung, hierunter fallen alle Übungen aus dem Kapitel Rücken.

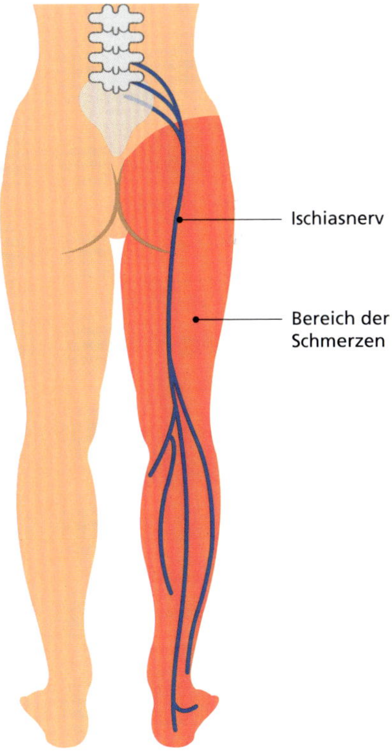

Verlauf des Ischiasnerv (blau) und der mögliche Bereich in denen Schmerzen und andere Symptome auftreten können (rot). Je nach Ursache und Lokalisation der Verletzung oder Reizung können die Symptome vom Kreuzbein und Gesäß, in die Leiste oder über die kompletten Beine bis in den Fuß ausstrahlen.

KLEINE BECKENBODENSCHULE

Auch dein Beckenboden als Teil des Rumpfes hat Einfluss auf deine Rückengesundheit – oder im Gegenzug hat eine schwache Rücken- und Bauchmuskulatur auch negative Auswirkungen auf deinen Beckenboden.

Viele kommen erst im Rahmen der Schwangerschaft oder Rückbildung mit ihrem Beckenboden in Kontakt, oder wenn im Alter leider auf so manche Funktion nicht mehr 100 % Verlass ist (Inkontinenz lässt grüßen). Männer haben sich sogar noch weniger bis gar nicht mit der Existenz ihres Beckenbodens auseinandergesetzt – aber ja, auch Männer haben einen!
Dein Beckenboden ist ein dreischichtiges Muskelsystem, welches in deinem Becken liegt und deinen Rumpf nach unten hin abschließt, vergleichbar mit einem gespannten Trampolin. Neben der bereits erwähnten Stabilisation des Beckens und dadurch des gesamten Rumpfes, muss er recht viel Belastung standhalten, da er die Organe (inkl. Füllungszustand) und in der Schwangerschaft auch das heranwachsende Baby mit Gebärmutter und Plazenta gegen die Schwerkraft halten muss. Neben dieser Halte- und Stabilisationsarbeit muss er gleichzeitig aber auch entspannen können, um z. B. die Entleerung von Darm und Blase durch die dort lokalisierten Körperöffnungen zuzulassen.
Bei anhaltenden oder schwerwiegenden Beschwerden empfehle ich eine Therapie vor Ort bei einer speziell dafür ausgebildeten Therapeutin.

Nimm deinen Beckenboden besser wahr

Ausgangsposition:
Lege dich auf den Rücken und stelle deine Beine an, schließe dabei gerne deine Augen.

Schicht für Schicht:

1. Die äußerste Schicht verläuft wie eine liegende 8 zwischen Schambein und Steißbein und kreuzt auf Dammhöhe. So kannst du sie aktivieren: Atme aus und schnüre dabei sanft deine Körperöffnungen zu, vergleichbar mit dem Gefühl, das du hast, wenn du dringend auf die Toilette musst, aber leider gerade keine in der Nähe ist und du zurückhalten musst. Atme ein und löse dabei die Spannung.
2. Die mittlere Schicht verläuft in der vorderen Hälfte deines Beckens und spannt sich in einer Dreiecksform quer zwischen deinen Sitzbeinhöckern und deinem Schambein auf. Atme aus und ziehe dabei deine Sitzbeinhöcker zueinander, um sie zu aktivieren. Achte darauf, dass du dabei deine Gesäßmuskulatur nicht anspannst (den Po nicht zusammenkneifen). Atme ein und löse dabei die Spannung.
3. Die innerste bzw. oberste Schicht fächert sich vom Steißbein ausgehend über den gesamten vorderen Beckenring auf. Atme aus, und stelle dir dabei vor, du schließt einen Reisverschluss ausgehend von deinem Steißbein über dein Schambein bis hoch zum Bauchnabel. Atme ein und löse dabei die Spannung.
4. Versuche primär die einzelnen Schichten zu aktivieren, wenn das gut klappt, geht es an die Kombination: Atme aus und schnüre dabei deine Körperöffnungen zusammen, ziehe deine Sitzbeinhöcker zueinander und schließe gedanklich den Reisverschluss vom Steißbein ausgehend bis hin zum Bauchnabel. Atme ein und löse dabei die Spannung.

Anzahl:

- 8 tiefe Atemzüge
- Atme dabei tief mit der Nase in den Bauch ein und über den Mund mit der sogenannten Lippenbremse aus. Lasse hierfür nur einen kleinen Spalt

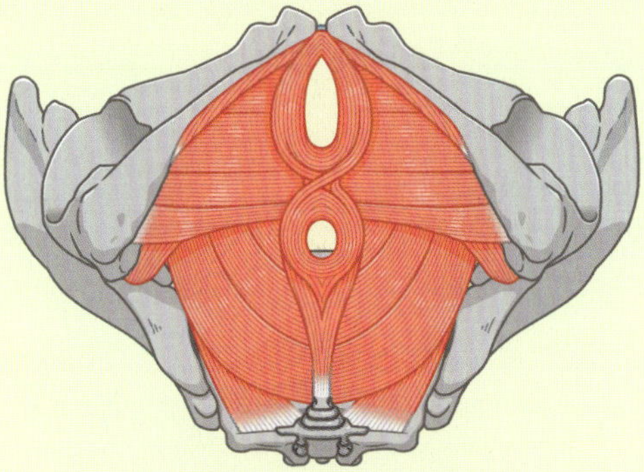

Ansicht des Beckenbodens von unten. Äußerste Schicht: liegende 8 welche die Körperöffnungen umschließt, mittlere Schicht: gespanntes Dreieck im vorderen Bereich des Beckens, innerste Schicht (z.T. Von den anderen verdeckt): kleidet das Becken komplett aus.

zwischen deinen Lippen offen und sorge somit für einen sanften Gegendruck und eine längere, gleichmäßig fließende Ausatmung.

Kräftige deinen Beckenboden

- Setzte dich aufrecht auf die vordere Kante eines Stuhls.
  Atme aus, aktiviere dabei deinen Beckenboden und bewege deinen aufgerichteten Oberkörper leicht nach hinten. Deine Wirbelsäule beugt sich dabei nicht, die Bewegung findet lediglich über die Hüftgelenke statt.
  Atme ein und komme dabei zurück in die Ausgangsposition.
  Anzahl: 8 Wiederholungen
- Lege dich auf den Bauch, deine Beine sind hüftbreit geöffnet und dein Blick zeigt nach unten. Lege deine Stirn dabei auf deinen Unterarmen ab.
  Atme aus und aktiviere dabei deinen Beckenboden, drücke zusätzlich dein Schambein mit langsam steigerndem Kraftaufbau in die Unterlage.
  Atme ein und löse dabei die Spannung.
  Anzahl: 8 Wiederholungen
- Stelle dich in einen hüftbreiten Stand, deine Knie sind minimal gebeugt und deine Wirbelsäule ist aufgerichtet.
  Atme aus, aktiviere dabei deinen Beckenboden. Löse einen Fuß vom Boden und bewege das Knie soweit wie möglich nach oben. Atme ein und setze dabei den Fuß wieder ab.
  Führe die Übung im Wechsel mit dem rechten und linken Bein aus.
  Anzahl: 8 Wiederholungen je Seite

Neben diesen Übungen kannst du die Beckenbodenspannung auch bei jeder anderen Übung integrieren. Eine super Ergänzung zum Beispiel bei:

- Bridging, Übung K11 (Seite 62)
- Wirbelsäulenmobilisation, Übung B10 (Seite 66)
- Unterarmstütz, Übung K23 (Seite 98) solltest du Beckenbodenbeschwerden haben, ist es besser, diese Übung mit kurzem Hebel (angewinkelten Beinen) auszuführen.

Beckenboden entlasten im Alltag

Dein Beckenboden spannt bei starken Druckerhöhungen, wie beim Niesen oder Husten, ganz automatisch an, sodass in diesem Fall alles stabil und abgedichtet ist. Ist die Funktion (vorübergehend) geschwächt, können folgende Tipps im Alltag helfen, den Druck auf deinen Beckenboden zu reduzieren.

- Achte auf eine aufrechte Körperhaltung, damit die gesamte Rumpfmuskulatur besser und ausgeglichener arbeiten kann.
- Lege dich über die Seite hin und stehe auch über die Seite wieder auf.
- Wenn sich ein Nieser oder Husten ankündigt, richte deine Wirbelsäule auf, drehe deinen Oberkörper nach hinten und halte einen Ellbogen vor den Mund. Durch diese Verschraubung wird der Druck abgefangen und gelangt nicht mit voller Wucht auf deinen Beckenboden.
- Vermeide beim Toilettengang starkes Pressen. Viel trinken, ballaststoffreiche Ernährung, Bewegung und eine optimierte Sitzhaltung können dabei helfen.
- Trage schwere Lasten nah am Körper, mit geradem Rücken und angespanntem Beckenboden.

DER EINFLUSS DES ZWERCHFELLS AUF DEINEN RÜCKEN

Dein Zwerchfell ist ein recht großflächiger und kuppelförmiger Muskel, welcher deinen Brust- von deinem Bauchraum trennt. Die Hauptaufgabe deines Zwerchfells ist die Atmung, genauer gesagt die Einatmung, denn bei der Ausatmung besteht die eigentliche Aufgabe „nur" im Lockerlassen, aber auch das muss natürlich beschwerdefrei funktionieren.

Dein Zwerchfell hat nicht nur Einfluss auf die Atmung, sondern auf deinen gesamten Brustkorb. Bei der Einatmung senkt sich dein Zwerchfell nach unten, dein Brustkorb weitet sich und schafft so Platz für die einströmende Luft. Gleichzeitig werden deine Rippen aufgefächert und deine Organe „massiert". Mit jedem Atemzug findet so ein komplexes Zusammenspiel deiner Hals-, Brust- und Rumpfmuskulatur zusammen mit der Rückenmuskulatur statt. Dein Zwerchfell schafft seine Arbeit dabei nicht alleine, sondern braucht Unterstützung von weiteren Atemmuskeln den sogenannten Atemhilfsmuskeln. Diese werden je nach Körperhaltung und Bedarf (Ruhe vs. Sport) mehr oder weniger stark mit einbezogen.

Kann die Atmung nun aus irgendeinem Grund nicht optimal fließen, hat das Einfluss auf alle eben genannten Bereiche. Der erste und einfachste Schritt, um dein Zwerchfell zu unterstützen: Achte auf eine aufrechte Körperhaltung, so können alle Strukturen am besten und ausgeglichensten arbeiten.

Unsere Lunge wird im Alltag meist nicht stark in Anspruch genommen, d.h. der Großteil der Lungenkapazität wird dabei gar nicht benötigt.

So kannst du ihr volles Potenzial ausschöpfen:

- Stelle dich aufrecht hin und versuche über die Nase so viel Luft wie möglich einzuatmen, wirklich so viel und lange bis gefühlt nichts mehr reinpasst.
- Halte einen kurzen Moment den Atem an bevor du über den Mund so lange ausatmest, bis auch hier keine weitere Ausatmung mehr möglich ist.

Du wirst sehen, dass beide Atemrichtungen deutlich mehr Kapazität haben und wie viel Luft eigentlich in der Lunge verbleibt.

Zwerchfelltraining im Alltag

- Atme tief in deinen Bauch. Zur besseren Wahrnehmung kannst du eine Hand auf Höhe deines Bauchnabels auflegen. Variiere auch gerne die Positionen, so gibt es mehr Abwechslung für deine Muckis (Bauchlage, Rücklage, Sitz, ...).
- Lass dein Zwerchfell hüpfen. Führe dazu schnelle, kurze Einatmungen, sogenannte „Sniffer" (als ob deine Nase läuft) hintereinander aus.
- Lege ein Handtuch unterhalb deines Brustkorbs um den Rücken und kreuze es vorne. Fasse nun mit deinen Händen je ein Ende des Handtuchs und ziehe es sanft etwas enger. Atme tief ein und versuche das Handtuch mit der Kraft der Atmung zu öffnen.

Und ja, wie jeder andere Muskel auch, kann dein Zwerchfell einen Muskelkater bekommen, zum Beispiel bei einer Bronchitis oder anderen Beschwerden, die mit einem starken und andauernden Hustenreiz einhergehen.

SOFORT-HILFE FÜR DIE LENDENWIRBEL-SÄULE UND DAS ILIOSAKRALGELENK (ISG)

Folgende Übungen können dir bei akuten Schmerzen oder anderen Beschwerden im Bereich deiner Lendenwirbelsäule und deines Iliosakralgelenkes helfen.

S7

Entlastung der Lendenwirbelsäule und ISG

Gut bei: Schmerzen im unteren Rücken und Gesäß (mit Ausstrahlungen ins Bein), Bewegungseinschränkungen der Lendenwirbelsäule und Hüfte

Nicht geeignet bei: Gleitwirbel, stark ausgeprägtem Hohlkreuz

Ausführung:

- Lege dich auf den Bauch.
- Deine Beine sind leicht geöffnet, so dass diese und dein Becken möglichst entspannt aufliegen.
- Stelle deine Hände rechts und links neben deinen Schultern auf und ziehe deine Schulterblätter nach hinten und unten in Richtung Wirbelsäule.
- Atme ein und ziehe dabei deinen Scheitelpunkt nach vorne, dein Nacken und deine Wirbelsäule werden lang.
- Stütze deinen Oberkörper mit den Armen nach oben und komme dadurch in eine Streckung im unteren Rücken. Bewege nur so weit, dass dein Becken den Kontakt zur Matte nicht verliert und es angenehm für dich ist.
- Steigere das Bewegungsausmaß langsam und Schritt für Schritt weiter nach oben.
- Achte darauf, dass dein Nacken nicht nach hinten kippt, sondern in Verlängerung deiner Wirbelsäule bleibt.

Anzahl:

- 8 Wiederholungen (mobilisierend) oder die Position für 8 tiefe Atemzüge halten (dehnend)
- 3 Runden

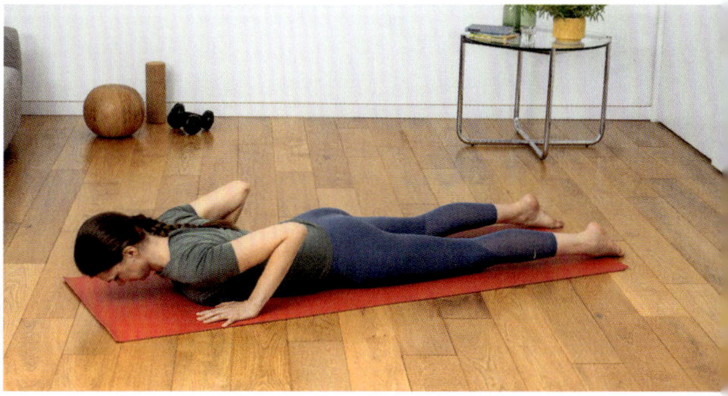

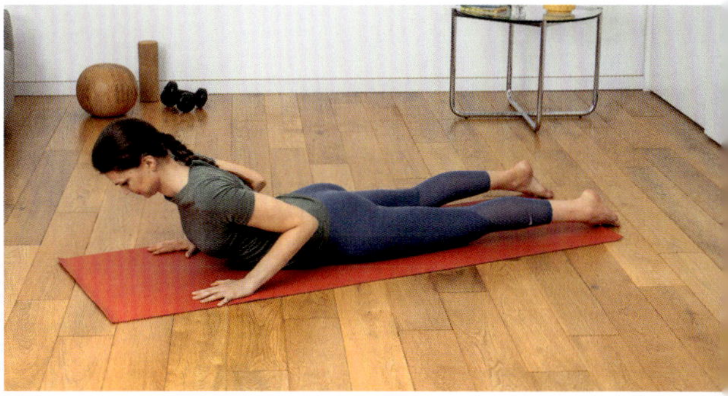

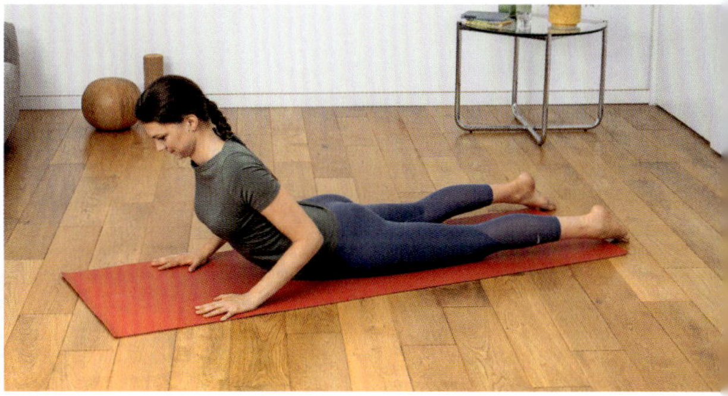

S8

Mobilisation des unteren Rückens und des ISG

Gut bei: „Blockaden" oder Bewegungseinschränkungen der Lendenwirbelsäule, Hüfte und ISG, Schmerzen im Gesäß und unteren Rücken (mit Ausstrahlungen ins Bein)

Ausführung:

- Lege dich locker auf den Rücken und strecke deine Beine aus. Falls dies nicht entspannt möglich ist oder du zu stark in ein Hohlkreuz kommst, kannst du deine Knie mit einer kleinen Handtuchrolle o.ä. unterlagern.
- Beuge ein Bein und ziehe es soweit wie möglich nach oben in Richtung Rumpf.
- Greife das Bein mit deiner gegenüberliegenden Hand auf Höhe des Knies und strecke deinen anderen Arm auf Schulterhöhe zur Seite aus.
- Nun ziehst du das Bein über das andere auf die gegenüberliegende Seite, bis dein Knie auf dem Boden aufsetzt. Sollte dies noch nicht möglich sein, kannst du ein Buch, einen Yogablock o.ä. unter deinem Knie platzieren, sodass die Verschraubung weniger intensiv ist.
- Dein Blick wandert gleichzeitig entgegengesetzt in Richtung deines ausgestreckten Armes.

Anzahl:

- 8 tiefe Atemzüge je Seite
- 3 Runden

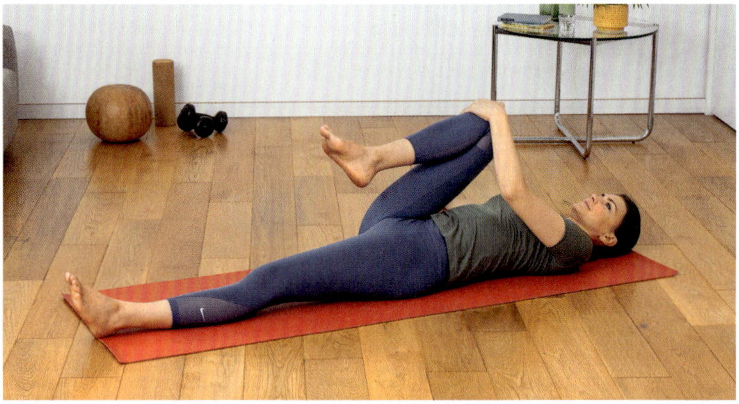

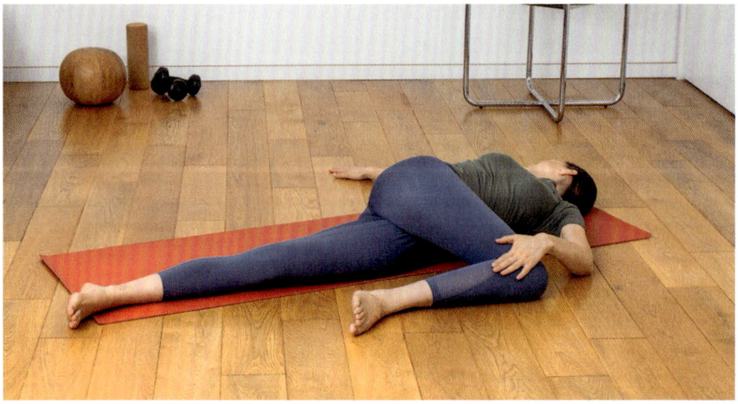

S9

Nervenmobilisation

Gut bei: Bewegungseinschränkungen der Lendenwirbelsäule und Hüfte, Schmerzen oder Verspannungen im unteren Rücken, Gesäß oder der Beinrückseite, Ischias-Beschwerden

Ausführung:

- Lege dich locker auf den Rücken und strecke deine Beine aus. Falls das nicht entspannt möglich ist oder du zu stark in ein Hohlkreuz kommst, kannst du deine Knie mit einer kleinen Handtuchrolle o.ä. unterlagern.
- Bewege ein Bein nach oben und greife mit beiden Händen von rechts und links den Oberschenkel unterhalb des Knies.
- Atme ein und strecke das Bein so weit wie möglich nach oben, deine Ferse schiebt dabei in Richtung Decke.
- Atme aus und beuge dabei dein Bein.
- Um den Dehnreiz zu verstärken, kannst du deinen Vorfuß nach vollständiger Beinstreckung zusätzlich weiter in Richtung Schienbein anziehen.

Anzahl:

- 8 Wiederholungen je Seite (mobilisierend) oder die Position für 8 tiefe Atemzüge halten (dehnend)
- 3 Runden

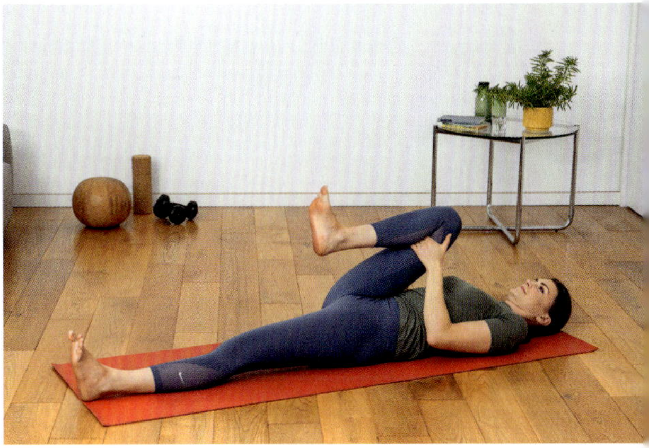

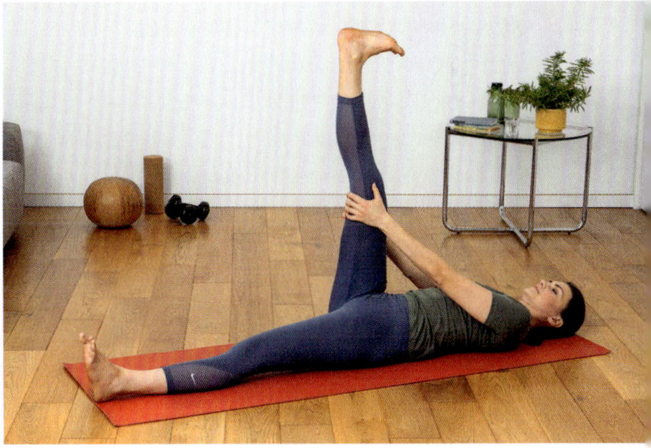

ALTERNATIVE

Sollte diese Übung so für dich noch nicht ausführbar sein, kannst du gerne mit einer etwas weniger intensiven Ausführung starten: Setze dich dafür auf die vordere Kante eines Stuhls und richte deine Wirbelsäule auf. Strecke nun ein Bein nach vorne aus und ziehe den Vorfuß nach oben. Beuge deinen Oberkörper gestreckt nach vorne in Richtung des angezogenen Fußes. Achte darauf, dass dein Rücken gerade bleibt und die Bewegung lediglich über die Hüftbeugung stattfindet.

Kleine Alltagshelfer für deinen unteren Rücken

Bei Schmerzen im unteren Rücken kann dir ein Keilkissen oder ein Lordosekissen bei längeren Sitzphasen helfen, die typisch nach vorne gebeugte Sitzhaltung zu vermeiden. Somit werden deine Bandscheiben und auch alle anderen Strukturen entlastet und in die entgegengesetzte Position gebracht.

MEHR BEWEGLICHKEIT FÜR LENDENWIRBELSÄULE UND ILIOSAKRALGELENK (ISG)

Folgende Übungen helfen dir dabei, den Bereich deiner Lendenwirbelsäule und deines Iliosakralgelenks zu mobilisieren, die Beweglichkeit zu verbessern und dadurch Schmerzen (aufgrund einseitiger Haltung) vorzubeugen.

B7

Beugung und Streckung der Lendenwirbelsäule

Gut bei: „Blockaden" oder Bewegungseinschränkungen der Lendenwirbelsäule und ISG, Schmerzen und Verspannungen im Bereich Hüfte, Gesäß und unterer Rücken

Ausführung:

- Lege dich entspannt auf den Rücken.
- Führe deine Füße in Richtung Gesäß und finde eine Position, die sich bequem und locker für dich anfühlt. (Du kannst die Abstände zwischen deinen Füßen und auch zwischen Gesäß und deinen Füßen nach Belieben variieren)
- Atme aus und und rolle dabei dein Becken ein und deine Lendenwirbelsäule Wirbel für Wirbel nach oben.
- Atme ein, bewege deine Lendenwirbelsäule dabei in die Gegenrichtung Wirbel für Wirbel wieder nach unten und kippe dein Becken, sodass ein leichtes Hohlkreuz entsteht.
- Atme dabei tief in den Bauch ein und aus.

Anzahl:

- 10 Wiederholungen
- 3 Runden

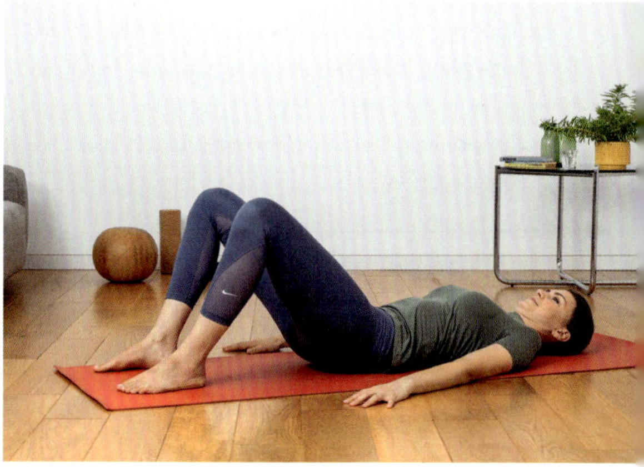

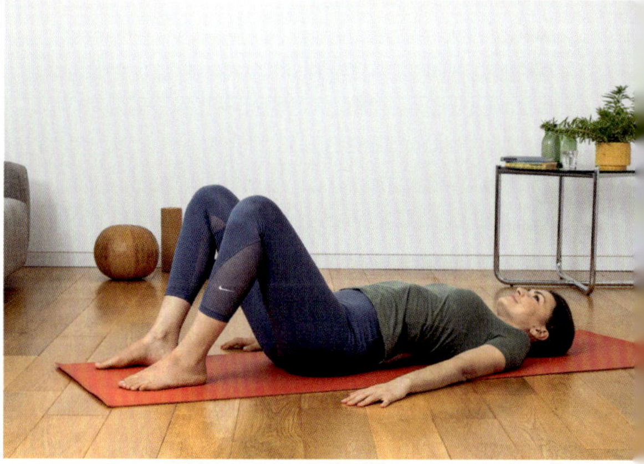

B8

Seitneigung der Lendenwirbelsäule

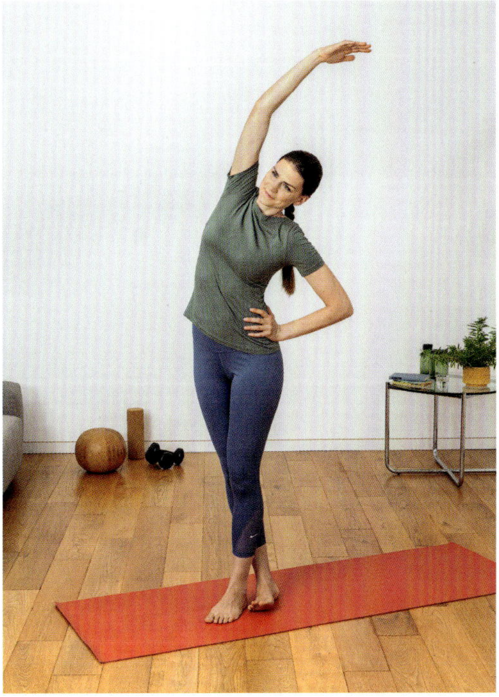

Gut bei: Skoliose, Rundrücken, Flachrücken, Schmerzen und Verspannungen im (unteren) Rücken und Schulterbereich, Beckenschiefstand

Ausführung:

- Stelle dich hüftbreit auf.
- Falls du im Einbeinstand unsicher bist oder du die Übung zum ersten Mal ausführst, empfehle ich dir einen Stuhl in unmittelbarer Nähe zu platzieren oder die Übung an einer Wand auszuführen, so kannst du dich bei Bedarf abstützen.
- Stelle einen Fuß hinter den anderen.
- Die Hand auf der Seite des Standbeines (vorderer Fuß) stützt und fixiert dein Becken, deinen anderen Arm streckst du weit nach oben und zur gegenüberliegenden Seite, sodass sich der Bereich zwischen Rippenbogen und Becken weit öffnet.
- Atme in dieser Position tief ein und aus und lenke deine Atmung in die Flanke.

Anzahl:

- 8 tiefe Atemzüge je Seite
- 3 Runden

B9

Drehbewegung der Lendenwirbelsäule

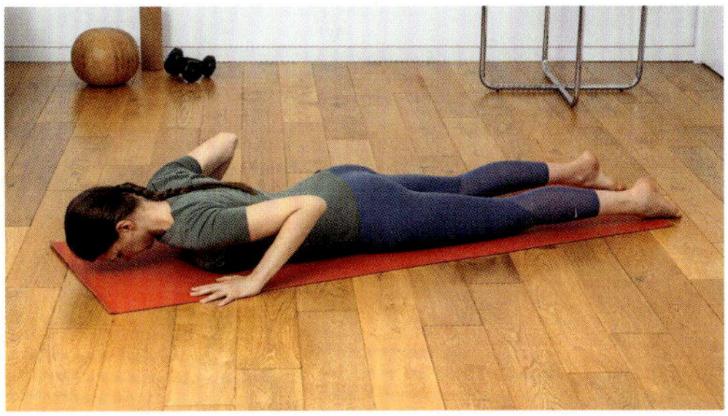

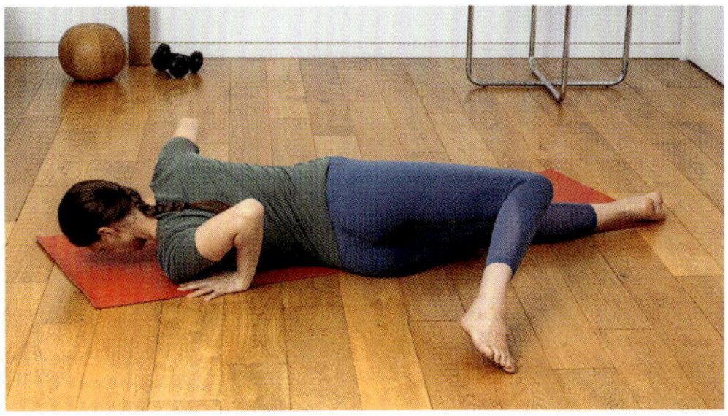

Gut bei: „Blockaden" oder Bewegungseinschränkungen in der Lendenwirbelsäule, ISG und Hüfte, Schmerzen im unteren Rücken oder Gesäß (mit Ausstrahlungen ins Bein)

Ausführung:

- Lege dich auf den Bauch.
- Stelle deine Hände rechts und links neben deinen Schultern auf und ziehe deine Schulterblätter nach hinten und unten.
- Richte deine Wirbelsäule auf, dein Nacken wird dadurch lang.
- Atme ein und bewege dabei einen Fuß über das andere Bein, bis er auf der gegenüberliegenden

Seite aufsetzt. Die Höhe deines Fußes ist dabei nicht vorgegeben, steigere das Bewegungsausmaß Schritt für Schritt in deinem Tempo.

- Der Arm derselben Seite unterstützt die Drehbewegung, indem er deinen Oberkörper leicht zur selben Seite aufrichtet und dreht.
- Alternativ kann der aufliegende Arm auch auf Schulterhöhe ausgestreckt werden, somit wird zusätzlich die Brust und der vordere Arm gedehnt (ausreichende Schulterbeweglichkeit erforderlich).

Anzahl:

- 6 Wiederholungen je Seite (mobilisierend) oder die Position für 6 tiefe Atemzüge halten (dehnend)
- 3 Runden

PHYSIOWISSEN: Ist ein Hohlkreuz schlimm?

Ein Hohlkreuz ist im Bereich deiner Lendenwirbelsäule in einem gewissen Ausmaß physiologisch, also ganz natürlich und normal. Ist es jedoch stark ausgeprägt und macht Beschwerden, sollten Übungen, welche diese Bewegung weiter forcieren und die Strukturen zusätzlich strapazieren gemieden werden. Der Fokus sollte auf die Stabilisation und Kräftigung der Rumpf-, Becken- und Hüftmuskulatur gelegt werden.

Meine Übungsempfehlung:

- Beckenmobilisation, vor allem die Aufrollbewegung nach vorne und oben, dadurch wird dein unterer Rücken lang und dein Becken angenähert, Übung B7 (Seite 54)
- Kräftigung Gesäß, Beinrückseite, unterer Rücken und gleichzeitige Streckung des Hüftbeugers (Bridging), Übung K11, besonders geeignet Variante 4 (Seite 62)
- Streckung Hüftbeuger, Übung S17 (Seite 107); achte dabei auf einen stabilen Rumpf und ein stabiles, aufgerichtetes Becken (sichert gegen Hohlkreuz).
- Kräftigung der Bauchmuskulatur, Übung K7 (Seite 57).
- Entlastungshaltung „Päckchen": Lege dich dazu auf den Rücken, ziehe deine Beine heran und rolle dich so weit wie möglich zusammen, sodass du ein möglichst kleines „Päckchen" ergibst.

Außerdem empfehle ich dir, bei Übungen auf folgende Punkte zu achten:

- Wähle einen kurzen Hebel (angewinkelte Beine oder Arme), dies kann besser stabilisiert werden. Vor allem große Menschen haben dabei Schwierigkeiten.
- Wähle bei Bauchübungen eine diagonale bzw. überkreuzte Übungsausführung, somit ist die gesamte stabilisierende Rumpfmuskulatur aktiv und dein unterer Rücken gut gesichert.
- Vermeide extreme Rückbeugen (zum Beispiel bei gewissen Yoga-Übungen), da diese deine Lendenwirbelsäule zusätzlich reizen können.
- Insgesamt solltest du immer auf eine ausreichende Rumpfspannung achten.

K7

Kräftigung der Rumpfmuskulatur

Gut bei: Hohlkreuz, nach Schwangerschaft, Rektusdiastase, Schmerzen im unteren Rücken oder Gesäß, Bewegungseinschränkungen der Hüfte

Ausführung:

- Lege dich auf den Rücken.
- Spanne deinen Rumpf an, indem du deinen Bauchnabel sanft nach innen ziehst und dein Becken aufrichtest.
- Um für noch mehr Stabilität zu sorgen, kannst du deine Lendenwirbelsäule sanft nach unten in die Unterlage drücken.
- Hebe deine Füße vom Boden ab und positioniere deine Beine so, dass im Hüft- und Kniegelenk annähernd ein rechter Winkel entsteht. Wichtig ist, dass du deinen unteren Rücken stabilisieren kannst und nicht ins Hohlkreuz kommst.
- Ziehe deine Schulterblätter nach hinten und unten in Richtung Wirbelsäule und lege eine Hand auf deinem gegenüberliegenden Knie ab.
- Drücke deine Hand und dein Knie gegeneinander und baue so einen langsam steigernden Druck auf.
- Atme aus und bewege dabei die Ferse des anderen Beines in Richtung Boden und zurück in die Ausgangsposition.
- Atme in der Ausgangsposition ein.

Anzahl:

- 8 Wiederholungen je Seite
- 3 Runden

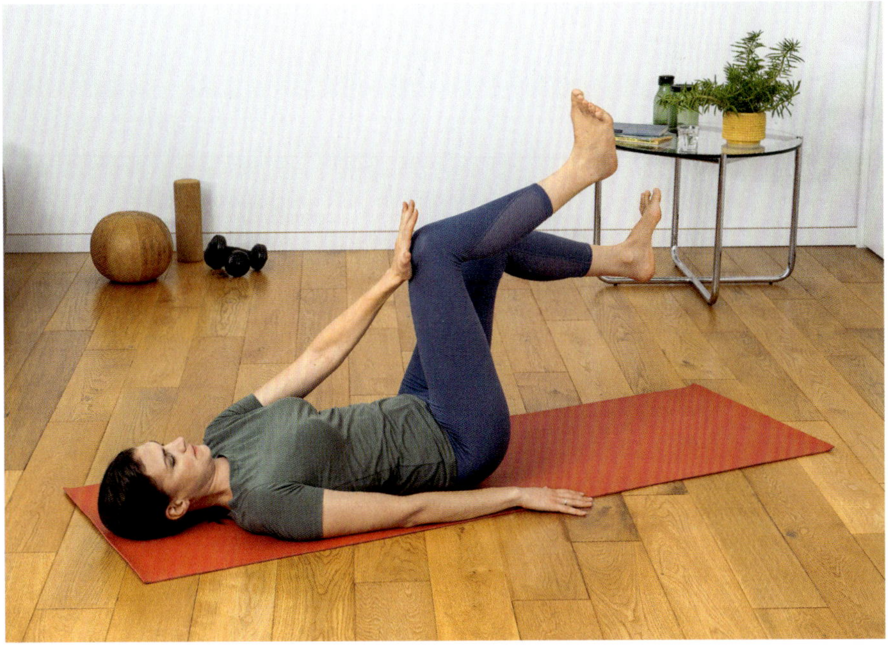

MEHR KRAFT FÜR LENDENWIRBELSÄULE UND ISG

Folgende Übungen stärken deinen unteren Rücken und sorgen somit für eine Aufrichtung und Stabilisation deiner Lendenwirbelsäule inkl. Iliosakralgelenk.

K8

Kräftigung der unteren Rücken- und Gesäßmuskulatur

Gut bei: Schmerzen im unteren Rücken, ISG und Gesäß (mit Ausstrahlungen ins Bein)

Ausführung:

- Lege dich auf den Bauch.
- Deine Unterarme liegen aufeinander und sind unter deinem Kopf platziert.
- Dein Scheitelpunkt zieht nach vorne und streckt deine Wirbelsäule, dein Nacken wird dadurch lang.

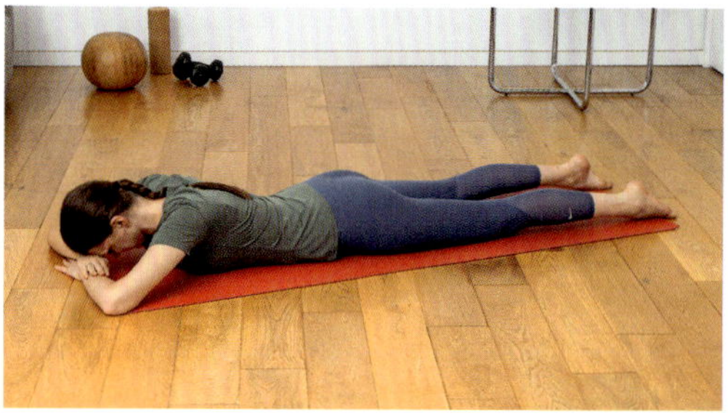

VARIANTE 1

- Atme aus und strecke dabei ein Bein in die Länge und soweit wie möglich nach oben, versuche deinen Oberkörper dabei locker und auf der Unterlage zu lassen, die Kraft kommt hauptsächlich aus deinem unteren Rücken.
- Atme ein und bewege dabei dein Bein zurück in Richtung Boden, lege es aber nicht ganz ab.

Anzahl:

- 8 Wiederholungen je Seite
- 3 Runden

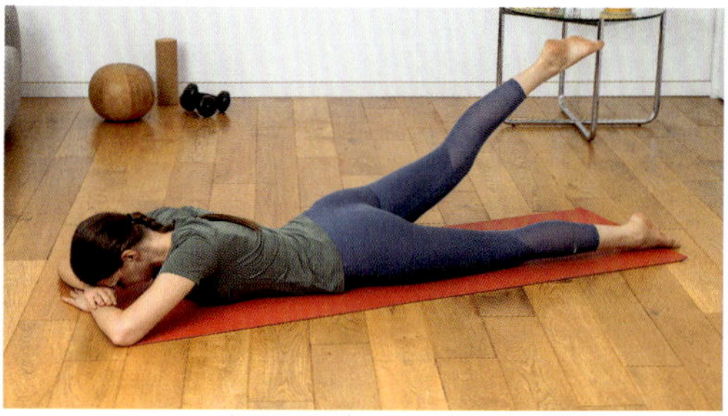

VARIANTE 2

- Atme aus und strecke dabei beide Beine in die Länge und soweit wie möglich nach oben.
- Atme ein und bewege dabei beide Beine in Richtung Boden, lege sie aber nicht ganz ab.

Anzahl:

- 10 Wiederholungen
- 3 Runden

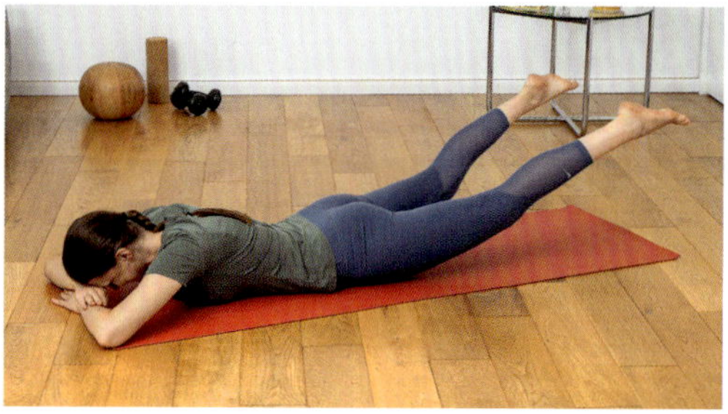

K9

Kräftigung der unteren Rücken- und Rumpfmuskulatur

Gut bei: Verspannungen oder Bewegungseinschränkungen im unteren Rücken und Becken- bzw. Hüftbereich, Schmerzen im unteren Rücken, ISG oder Gesäß (mit Ausstrahlungen ins Bein), Skoliose

Ausgangsposition:

- Setze dich auf den Boden.
- Richte deine Wirbelsäule auf, indem du deinen Scheitelpunkt nach oben ziehst.
- Strecke deine Beine, falls das aktuell nicht möglich ist, kannst du sie anwinkeln und in eine für dich angenehme Position bringen.
- Verschränke deine Hände vor dem Körper, sie haben während der gesamten Bewegung keinen Kontakt zur Unterlage.

VARIANTE 1

Ausführung:

- Atme aus und ziehe dabei eine Beckenseite nach oben, sodass sich dein Becken und deine Rippen auf dieser Seite annähern und setze das Sitzbein bzw. dein Gesäß im Anschluss weiter vorne auf.
- Wiederhole dies abwechselnd mit deiner rechten und linken Seite.
- Dadurch bewegst du dich „Schritt für Schritt" nach vorne.

Anzahl:

- 10 Wiederholungen je Seite
- 3 Runden

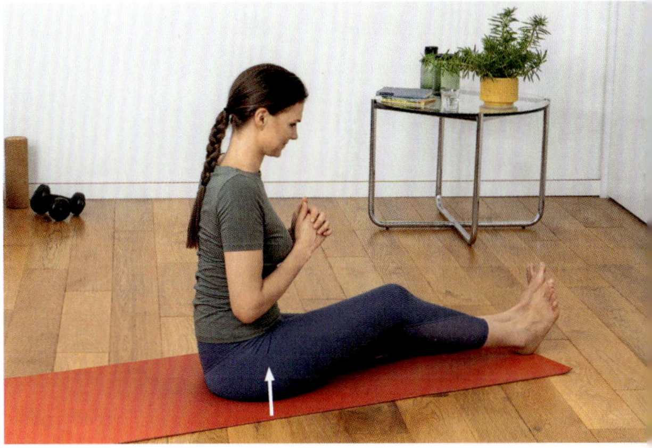

VARIANTE 2

Ausführung:

- Rückwärtsgang von Variante 1
- Ziehe eine Beckenseite nach oben, sodass sich dein Becken und deine Rippen auf dieser Seite annähern und setze diese Becken- bzw. Gesäßhälfte anschließend weiter hinten wieder ab.
- So bewegst du dich „Schritt für Schritt" nach hinten.

Anzahl:

- 10 Wiederholungen je Seite
- 3 Runden

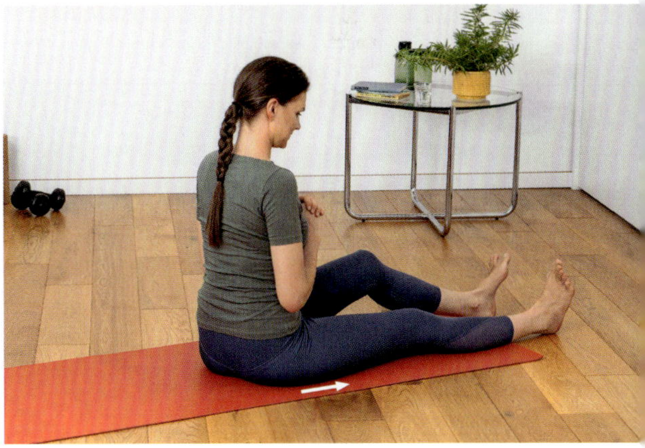

K10

Kräftigung der unteren Rückenmuskulatur

Gut bei: Rundrücken, Skoliose, Schmerzen im unteren Rücken, ISG oder Gesäß (mit Ausstrahlungen ins Bein)

Ausführung:

- Lege dich auf den Bauch und strecke deine Arme nach vorne.
- Dein Nacken ist lang und deine Stirn liegt auf.
- Atme ein und gleite dabei mit deinen Händen in Richtung deines Körpers. Hebe gleichzeitig mit der Kraft aus deinem Rücken deinen Oberkörper von der Unterlage ab.
- Deine Arme bleiben gestreckt und dienen lediglich als Führung und unterstützen die Aufrichtung daher nur minimal.
- Atme aus und gleite langsam wieder in die Ausgangsposition zurück.
- Steigere das Bewegungsausmaß Schritt für Schritt und nach deinen Möglichkeiten.

Anzahl:

- 8 Wiederholungen
- 3 Runden

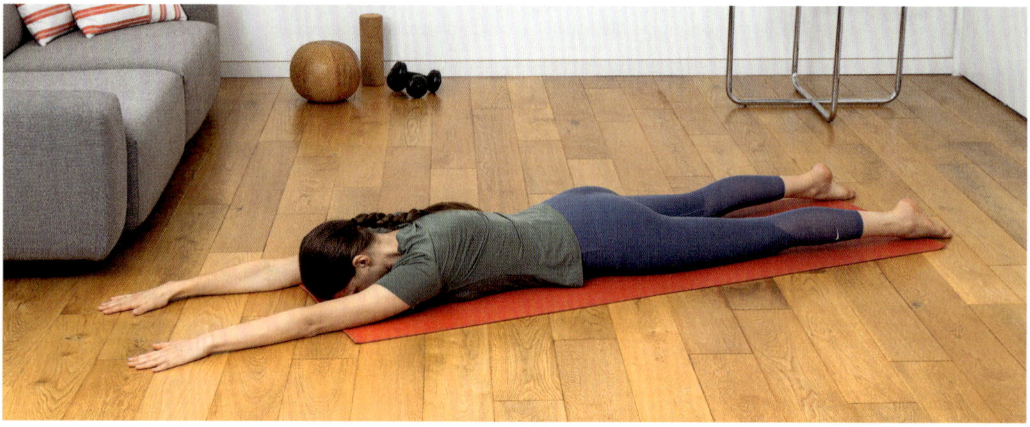

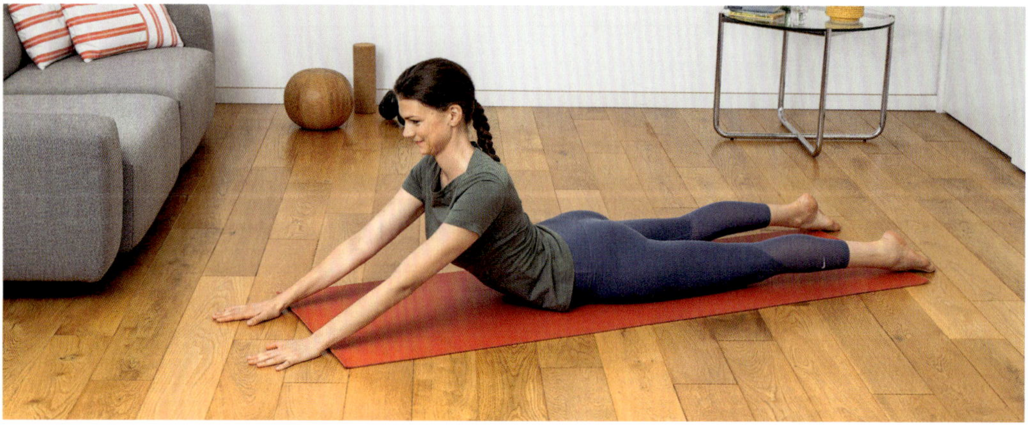

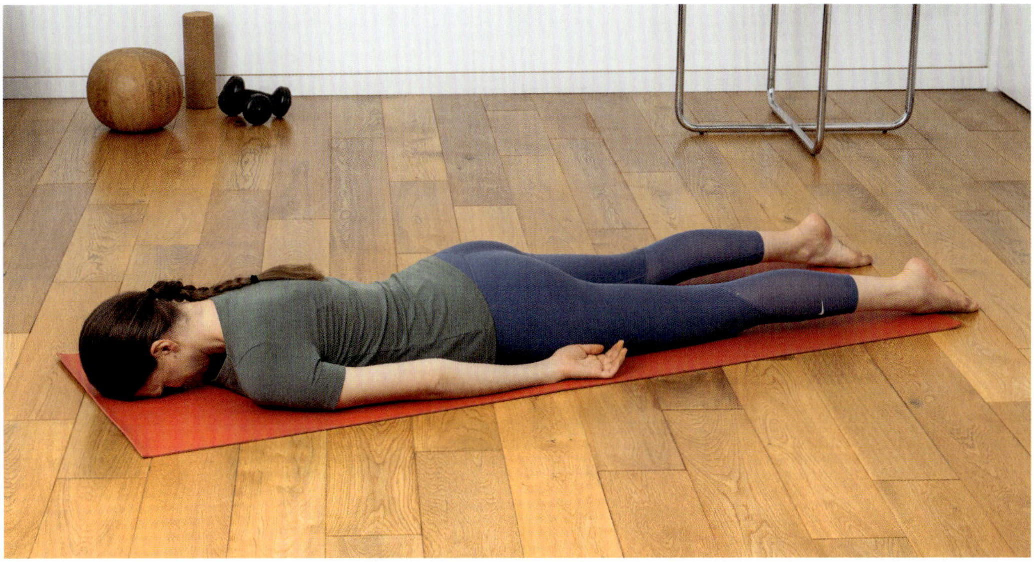

Falls es dir im unteren Rücken und der Hüfte aktuell noch an Beweglichkeit fehlt, kannst du vorab diese 2 Übungen integrieren:

Übung 1:

- Lege dich locker auf den Bauch, deine Beine sind dabei leicht geöffnet und deine Arme liegen eng neben deinem Körper auf.
- Atme tief in den Bauch ein und kippe dabei dein Becken nach vorne, sodass ein leichtes Hohlkreuz entsteht.
- Atme aus und bewege in die Gegenrichtung. Dein Becken rollt sich dabei ein und dein unterer Rücken streckt sich.

Anzahl: 6 Wiederholungen

Übung 2:

- Rolle dein Becken ein und aktiviere deinen Rumpf, indem du deinen Bauchnabel sanft nach innen ziehst, um die Position zu stabilisieren.
- Bewege nun abwechselnd deine rechte und linke Ferse soweit wie möglich in Richtung Gesäß.
- Atme während der Kniebeugung aus und während der -streckung ein.

Anzahl: 6 Wiederholungen je Seite

K11
EXTRA: BRIDGING

Bridging ist eine tolle Übung, die bei Beschwerden in der Hüfte, dem ISG, dem unteren Rücken und weiteren Bereichen helfen kann und zudem eine große Auswahl an Variationsmöglichkeiten bietet!
Sie kräftigt deinen unteren Rücken, dein Gesäß und deine Beinrückseite. Je nach Variante gesellen sich noch einige Muskeln dazu. Gleichzeitig werden deine Hüfte und deine Oberschenkelvorderseiten gestreckt, was zusätzlich deinen unteren Rücken und deine Knie entlastet. Eine tolle Allrounder-Übung und der perfekte Ausgleich für die typische, nach vorne gebeugte Alltagshaltung.

Ausführung:

- Lege dich auf den Rücken und stelle deine Füße hüftbreit unterhalb deiner Knie auf.
- Schiebe deinen Scheitelpunkt in Verlängerung deiner Wirbelsäule nach oben, dein Nacken wird dadurch lang und deine Wirbelsäule aufgerichtet.
- Ziehe deinen Schulterblätter nach hinten und unten in Richtung Wirbelsäule.
- Deine Arme liegen locker rechts und links neben deinem Körper.

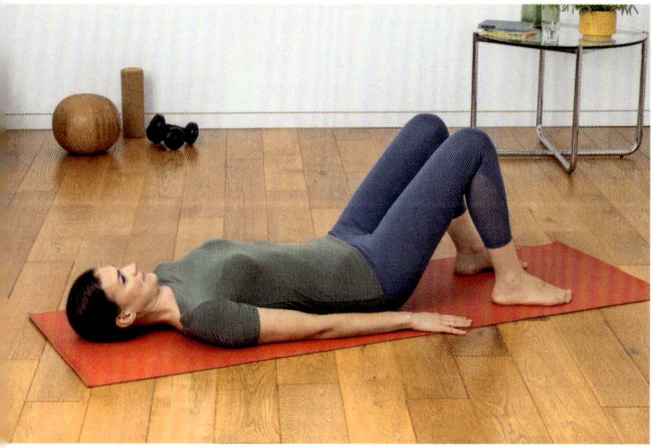

VARIANTE 1

- Atme aus und rolle dabei dein Becken ein und bewege deine Wirbelsäule Wirbel für Wirbel so weit wie möglich nach oben und spanne dein Gesäß an.
- Atme ein und bewege dabei deine Wirbelsäule Wirbel für Wirbel wieder nach unten und kippe dein Becken.

Anzahl:

- 8 Wiederholungen
- 3 Runden

VARIANTE 2

- Strecke ein Bein aus.
- Achte darauf, dass dein Becken gerade bleibt.

→ Die Variante sorgt dafür, dass dein Körper mehr über die Rumpfmuskulatur stabilisieren muss, gleichzeitig werden beide Beine stärker gekräftigt. Beim Standbein die Rückseite, beim gestreckten Bein die Vorderseite.

VARIANTE 3

- Deine Fußsohlen liegen aufeinander und deine Knie und Hüften sind nach außen geklappt.

→ Mit dieser Variante wird deine Hüft- und Beckenmuskulatur stärker gefördert und gleichzeitig die Beweglichkeit im Bereich deiner Hüfte verbessert.

VARIANTE 4

- Einbeinige Ausführung, das andere Bein wird dabei mit den Händen in Richtung Rumpf gezogen.

→ Bei dieser Variante wird dein unterer Rücken entlastet, da dieser über das Heranziehen des Beines auf dieser Seite eher gestreckt wird. Außerdem wird dadurch deine Hüfte und dein Iliosakralgelenk mobilisiert.

V1

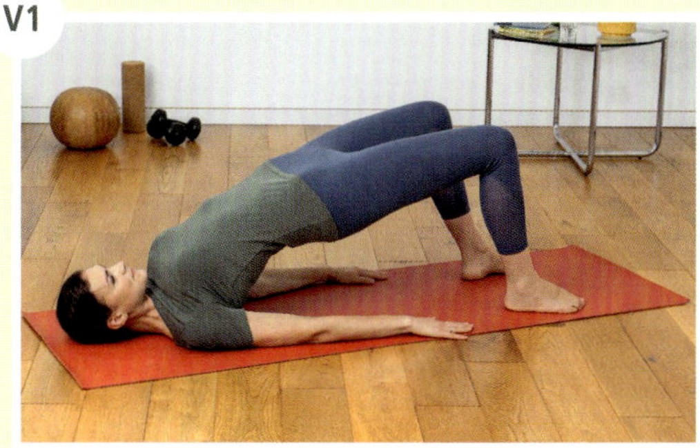

V2

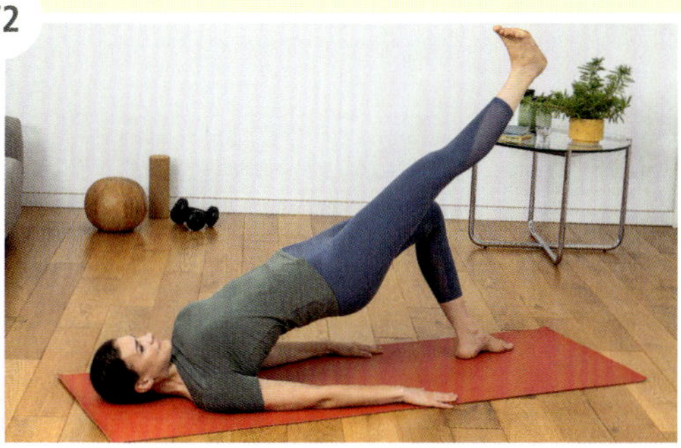

V3

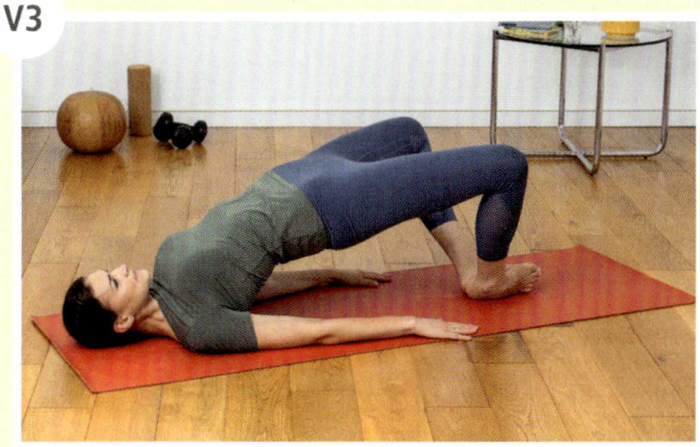

V4

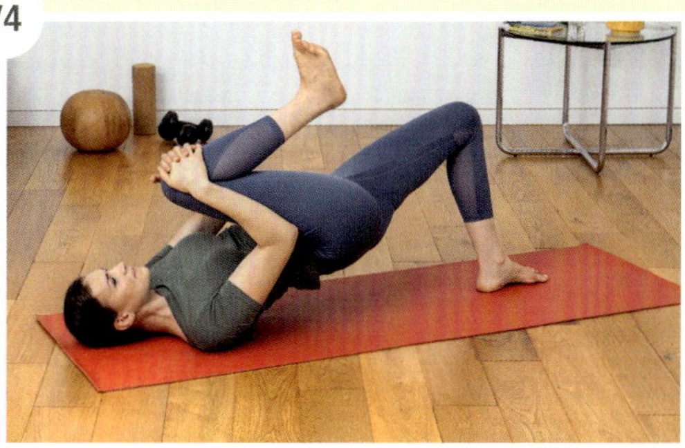

V5

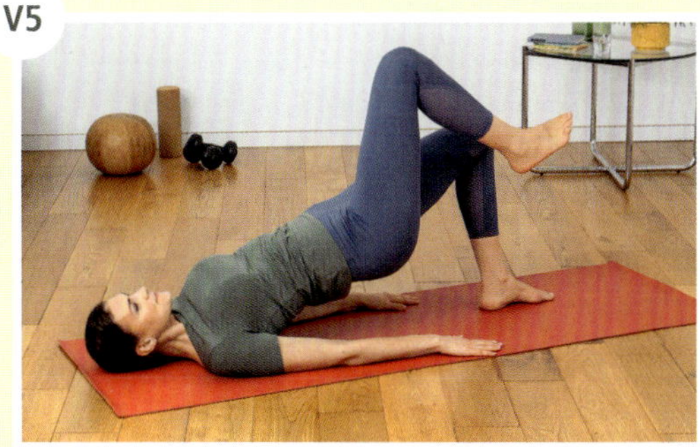

V6

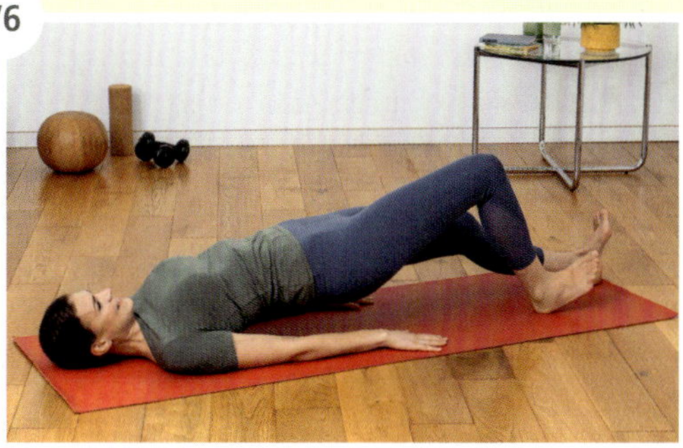

VARIANTE 5

- Halte die Endposition von Variante 1 aufrecht und marschiere auf der Stelle.
- Je stärker du dabei stampfst, desto mehr müssen dein Beckenboden und deine Rückenmuskulatur arbeiten.

→ Durch das Marschieren auf der Stelle wird die Anspannung deiner Muskulatur mit jedem Schritt verändert und deine Rumpfmuskulatur muss dabei mehr ausgleichen und stabilisieren.

VARIANTE 6

- Ziehe zusätzlich deine Vorfüße nach oben und bewege deine Fersen in kleinen Schritten nach vorne und zurück.
- Steigere das Bewegungsausmaß langsam und achte darauf, deinen unteren Rücken gut zu stabilisieren.

→ Diese Ausführung finde ich persönlich sehr fies, hierbei werden zusätzlich die Muskeln deiner Beinrückseiten gestärkt.

Gesamtpaket Rücken

Wie zum Start des Kapitels erwähnt, ist es beim Thema Rücken wichtig, alle Bereiche gesamt zu betrachten, da sowohl die Wirbelsäule als auch die Muskulatur nur zusammen als Team einwandfrei arbeiten können. Neben den Beschwerdebildern, die du in den einzelnen Wirbelsäulenabschnitten bereits kennengelernt hast, gibt es auch weitere, welche im gesamten Verlauf auftreten können.

DER BANDSCHEIBENVORFALL

Ein Bandscheibenvorfall ist eine recht häufige Diagnose, die hauptsächlich im Bereich der Lendenwirbelsäule und Halswirbelsäule auftritt. Dabei tritt der gallertartige Kern der Bandscheibe durch den kaputten Faserring aus und kann auf einen Nerv drücken. Je nachdem, wo diese Verletzung auftritt und welcher Nerv dabei gereizt wird, können die Symptome ganz unterschiedlich sein. Typisch sind Schmerzen mit Ausstrahlungen ins Bein (Lendenwirbelsäule) oder in den Arm (Halswirbelsäule). Es gibt aber auch Bandscheibenvorfälle, welche komplett symptomlos bleiben und wenn überhaupt nur durch Zufall entdeckt werden.

War es „früher" eher eine Erkrankung der älteren Generation, werden Betroffene mittlerweile immer jünger.

In den meisten Fällen können die Symptome mit gezielter Therapie und Aktivität komplett verschwinden und Betroffene können den Alltag wieder uneingeschränkt meistern.

Da im Akutfall eine individuell an die Symptome angepasste Übungsauswahl wichtig ist, heißt es primär ab zur Physiotherapie. Ziel ist es, wieder schmerzfrei und ohne Einschränkungen fit für den Alltag zu werden. Um dies aber auch zu bleiben, müssen regelmäßige Bewegung und Training stattfinden.

Übungsempfehlungen nach der Akuttherapie und zur Prävention findest du im gesamten Rücken-Kapitel, zum Beispiele diese hier:

- Wirbelsäulenstreckung:
  Halswirbelsäule, Übung S2 und S3 (Seite 24)
  Lendenwirbelsäule, Übung S7 (Seite 51)
- Nervenmobilisation:
  Halswirbelsäule, Übung S15 (Seite 93)
  Lendenwirbelsäule, Übung S9 (Seite 53)
- Kräftigung als wichtigster Teil der Prävention, hier eignen sich alle Kraft-Übungen aus dem gesamten Kapitel

WEITERE DIAGNOSEN IM BEREICH DEINER LENDENWIRBELSÄULE

- **Wirbelsäulensyndrom**: Oft bekommen Patienten mit Beschwerden an der Wirbelsäule die „Diagnose" Wirbelsäulen-Syndrom und sind verunsichert, was genau dahintersteckt. Ein solches Syndrom gibt es für alle Bereiche deiner Wirbelsäule (HWS-, BWS- und LWS-Syndrom).
  Dahinter steckt keine definierte Erkrankung, es ist vielmehr ein Sammelbegriff für verschiedene Symptome, die mit Schmerzen oder Beschwerden in deiner Wirbelsäule einhergehen. Alle Erkrankungen, aber auch „Blockaden", Ver-

Wirbel rausgesprungen?

Auch wenn sich viele bei Schmerzen an der Wirbelsäule sicher sind, dass ein Wirbel rausgesprungen ist – ich kann euch beruhigen, das ist in den seltensten Fällen die Ursache für Rückenschmerzen, ganz egal an welcher Stelle. Unser Körper wäre wirklich sehr schlecht konstruiert worden, wenn ein Wirbel einfach so ohne extreme Gewalteinwirkung (wie z. B. bei einem Unfall) rausspringen würde. Wäre dem so, wären die Symptome auch deutlich schlimmer, wenn man bedenkt, welche Strukturen die Wirbelsäule umgeben (Rückenmark).

spannungen oder Beschwerden aufgrund von Fehlhaltung etc. zählen also auch zum sog. „Wirbelsäulen-Syndrom". Nach Abklärung schwerwiegender Erkrankungen können mobilisierende und kräftigende Übungen die Symptome oft komplett beheben.

- **Spinalkanalstenose:** Der Spinalkanal oder auch Wirbelkanal verläuft entlang deiner Wirbelsäule und beherbergt und schützt dein Rückenmark. Bei einer Stenose (Verengung) dieses Kanals können dort ansässige und austretende Spinalnerven eingeengt werden und es können, je nach Lokalität und Ausprägung dieser Stenose, unterschiedliche Symptome auftreten.
  Da es sich um eine degenerative (durch Verschleiß oder Abnutzung verursachte) Erkrankung handelt, tritt sie vor allem bei älteren Menschen auf und kann durch Veränderungen der Bandscheiben (z. B. Vorwölbung, Vorfall), der Gelenke (Arthrose) oder auch durch Veränderungen anderer umgebender Strukturen ausgelöst werden. Vorwiegend tritt eine solche Spinalkanalstenose im Bereich der Lendenwirbelsäule auf. Typische Symptome sind Gangunsicherheit und schwere und müde Beine. Die Symptome treten dabei beim Stehen und Gehen auf. Um den Bereich zu entlasten, neigen sich Betroffene oft intuitiv nach vorne, so wird der Kanal etwas geweitet und die Symptome können sich dadurch bessern. Je nach Ursache und Schweregrad der Verengung können Physiotherapie und Training helfen, die Symptome zu lindern, sollte dies nicht mehr ausreichen, steht am Ende der konservativen Behandlung auch die Möglichkeit einer Operation. Alle Übungen, die beschwerdefrei möglich sind, können prinzipiell ausgeführt werden. Da jedoch verschiedene Ursachen möglich sind, empfehle ich vorab eine Rücksprache mit den betreuenden Fachleuten.
- **Wirbelgleiten *(Spondylolisthesis)*:** Bei diesem Beschwerdebild sind einzelne Wirbel, auch hier meist der unteren Lendenwirbelsäule, verschiebbar und je nach Schweregrad mehr oder weniger frei beweglich. Das Problem dabei ist, dass so das Rückenmark und auch austretende Nerven eingeklemmt werden können. Entsprechende Symptome sind (ausstrahlende) Schmerzen, vor allem bei Bewegung oder Belastung, und neurologische Ausfälle von leichtem Kribbeln bis hin zu Lähmungserscheinungen. Aber auch andere Strukturen wie die Wirbelgelenke und Bandscheiben werden so vermehrt beansprucht und dadurch anfälliger für Verschleißerscheinungen.
  Bitte primär mit Ärzten und Physiotherapeuten vor Ort Rücksprache halten, da hier Aufklärung stattfinden muss, die individuelle Beschwerden, Alltagssituation etc. mitberücksichtigen kann. Extrembewegungen der Wirbelsäule sollten dabei vermieden und der Fokus auf stabilisierende Übungen gelegt werden.
  Mögliche Übungsbeispiele:
  – Rumpfstabilität, Übung K7 (Seite 57)
  – Rückenstrecker, Übung K6 (Seite 45)
  – Bridging, Übung K11 Variante 4 (Seite 62)

ÜBUNGSPROGRAMM FÜR DEN GESAMTEN RÜCKEN

Im Folgenden habe ich dir meine liebsten Übungen für mehr Beweglichkeit und Kraft im gesamten Rücken zusammengetragen.

B10

Beugung und Streckung der kompletten Wirbelsäule

Gut bei: Beschwerden im Verlauf der gesamten Wirbelsäule und der Schultern (v.a. im Bereich der Schulterblätter), Skoliose, Rundrücken, Flachrücken

Ausführung:

- Komme in einen Vierfüßlerstand.
- Deine Beine sind dabei hüftbreit geöffnet und die Knie unterhalb deiner Hüften aufgestellt.
- Platziere deine Hände unter den Schultern und beuge deine Ellbogen minimal.
- Ziehe deinen Bauchnabel sanft nach innen, sodass dein Rücken nicht durchhängt und dein Rumpf und dein Becken stabil sind.
- Atme aus und rolle dabei deine Wirbelsäule inkl. Becken und Kopf so weit wie möglich ein.
- Atme ein und bewege dich in die Gegenrichtung.
- Deine gesamte Wirbelsäule streckt sich, dein Becken kippt nach vorne und dein Blick wandert zur Decke.

Anzahl:

- 8 Wiederholungen
- 3 Runden

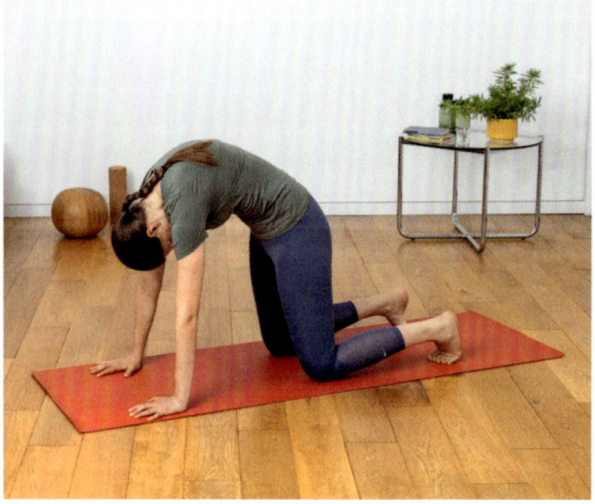

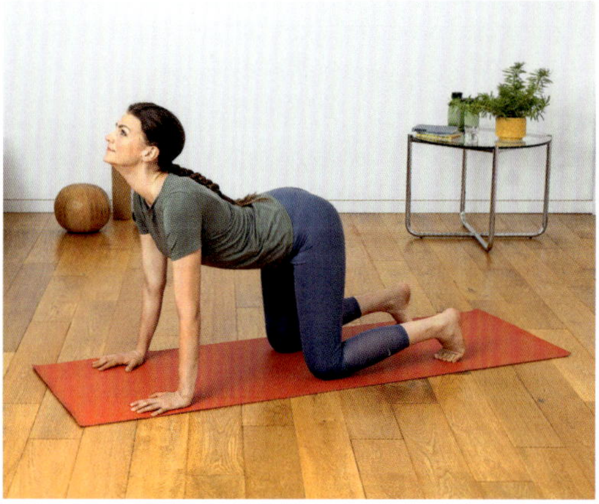

K12

Kräftigung der Rückenmuskulatur

Gut bei: Rundrücken, Skoliose, Schmerzen und Verspannungen im Rücken, Gesäß und Schulter (mit Ausstrahlungen in Arm oder Bein)

Ausführung:

- Komme in einen Vierfüßlerstand.
- Deine Beine sind dabei hüftbreit geöffnet und deine Knie unterhalb der Hüften aufgestellt.
- Platziere deine Hände unter den Schultern und beuge deine Ellbogen minimal.
- Richte deine Wirbelsäule auf. Dein Scheitelpunkt zieht dabei nach vorne, dein Nacken wird lang.
- Ziehe deinen Bauchnabel sanft nach innen, sodass dein Rücken nicht durchhängt und dein Rumpf und dein Becken stabil sind.

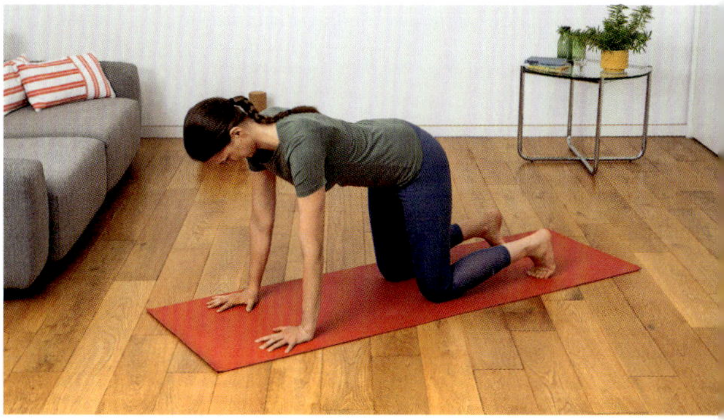

VARIANTE 1

- Atme ein und strecke dabei einen Arm und das gegenüberliegende Bein in die Länge und nach oben.
- Atme aus und setze beides wieder ab.
- Wechsle nach jeder Durchführung die Seite.

Anzahl:

- 8 Wiederholungen je Seite
- 3 Runden

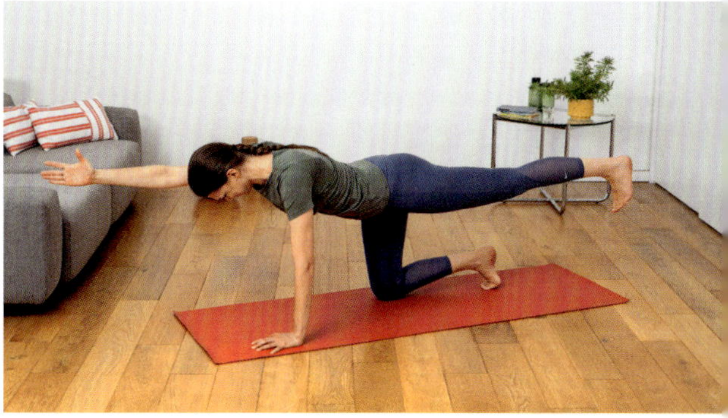

VARIANTE 2

- Atme ein und strecke dabei einen Arm und das gegenüberliegende Bein in die Länge und nach oben.
- Atme aus, führe dabei deinen ausgestreckten Arm und dein gegenüberliegendes Bein unter deinem Körper zusammen, deine Wirbelsäule wird dabei rund.
- Führe alle Wiederholungen zuerst mit einer Seite aus, bevor du die Seite wechselst.

Anzahl:

- 8 Wiederholungen je Seite
- 3 Runden

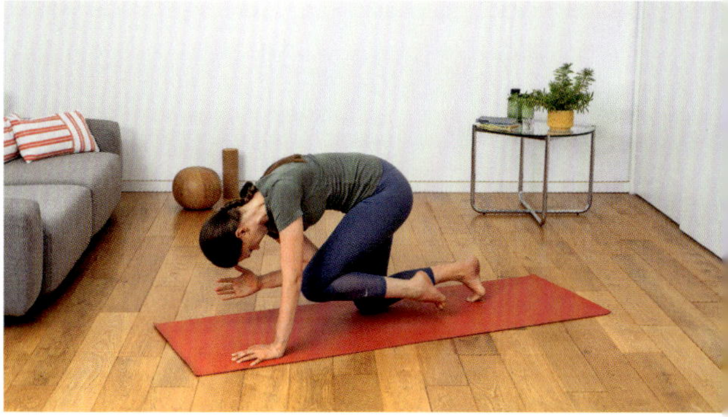

B11

Seitneigung der Wirbelsäule

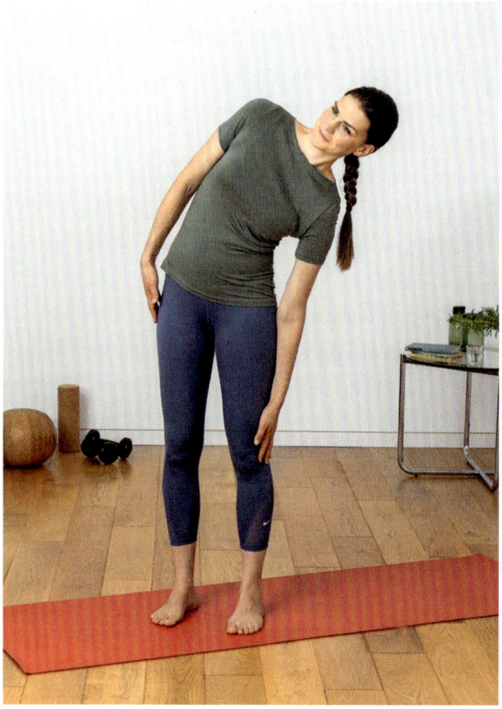

Gut bei: Bewegungseinschränkungen der Wirbelsäule inkl. Rippen, Skoliose, Flachrücken, Schmerzen und Verspannungen im (unteren) Rücken

Ausführung:

- Stelle dich hüftbreit auf.
- Deine Knie sind minimal gebeugt und deine Wirbelsäule aufgerichtet.
- Die Arme hängen rechts und links locker neben deinem Körper.
- Atme aus und streiche dabei mit einer Hand entlang deines Oberschenkels (als Vergleich: entlang der Hosennaht) so weit wie möglich nach unten in Richtung Knie.
- Achte darauf, dass die Bewegung ausschließlich zur Seite stattfindet.
- Atme ein und bringe über den selben Weg deinen Oberkörper wieder in die Ausgangsposition zurück.

Anzahl:

- 6 Wiederholungen je Seite
- 3 Runden

K13

Kräftigung der Rumpf- und Rückenmuskulatur

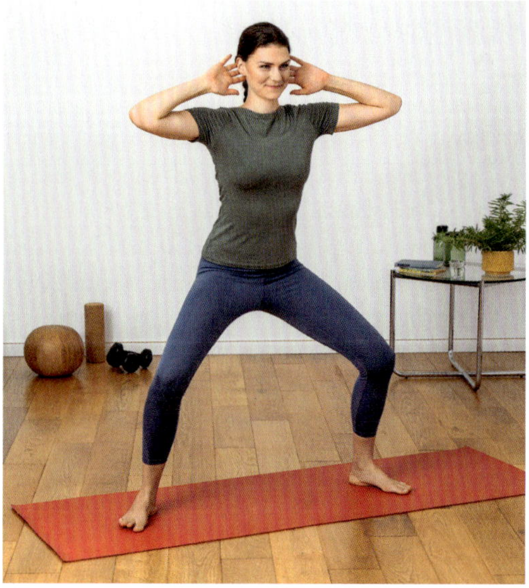

Gut bei: Bewegungseinschränkungen der Wirbelsäule inkl. Rippen und Hüfte, Skoliose, Flachrücken, Schmerzen im (unteren) Rücken oder Gesäß (mit Ausstrahlungen ins Bein)

Ausführung:

- Komme in einen breiten Stand, deine Zehen und Knie zeigen dabei leicht nach außen.
- Richte deine Wirbelsäule auf und ziehe deine Bauchnabel sanft nach innen um deinen Rumpf zu stabilisieren.
- Richte zusätzlich dein Becken auf, indem du den Abstand zwischen deinem Schambein und Bauchnabel verringerst.

- Bewege nun dein Gesäß nach hinten und unten (Vergleich: als ob du dich auf einen Stuhl setzt) und beuge entsprechend deine Knie.
- Wähle den Winkel so, dass du die aufgebaute Körperspannung noch gut und stabil halten kannst.
- Platziere nun deine Hände am Hinterkopf, öffne deine Brust, indem du deine Ellbogen und deine Schulterblätter aktiv nach hinten ziehst.
- Atme aus und bewege dabei eine Hand über die Seite nach unten in Richtung Knöchel.
- Bewege dich dabei nur soweit, wie es für dich momentan möglich ist.
- Atme ein und bewege dich dabei über denselben Weg zurück in die Ausgangsposition.
- Mit der nächsten Ausatmung bewegst du dich zur anderen Seite, sodass du die Übung im Wechsel nach rechts und links ausführst.

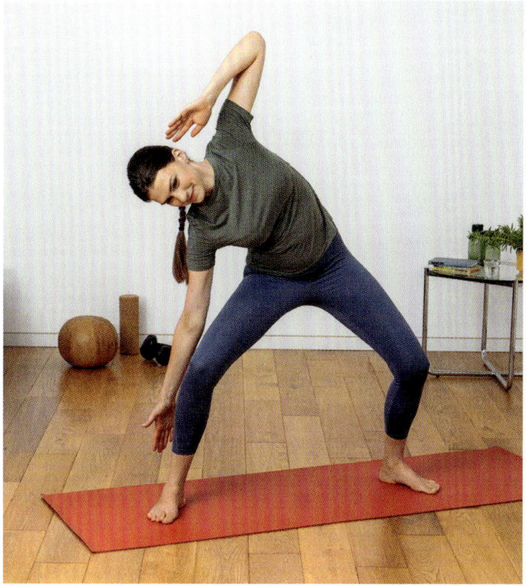

Anzahl:

- 6 Wiederholungen je Seite
- 3 Runden

B12

Drehbewegung der Wirbelsäule

Gut bei: „Blockaden" oder Bewegungseinschränkungen der Wirbelsäule, Skoliose, Rundrücken, Flachrücken, Verspannungen und Schmerzen im Rücken- und Schulterbereich

Ausführung:

- Komme in einen Vierfüßlerstand.
- Deine Beine sind dabei hüftbreit geöffnet und die Knie unterhalb deiner Hüften aufgestellt.
- Platziere deine Hände unter deinen Schultern und halte deine Ellbogen minimal gebeugt.
- Richte deine Wirbelsäule auf. Dein Scheitelpunkt zieht dabei nach vorne, dein Nacken wird lang.
- Ziehe deinen Bauchnabel sanft nach innen, sodass dein Rücken nicht durchhängt und dein Rumpf und dein Becken stabil sind.

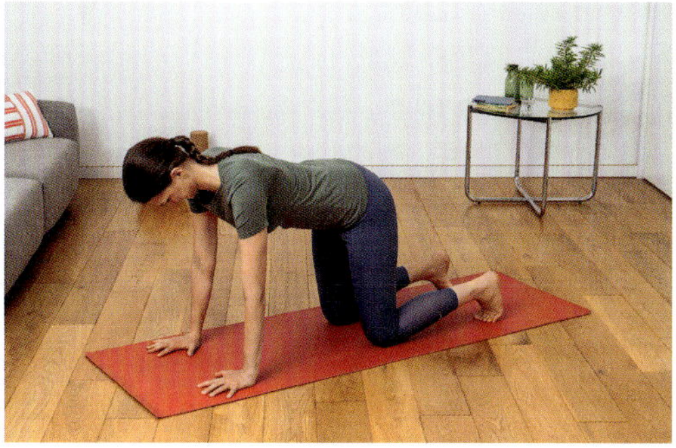

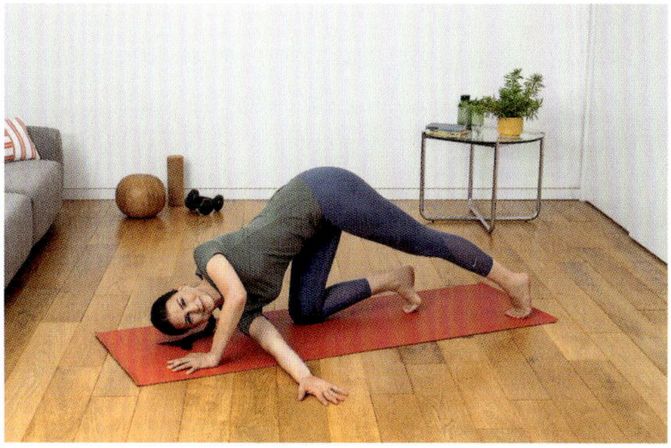

- Strecke ein Bein nach hinten und setze die Zehen auf.
- Atme aus und bewege dabei den Arm der gegenüberliegenden Seite unter dem anderen hindurch.
- Atme ein und drehe deinen Arm in die Gegenrichtung nach oben.
- Dein Blick folgt der Bewegung.

Anzahl:

- 6 Wiederholungen je Seite
- 3 Runden

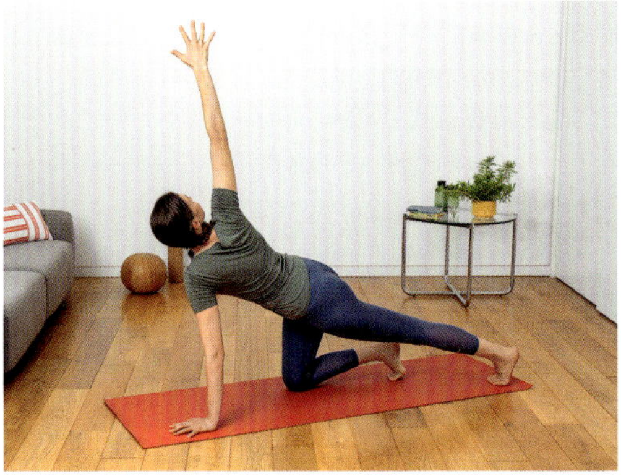

K14

Kräftigung der tiefen Rückenmuskulatur

Gut bei: „Blockaden" oder Bewegungseinschränkungen der Wirbelsäule, Schmerzen oder Verspannungen im Rücken, Skoliose, Rundrücken, Flachrücken

Ausführung:

- Komme in einen hüftbreiten Stand.
- Deine Knie sind minimal gebeugt und deine Wirbelsäule aufgerichtet.
- Ziehe deinen Bauchnabel sanft nach innen und richte dein Becken gleichzeitig etwas auf, so dass du eine Spannung im Rumpf und Beckenbereich wahrnimmst.
- Neige nun deinen Oberkörper gestreckt nach vorne, deine Fingerspitzen zeigen in Richtung Boden.
- Atme ein, ziehe dabei deinen Scheitelpunkt nach oben und strecke deine Wirbelsäule aktiv in die Länge.
- Bewege gleichzeitig einen Arm gestreckt über die Seite nach oben, sodass sich dein Rumpf inkl. Wirbelsäule aufdreht.
- Atme aus und bewege dich über den gleichen Weg zurück in die Ausgangsposition.
- Wechsel nach jeder Wiederholung die Seite.

Anzahl:

- 6 Wiederholungen je Seite
- 3 Runden

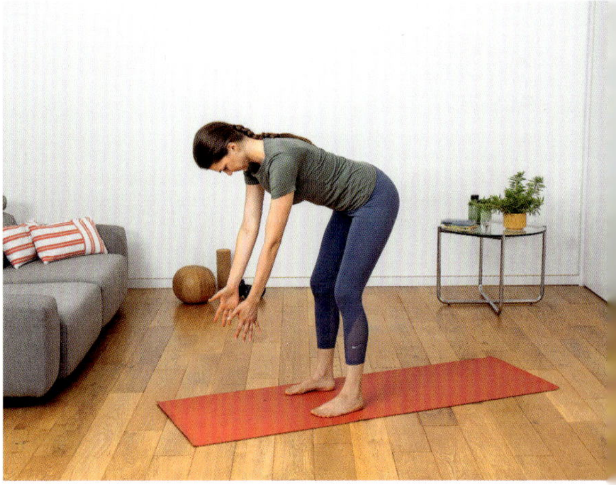

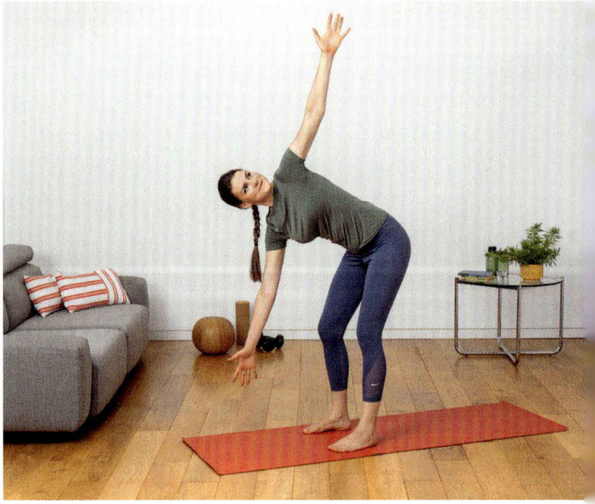

UNTERSTÜTZUNG FÜR DEINEN RÜCKEN – MEINE TOP-2-ÜBUNGEN FÜR DIE TIEFE RUMPFMUSKULATUR

Ein starker Rumpf unterstützt deine Rückenmuskulatur, verspannt deine Bauchdecke, sorgt mit deinem Zwerchfell für einen harmonischen Atemfluss und als Teil der Bauchpresse dafür, dass ein hoher Druck aufgebaut werden kann. Ist diese Muskulatur schwach ausgeprägt, können auch Beschwerden an anderer Stelle auftreten, da dein Körper diese fehlende „Stütze" kompensieren muss. Daher stellen Übungen der tiefen Rumpf- bzw. Bauchmuskulatur eine super Ergänzung bei jeglicher Art von Rückenbeschwerden dar.

K15

Beinpendel

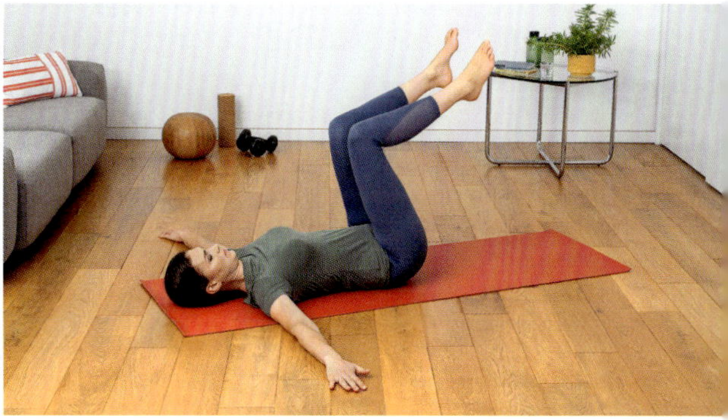

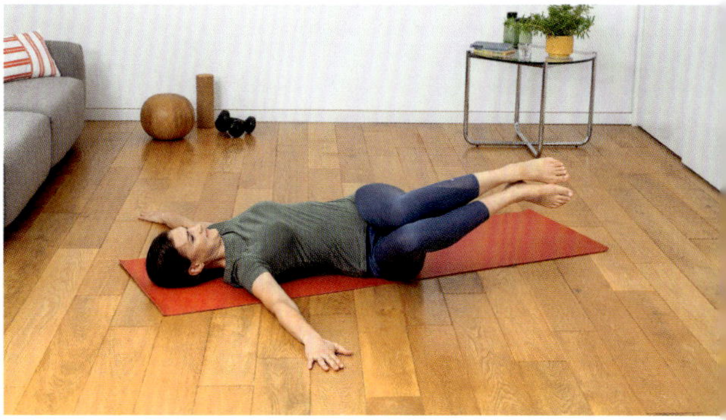

VARIANTE 1

Ausführung:

- Lege dich auf den Rücken und strecke deine Arme auf Schulterhöhe aus.
- Hebe deine Beine ab und bringe sie im Hüft- und Kniegelenk in einen rechten Winkel.
- Atme aus und bewege dabei deine Beine zu einer Seite und wieder zurück.
- Steigere das Ausmaß der Bewegung langsam, um mögliche Ausweichbewegungen und eine starke Pressatmung zu vermeiden. Ziel ist es, die Beine bis kurz über der Unterlage zu bewegen.
- Atme zurück in der Ausgangsposition ein und bewege dich im Anschluss mit der nächsten Ausatmung zur anderen Seite.
- Achte auf einen stabilen Rumpf (kein Hohlkreuz) und eine gleichmäßig fließende Atmung.

Anzahl:

- 8 Wiederholungen je Seite
- 3 Runden

VARIANTE 2

Ausgangsposition:

- Lege dich auf den Rücken und strecke deine Arme auf Schulterhöhe aus.
- Hebe deine Beine ab und strecke sie senkrecht nach oben, deine Fersen schieben dabei in Richtung Decke.
- Halte deine Beine während der gesamten Durchführung geschlossen.

Ausführung:

- Bewege deine gestreckten Beine mit der Ausatmung zur Seite und wieder zurück.
- Atme zurück in der Ausgangsposition ein bevor du mit der nächsten Ausatmung deine Beine zur anderen Seite bewegst.
- Steigere auch hier das Ausmaß der Bewegung langsam und in deinem Tempo.
- Achte auf einen stabilen Rumpf (kein Hohlkreuz) und eine gleichmäßig fließende Atmung.

Anzahl:

- 8 Wiederholungen je Seite
- 3 Runden

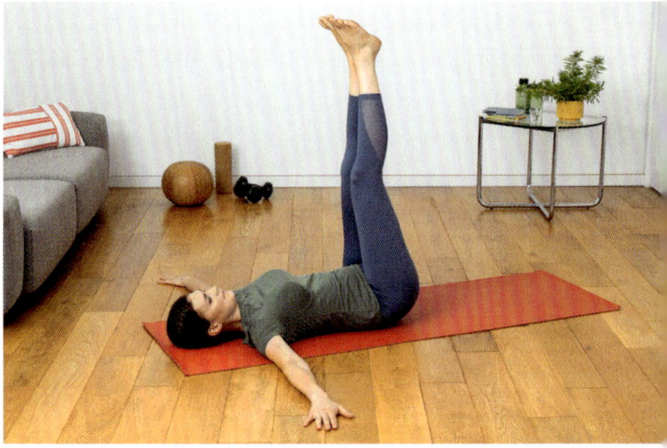

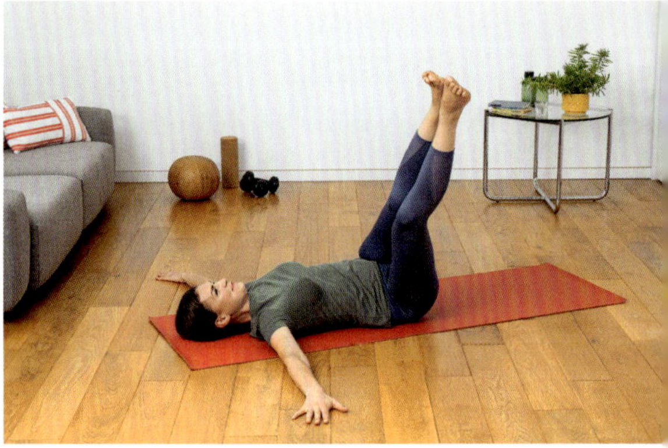

K16

Seitstütz mit Drehbewegung

VARIANTE 1

Ausführung:

- Komme in einen seitlichen Unterarmstütz.
- Dein Unterarm zeigt dabei nach vorne und dein Ellbogen ist unter deiner Schulter platziert.
- Strecke dein oberes Bein durch, dein unteres bleibt angewinkelt.
- Aktiviere deinen Rumpf, ziehe dafür deinen Bauchnabel sanft nach innen und bringe dein Becken in eine gerade Position.
- Atme aus und drehe dabei deinen oberen Arm nach unten, unter dem anderen Arm hindurch soweit wie möglich nach hinten.
- Atme ein und drehe dabei den Arm nach oben, sodass deine Fingerspitzen zur Decke zeigen.

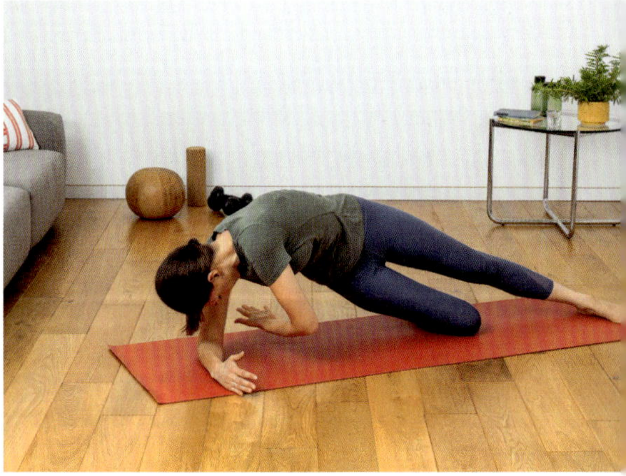

- Dein Blick folgt dabei den Bewegungen.
- Achte darauf, dass dein Körper nicht durchhängt, er bildet eine gerade abfallende Linie.

Anzahl:

- 8 Wiederholungen je Seite
- 3 Runden

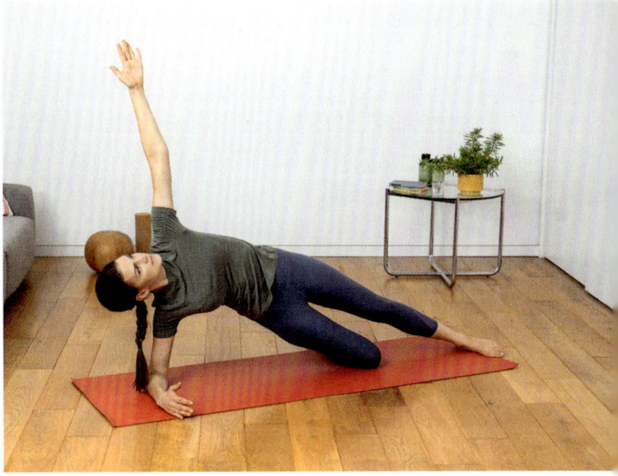

VARIANTE 2

Ausführung:

- Komme in einen seitlichen Unterarmstütz.
- Dein Unterarm zeigt dabei nach vorne und dein Ellbogen ist unterhalb deiner Schulter platziert.
- Beide Beine sind gestreckt und deine Füße liegen hintereinander auf.
- Aktiviere deinen Rumpf, ziehe dafür deinen Bauchnabel sanft nach innen und bringe dein Becken in eine gerade Position.
- Atme aus und drehe dabei deinen oberen Arm nach unten, unter dem anderen Arm hindurch soweit wie möglich nach hinten.
- Atme ein und drehe dabei den Arm nach oben mit den Fingerspitzen in Richtung Decke.
- Dein Blick folgt dabei den Bewegungen.
- Achte darauf, dass dein Körper nicht durchhängt, er bildet eine gerade abfallende Linie

Anzahl:

- 8 Wiederholungen je Seite
- 3 Runden

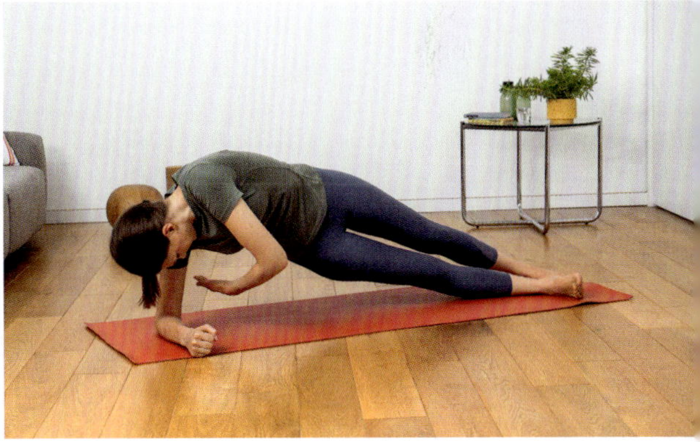

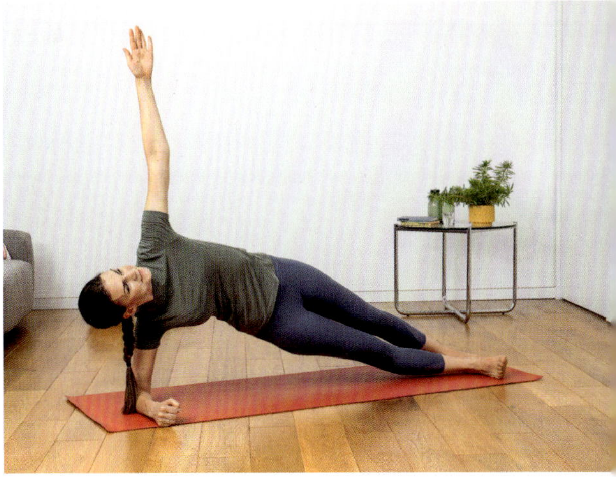

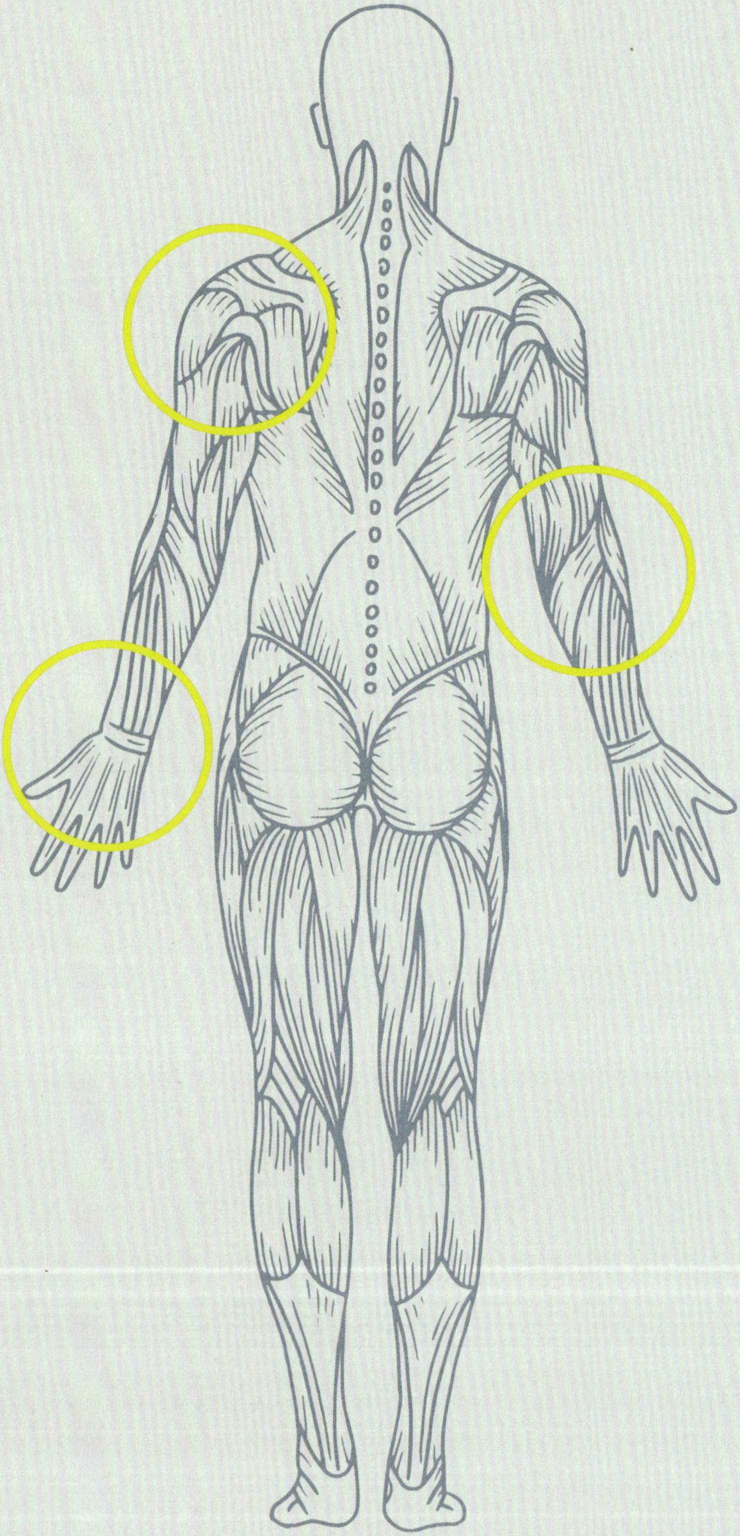

Fokus Arme: Uneingeschränkt alles erreichen

Deine Arme ermöglichen dir ein enormes Bewegungsausmaß, welches nur durch eine gute muskuläre Führung und Sicherung uneingeschränkt und beschwerdefrei möglich ist.

Deine Arme im Check

Im Vergleich zu anderen Bereichen deines Körpers sind deine Arme sehr beweglich. Die Schultern liegen sogar auf Platz 1 der beweglichsten Gelenke.

Nicht nur die Beweglichkeit deiner Oberarme im Schultergelenk trägt zum großen Bewegungsausmaß bei, sondern auch deine Schulterblätter. Sie sind beweglich über Bindegewebe mit deinem Brustkorb verbunden und tragen an der äußeren Ecke die Gelenkpfanne. Dadurch ist nicht nur das Schulterblatt an sich beweglich, sondern das gesamte Gelenk. Kann dein Arm bei einem fixierten Schulterblatt nur etwa 90° über die Seite nach oben geführt werden, lässt die Kombination des gesamten Schultergürtels (s. Zeichnung) bei dieser Bewegung etwa 170° zu.

Deine Schultern sind neben den Schulterblättern auch über die Schlüsselbeine mit deinem Brustkorb, hier mit deinem Brustbein, verbunden. Diese Verbindungen sind dabei die einzigen echten Gelenke zwischen Brustkorb und deinen Schultern. Damit wird deutlich, wie mobil und ungesichert dieser Bereich und wie wichtig daher eine gute muskuläre Führung und Sicherung ist. Zum einen für die Stabilität und Beweglichkeit, aber auch um den komplexen Bandapparat im Schultergelenk zu unterstützen.

Ein weiteres Gelenk deiner Arme, welches ebenfalls aus 3 Knochen zusammengesetzt ist, ist das Ellbogengelenk. Dabei sind mit dem unteren Teil des Oberarmes deine beiden Unterarmknochen (*Ulna* und *Radius* bzw. Elle und Speiche) verbunden. Je nach Handstellung sind diese entweder parallel oder überkreuzt angeordnet.

Die bekanntesten Vertreter mit Einfluss auf deine Ellbogen sind folgende:

- Der Bizepsmuskel auf der Vorderseite deines Oberarmes, dieser beugt den Ellbogen und dreht die Handfläche nach oben.
- Der Trizepsmuskel auf der Rückseite deines Oberarmes, dieser streckt den Ellbogen.

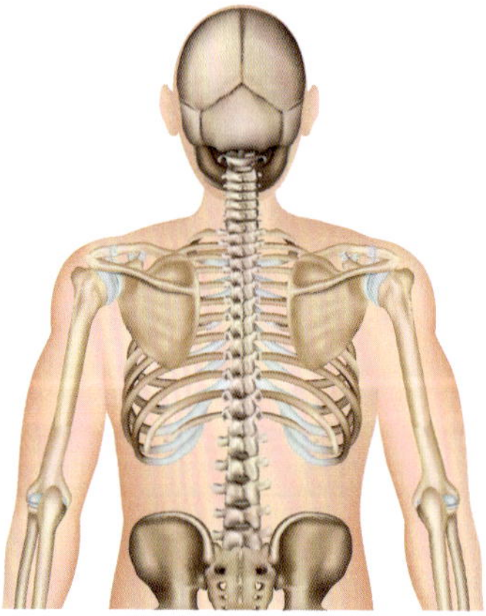

Als Schultergürtel werden alle knöchernen Strukturen (Schlüsselbein, Schulterblatt) bezeichnet.

Unsere Arme zeichnen sich nicht nur durch das große Bewegungsausmaß aus, sondern auch durch die Greiffunktion und dem Tastsinn deiner Hände. Dabei läuft ein komplexes Zusammenspiel aus der Unterarm- und Handmuskulatur ab. Eine Besonderheit deiner Hände, welche diese Greiffunktion erst ermöglicht, sind deine Daumensattelgelenke. Sie sorgen dafür, dass dein Daumen mit jedem deiner Finger zusammengeführt werden kann.

Deine Arme sind anfällig für Verschleißerkrankungen. Durch die anatomischen Gegebenheiten und die oft einseitige Belastung sind Beschwerden ausgehend von den Weichteilen (z. B. Sehnen, Schleimbeutel) und Verletzungen häufiger.

Wenn die Schultern schmerzen

Schmerzende Schultern beeinträchtigen den Alltag enorm. Neben alltäglichen Situationen wie Anziehen, Einkaufen oder andere im Haushalt anfallende Arbeiten, ist auch der Schlaf gestört. Das Liegen auf der Seite ist oft unmöglich und auch die Intensität des Schmerzes nimmt in der Nacht häufig zu. Im folgenden Kapitel findest du meine Übungsfavoriten, um deine Schultern schmerzfrei und beweglich zu halten.

Ergänzende Kapitel:

- **Halswirbelsäule** (Seite 20): Der Verlauf der Muskulatur führt dazu, dass diese Bereiche ständig Einfluss aufeinander nehmen. Außerdem können Schmerzen in der Schulter ihren Ursprung auch in der Halswirbelsäule haben.
- **Brustwirbelsäule** (Seite 34): Die Schulterblätter liegen nicht nur auf deinem Brustkorb auf, sondern auch die Muskulatur, welche für die Bewegung und Stabilisation deiner Schulterblätter zuständig ist verbindet diese beiden Bereiche. Diese setzt mit ihren Sehnen u.a. an deiner Brustwirbelsäule an. Bei Fehlstellungen oder auch anderen Beschwerden hat dies somit auch Auswirkungen auf deine Schultern.
- **Ellbogen und Hände** (Seite 90): Da der Arm als funktionelle Einheit betrachtet werden muss, hängen alle diese Bereiche zusammen und können somit positiven aber auch negativen Einfluss aufeinander nehmen.

Das große Bewegungsausmaß und die dafür notwendigen anatomischen Voraussetzungen bringen viele Vorteile, in der heutigen Zeit werden aber aufgrund von Bewegungsmangel und einseitiger Belastung dadurch die Schultern oft anfällig für gewisse Beschwerden.

SANFTE ÜBUNGSEMPFEHLUNGEN BEI SCHULTERSCHMERZEN ODER REDUZIERTER BEWEGLICHKEIT

Da eine komplette Schonhaltung der Schulter oft einen längeren Heilungsverlauf mit sich bringt, sollten sanfte Übungen zum Erhalt der Beweglichkeit stattfinden, sofern diese schmerzfrei durchführbar sind (und sofern nichts anderes vorgegeben ist). Hier sind meine Übungsempfehlungen:

1. Armpendel nach vorne und zurück
Fokus: Entlastung Schultergelenk, Bewegungserweiterung und -erhaltung

- Nehme ein leichtes Gewicht oder eine kleine gefüllte Wasserflasche in die Hand.
- Ziehe dein Schulterblatt nach hinten und unten in Richtung Wirbelsäule.
- Lasse nun deinen Arm locker nach vorne und nach hinten schwingen.

2. Armpendel nach innen und außen
Fokus: Entlastung Schultergelenk, Bewegungserweiterung und -erhaltung

- Nehme ein leichtes Gewicht oder eine kleine gefüllte Wasserflasche in die Hand.
- Stütze dich mit der anderen Hand an einem Tisch oder einer Stuhllehne ab und neige deinen Oberkörper leicht nach vorne.

- Ziehe deine Schulterblätter nach hinten und unten in Richtung Wirbelsäule und schwinge mit deinem freien Arm nach innen (unter dem anderen Arm hindurch) und nach außen.

3. Fingerlauf an der Wand
Fokus: Bewegungserweiterung und -erhaltung
- Stelle dich etwa eine Fußlänge entfernt von einer Wand auf.
- Lege deine Hände an die Wand und richte deine Wirbelsäule auf.
- Deine Schulterblätter ziehen gleichzeitig nach hinten und unten.
- „Laufe“ nun mit deinen Fingern, entweder einseitig oder mit beiden Seiten, die Wand soweit wie möglich nach oben, nach unten und zur Seite. Du kannst die Bewegungen dabei nach Belieben variieren.

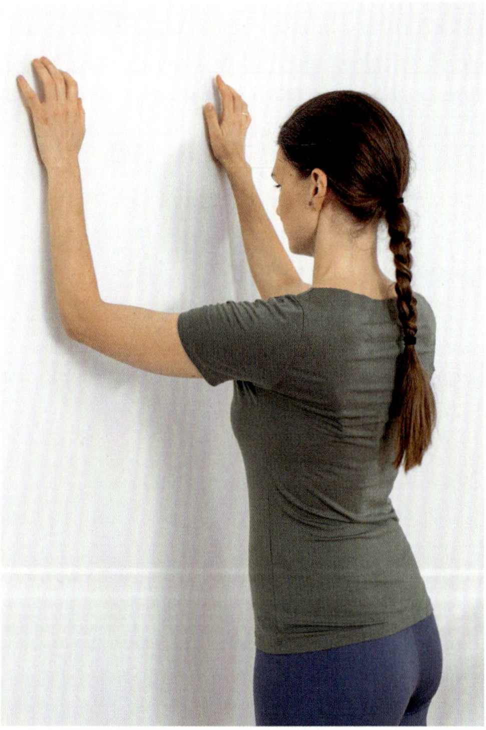

4. Armkreise am Tisch
Fokus: Bewegungserweiterung und -erhaltung
- Setze dich seitlich an einen Tisch und lege dabei den innenliegenden Unterarm ab.
- Richte deine Wirbelsäule auf und ziehe deine Schulterblätter nach hinten und unten in Richtung Wirbelsäule.
- Richte die Tisch- oder Sitzhöhe so aus, dass dein kompletter Arm inkl. Schulter locker aufliegt. Wichtig ist vor allem, dass deine Schulter dabei nicht gestaucht oder nach oben gedrückt wird.
- Bewege nun deinen Unterarm bzw. deine Hand soweit wie möglich nach vorne und zurück.
- Wenn diese Bewegungen beschwerdefrei möglich sind, kannst du eine große Kreisbewegung ergänzen und deinen Arm über diese nach vorne und nach hinten bewegen.
- Variiere auch hier die Bewegungen nach Belieben und deinen Möglichkeiten.
- Um ein reibungsloses Gleiten zu ermöglichen und eine mögliche schmerzhafte Muskelanspannung zu verhindern, kannst du deinen Unterarm mit einem Tuch o. ä. unterlagern.

Diese Übungen sind auch geeignet bei:
- **Kalkschulter:** Bei diesem Krankheitsbild lagern sich Kalziumsalze ("Kalk") an einer Sehne im Schultergelenk ab, welche zu Reizungen der umgebenden Strukturen führen können.
- **Frozen Shoulder:** Neben starken Schmerzen wird die Schulter hier, ausgehend von den Weichteilen, zunehmen steif und „friert ein“. Es gibt gewisse Risikofaktoren, die genaue Ursache ist aber noch unbekannt.

Je nach Stadium und Schweregrad der Symptome können auch die anderen Übungen aus diesem Kapitel ergänzt werden.

PHYSIOWISSEN: Das „Impingement-Sydrom"

Der Großteil der Schmerzen in der Schulter kommt durch eine Reizung der sich dort befindenden Strukturen, wie Sehnen und Schleimbeutel. Durch eine Engstelle im Schultergelenk, unter dem Schulterdach, können diese Strukturen eingeengt und gereizt werden. Das Problem dabei ist, dass der Körper dabei mit einer Schwellung reagiert und diese Engstelle und die damit einhergehenden Schmerzen und Bewegungseinschränkungen sogar noch verstärkt werden. Neben Überbeanspruchung z. B. berufsbedingt, wegen anatomischen Gegebenheiten oder anderen Vorerkrankungen und Verletzungen, ist vor allem ein Ungleichgewicht deiner Muskulatur ausschlaggebend. Dies kann zu einer veränderten Stellung der Gelenkpartner führen und so die genannten Symptome auslösen. Übungen dazu findest du im folgenden Kapitel, besonders wichtig dabei ist, den Gelenkspalt möglichst offen zu halten. Ziehe dafür deine Schulterblätter nach hinten und unten in Richtung Wirbelsäule.

Da es zu Beginn Schwierigkeiten bei der Vorstellung und entsprechend auch bei der Umsetzung geben kann, diese Bewegung der Schulterblätter nach hinten und unten durchzuführen, gibt es hier eine kleine Hilfestellung, um sich diese Bewegungsrichtung besser vorstellen zu können:

Stelle dich mit dem Rücken zur Wand und platziere einen Tennisball o.ä. zwischen deinen Schulterblättern, versuche diesen Ball mit deinen Schulterblättern zu „greifen", die Innenkanten deiner Schulterblätter in Richtung Ball zu ziehen und diesen damit einzuklemmen.

Die Übungsauswahl sollte immer an die Beschwerden angepasst werden, um eine zusätzliche Reizung der Strukturen zu verhindern.

Außerdem wird begleitend oft eine medikamentöse Therapie zur Schmerz- und Entzündungshemmung verordnet, dies muss jedoch individuell und mit den betreuenden ÄrztInnen abgeklärt werden.

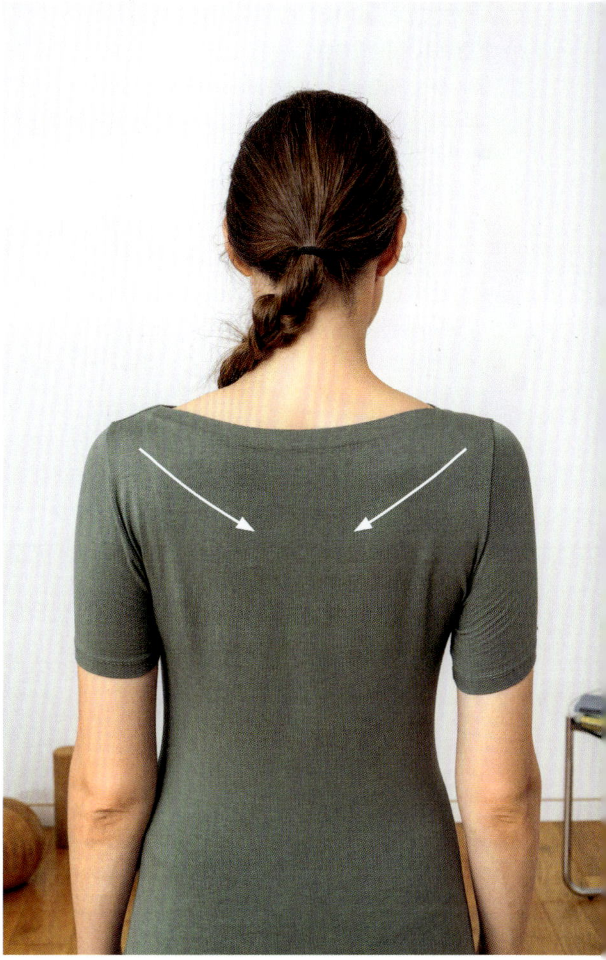

SOFORT-HILFE FÜR DIE SCHULTERN

Folgende Übungen können dir bei akuten Schmerzen oder anderen Beschwerden im Bereich deiner Schultern helfen.

S10

Vordere Schulterdehnung und Brustöffnung

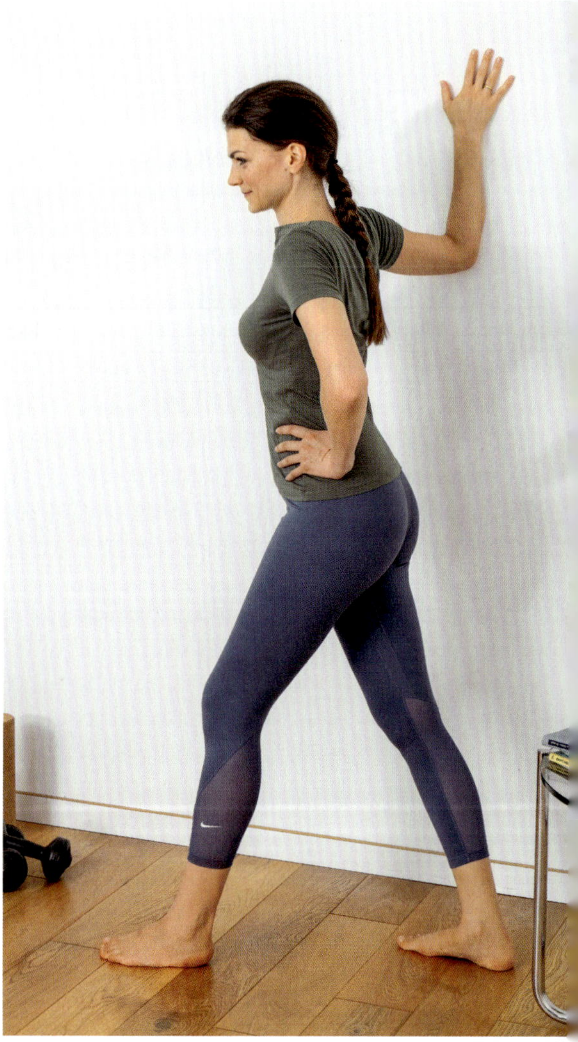

Gut bei: Rundrücken, Schmerzen oder Verspannungen im vorderen Schulter-, Arm- und Brustbereich

Ausführung:

- Stelle dich seitlich neben eine Wand.
- Dein Unterarm liegt mit der Hand nach oben gerichtet und auf Schulterhöhe auf.
- Richte deine Wirbelsäule auf und ziehe deine Schulterblätter nach hinten und unten in Richtung Wirbelsäule.
- Ziehe außerdem deinen Bauchnabel sanft nach innen, um deinen Rumpf und unteren Rücken zu stabilisieren.
- Bewege nun deinen äußeren Fuß einen Schritt nach vorne und komme in eine stabile Schrittstellung.
- Schiebe zeitgleich deinen Rumpf gegen den fixierten Unterarm nach vorne und drehe deinen Oberkörper leicht nach innen (weg von der Wand), so dass du eine Dehnung im Brustbereich spürst.
- Da es sich um einen gefächerten Muskel handelt, variiere die Armposition außerdem einmal über und einmal unter 90°, um alle Anteile zu dehnen.

Anzahl:

- 8 tiefe Atemzüge je Position
- 3 Runden

→ Alternativ kannst du dich in einen Türrahmen stellen und deine Unterarme rechts und links auflegen, somit kannst du beide Seite gleichzeitig dehnen.

S11

Mobilisation der Schulterblätter

Gut bei: Schmerzen und Verspannungen im hinteren Schulter- und Nackenbereich, reduzierter Schulterblattbeweglichkeit

Ausführung:

- Stelle dich hüftbreit und mit aufgerichteter Wirbelsäule auf.
- Deine Knie sind minimal gebeugt und dein Bauchnabel sanft nach innen in Richtung Wirbelsäule gezogen.
- Bringe deine Arme auf Schulterhöhe und lege einen Oberarm über den anderen. Verschränke nun deine Unterarme ineinander und bringe die Handflächen (wenn möglich) aufeinander. Sollte das aktuell nicht möglich sein, komme einfach so weit wie für dich möglich in die Position.
- Atme ein, ziehe dabei deine Schulterblätter und deine Unterarme nach vorne, weg von deinem Körper und bewege sie unter diesem Zug nach oben.
- Atme aus und bewege deine Arme dabei so weit wie möglich nach unten.

Anzahl:

- 6 Wiederholungen je Seite (oben liegender Arm wechselt)
- 3 Runden

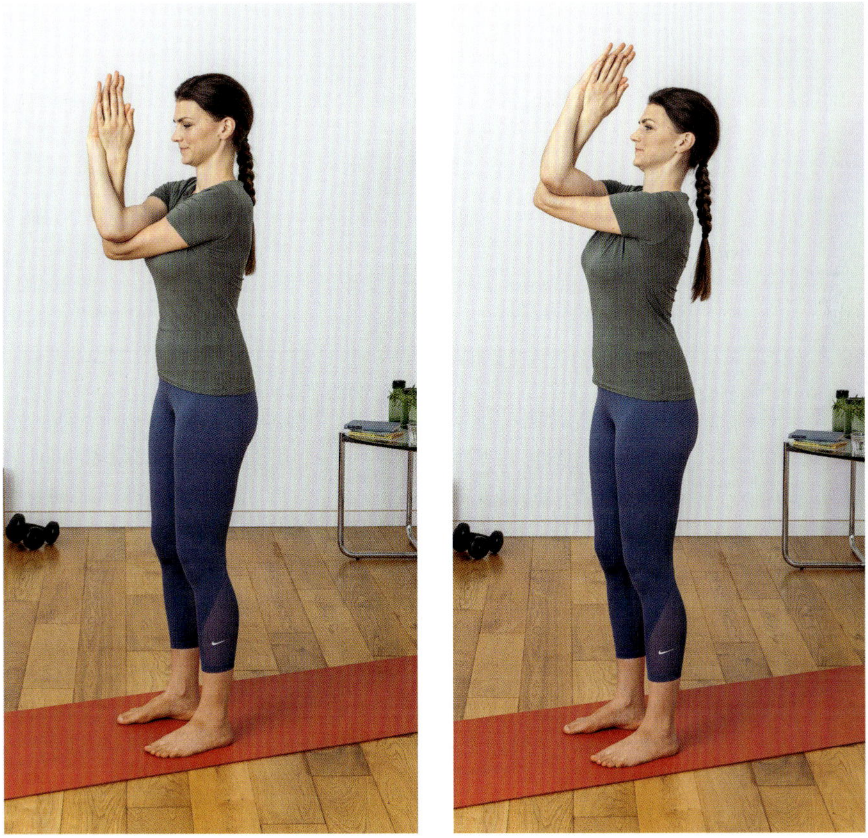

S12

Hintere Schulterdehnung

Gut bei: Schmerzen und Verspannungen im hinteren Schulter- und Oberarmbereich, Bewegungseinschränkungen der Schultern und Brustwirbelsäule, Rundrücken

Ausführung:

- Stelle dich mit dem Blick zur Wand auf.
- Lege deine Unterarme auf Schulterhöhe und mit der Hand nach oben gerichtet ab und richte deine Wirbelsäule auf.
- Ziehe zusätzlich deine Schulterblätter nach hinten und unten in Richtung Wirbelsäule.
- Setze nun mit einem Fuß zurück und strecke gleichzeitig deine Wirbelsäule und deinen Schulterbereich nach unten durch.
- Wenn es für dich möglich ist, beuge deine Ellbogen weiter und lege deine Hände auf den Schultern ab, somit wird deine hintere Oberarmmuskulatur intensiver gedehnt.

Anzahl:

- Position für 8 tiefe Atemzüge halten
- 3 Runden

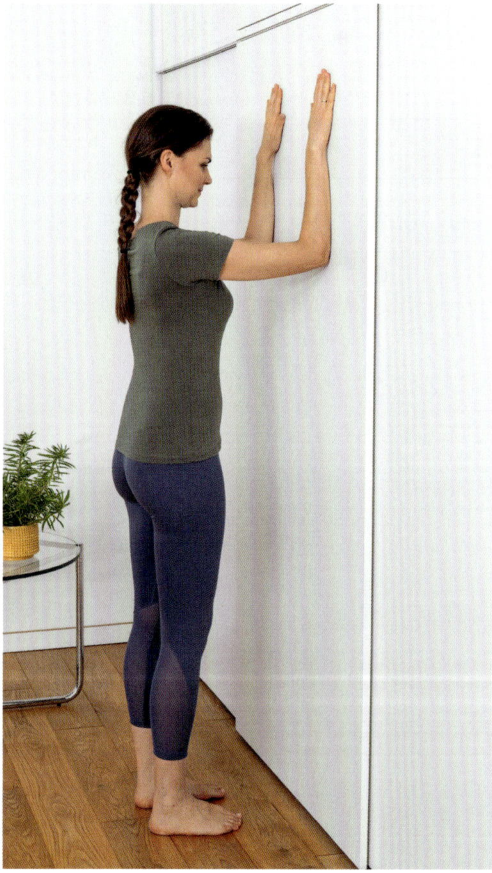

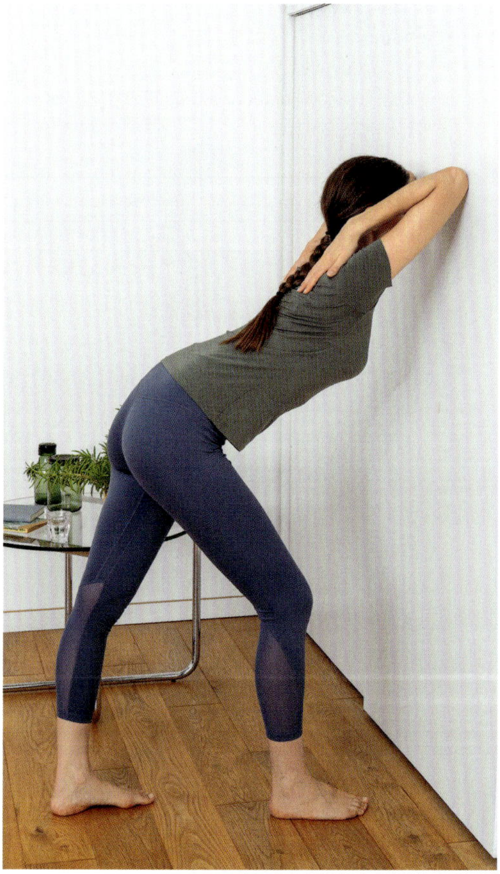

MEHR BEWEGLICHKEIT FÜR DIE SCHULTERN

Folgende Übungen helfen dir, die Beweglichkeit deiner Schultern zu verbessern oder diese zu erhalten und Schmerzen (aufgrund einseitiger Belastung und Haltung) vorzubeugen.

B13

Mobilisation des Schultergürtels

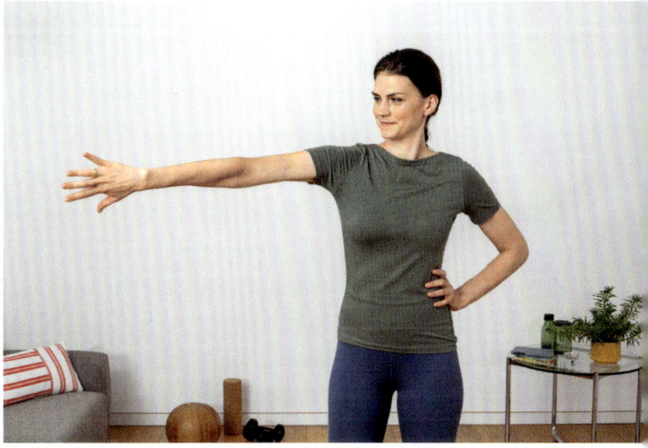

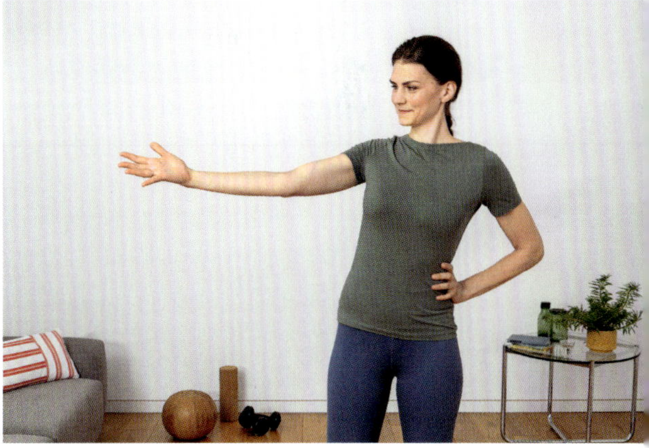

Gut bei: Bewegungseinschränkungen der Schultern und Schulterblätter, Verspannungen und Schmerzen im Schulter-, Brust- und Nackenbereich (mit Ausstrahlungen in den Arm)

Ausführung:

- Stelle dich hüftbreit auf.
- Deine Knie sind minimal gebeugt und deine Wirbelsäule ist aufgerichtet.
- Ziehe deine Schulterblätter nach hinten und unten in Richtung Wirbelsäule.
- Strecke einen Arm etwas unterhalb deiner Schulterhöhe schräg nach außen (auf 2 Uhr).
- Atme aus und drehe dabei deinen gestreckten Arm nach unten (Daumen bewegt sich in Richtung Boden) und schiebe gleichzeitig deinen gesamten Arm soweit wie möglich in Verlängerung nach vorne, als ob dich jemand am Arm zieht.
- Atme ein, dein Arm dreht sich dabei in die Gegenrichtung und bewegt den Daumen nach oben und weiter nach hinten, dein Schulterblatt zieht gleichzeitig nach hinten und unten in Richtung Wirbelsäule und du ziehst deinen Oberarm ins Gelenk.
- Konzentriere dich vor allem auf die Drehbewegung im Schultergelenk.
- Achte während der Durchführung auf einen entspannten Nacken.

Anzahl:

- 8 Wiederholungen je Seite
- 3 Runden

B14

Drehbewegung im Schultergelenk

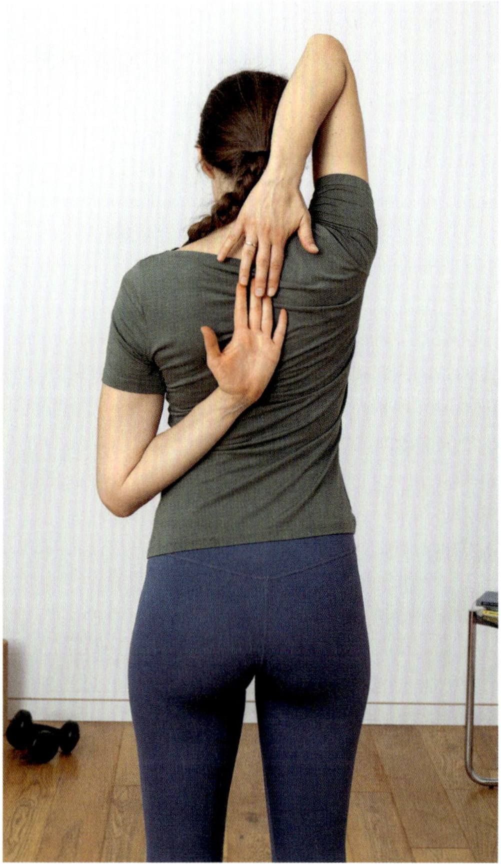

Gut bei: Bewegungseinschränkungen der Schultern oder Schulterblätter, Schmerzen und Verspannungen im Bereich der Schulter und Nacken (mit Ausstrahlungen in den Arm), Rundrücken, Skoliose

Ausführung:

- Komme in einen hüftbreiten Stand.
- Deine Knie sind minimal gebeugt und deine Wirbelsäule ist aufgerichtet.
- Ziehe deine Schulterblätter nach hinten und unten in Richtung Wirbelsäule und deinen Bauchnabel sanft nach innen, um deinen Rumpf zu stabilisieren.
- Atme ein und bewege eine Hand nach oben, über den Hinterkopf und so weit wie möglich am Rücken nach unten, dabei liegt die Handfläche auf.
- Gleichzeitig bewegt sich deine andere Hand von unten so weit wie möglich am Rücken nach oben, dabei liegt der Handrücken auf.
- Versuche deine Handflächen zueinander zu führen, sollte dies aktuell nicht möglich sein, kannst du dir einen Gürtel oder ein Handtuch zur Hilfe nehmen und dies möglichst nah beieinander mit beiden Händen greifen. So kannst du deine Arme sanft und Schritt für Schritt näher in die gewünschte Endposition bringen.
- Achte darauf, dass deine Schulterblätter nach hinten gezogen bleiben, um deinen Gelenkspalt möglichst offen zu halten.
- Wechsle nach jeder Wiederholung die Seite der Arme und atme während des Seitenwechsels aus.

Anzahl:

- 6 Wiederholungen je Seite (mobilisierend) oder jede Seite für 6 tiefe Atemzüge halten (dehnend)
- 3 Runden

B15

Schulteröffnung

Gut bei: Rundrücken, „Geierhals", Bewegungseinschränkungen der Schultern, Schmerzen und Verspannungen im vorderen Schulter- und Brustbereich (mit Ausstrahlungen in den Arm)

Ausführung:

- Falte ein mittleres Handtuch einmal der Länge nach zusammen und rolle es eng auf.
- Lege dich mit dem Rücken auf den Boden, stelle deine Beine in einer für dich angenehmen Position auf und positioniere das zusammengerollte Handtuch der Länge nach unter deiner Brustwirbelsäule und zwischen deinen Schulterblättern.
- Deine Arme legst du in einer sog. U-Haltung (90°-Winkel in Schulter-und Ellbogengelenken) ab.
- Ziehe deinen Scheitelpunkt nach oben und richte somit deine Wirbelsäule auf, dein Nacken wird lang und dein Kinn herangezogen (Doppelkinn).
- Ziehe zusätzlich deine Schulterblätter in Richtung Wirbelsäule bzw. Handtuch, um den Brustbereich und deine Schultergelenke weiter zu öffnen.
- Atme ein und bewege dabei deine Arme so weit wie möglich nach oben, deine Unterarme bleiben dabei so gut es geht am Boden.
- Atme aus und bewege dabei deinen Arme soweit wie möglich nach unten.

Anzahl:

- 8 Wiederholungen
- 3 Runden

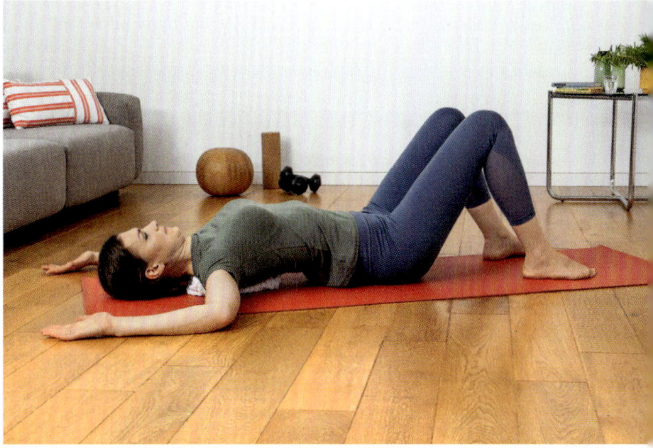

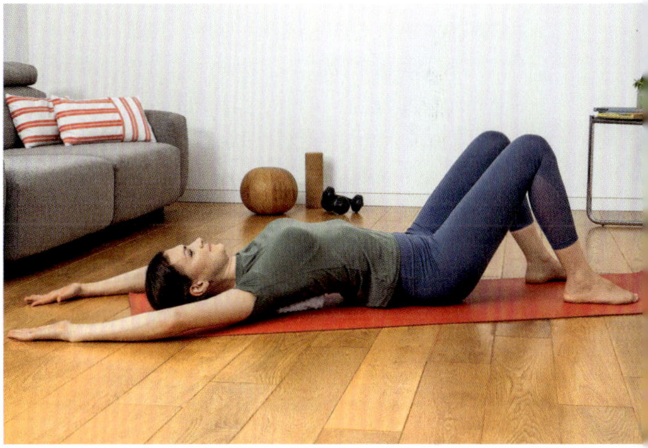

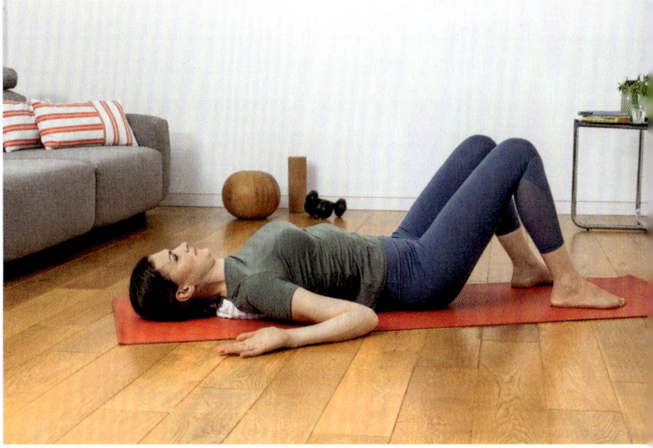

MEHR KRAFT FÜR DIE SCHULTERN

Folgende Übungen stärken deine schultergelenksumgebende Muskulatur und sorgen somit für eine bessere Zentrierung deines Oberarmes im Schultergelenk, mehr Stabilität und eine bessere Führung bei Bewegung.

K17

Kräftigung der Schulter- und Armmuskulatur

Gut bei: Schmerzen und Verspannungen im Schulter- und Schulterblattbereich (mit Ausstrahlungen in den Arm und entlang der Wirbelsäule), Rundrücken, Bewegungseinschränkungen der Schulter

Ausführung:

- Komme über den Vierfüßlerstand in einen Unterarmstütz.
- Deine Ellbogen sind dabei unterhalb deiner Schultern platziert und deine Wirbelsäule ist gestreckt.
- Ziehe deinen Bauchnabel sanft nach innen, sodass dein Rumpf aktiviert und dein Rücken stabilisiert ist.
- Bringe dein Becken in eine gerade Position und spanne dein Gesäß und deine gesamten Beine an. Schiebe dafür deine Fersen nach hinten und ziehe deine Kniescheiben nach oben.
- Deine Schulterblätter sind nach hinten und unten in Richtung Wirbelsäule gezogen.
- Achte darauf, dass dein unterer Rücken nicht durchhängt. Solltest du Schwierigkeiten dabei haben, kannst du deine Beine leicht beugen.

VARIANTE 1

- Atme aus und schiebe dabei deinen Körper nach vorne, sodass sich dein Körperschwerpunkt nach vorne verlagert.
- Atme ein und schiebe deinen Körper dabei über die Ausgangsposition weiter nach hinten.

Anzahl:

- 8 Wiederholungen
- 3 Runden

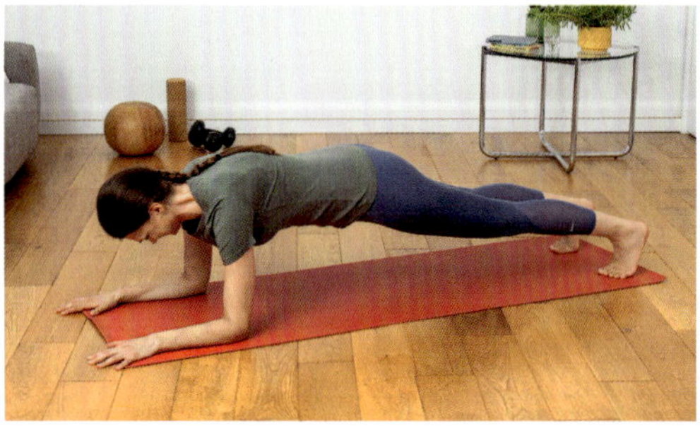

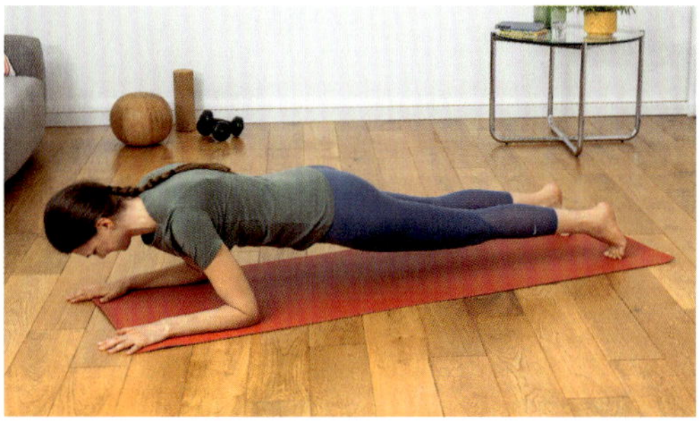

VARIANTE 2

- Komme ebenfalls in einen Unterarmstütz (s. Variante 1).
- Atme aus und schiebe dabei deinen Körper nach vorne, sodass sich dein Körperschwerpunkt nach vorne verlagert.
- Atme ein und schiebe deinen Körper dabei über die Ausgangsposition weiter nach hinten und dein Gesäß nach oben.
- Dein Steißbein schiebt dabei in Richtung Decke, deine Wirbelsäule streckt sich und deine Schultern schieben dich aktiv nach hinten und oben.

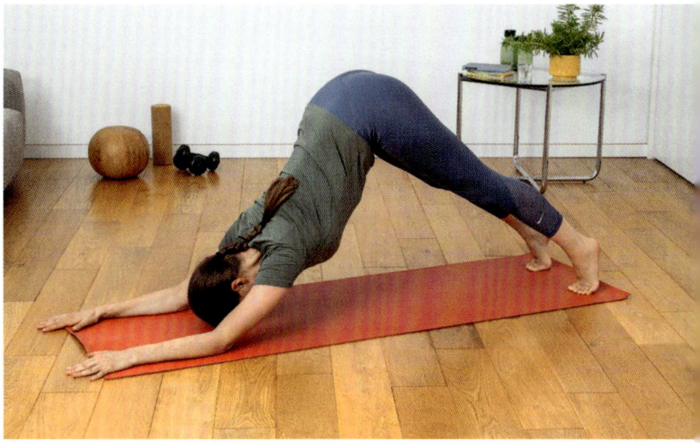

Anzahl:

- 8 Wiederholungen je Seite
- 3 Runden

K18

Kräftigung der Stützmuskulatur

Gut bei: Schmerzen und Verspannungen im Schulter- und Nackenbereich, Rundrücken, Skoliose

Ausführung:

- Setze dich mit ausgestreckten Beinen auf den Boden, sollte das aktuell nicht möglich sein, kannst du deine Beine in eine für dich angenehme Position bringen und entsprechend beugen.
- Richte dich auf, indem du deinen Scheitelpunkt nach oben in Verlängerung deiner Wirbelsäule schiebst, und ziehe gleichzeitig deine Schulterblätter nach hinten und unten in Richtung Wirbelsäule.
- Platziere deine Fäuste rechts und links neben deiner Hüfte.

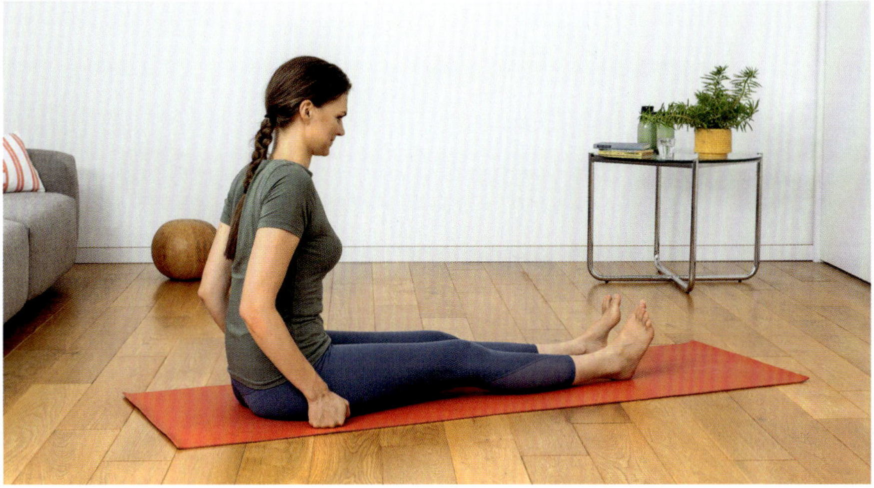

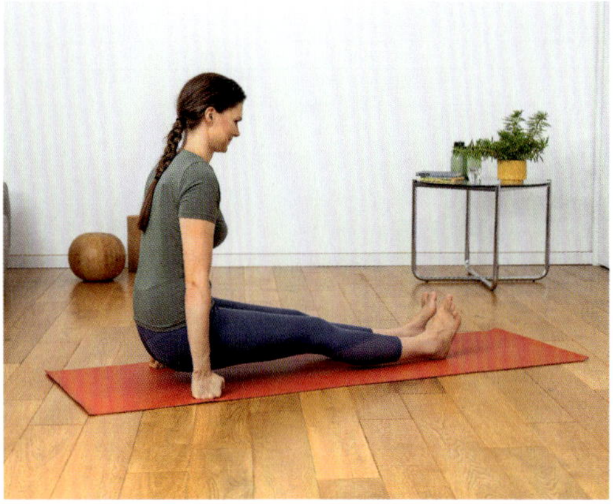

VARIANTE 1

- Atme aus und stütze dich dabei mit deinen Fäusten nach oben ab, so dass dein Gesäß abhebt und sich deine Arme fast ganz durchstrecken (halte deine Ellbogen minimal gebeugt, um mehr Muskelarbeit zu erzielen).
- Sollte dies aufgrund anatomischer Verhältnisse nicht möglich sein, kannst du deine Fäuste mit Büchern oder Yogablocks unterlagern. Es gibt auch spezielle Trainingsgriffe, die, falls vorhanden, dafür genutzt werden können.
- Die Schubrichtung geht senkrecht nach oben, du kannst dich dabei an deinem Scheitelpunkt orientieren und diesen in Verlängerung nach oben schieben.

Anzahl:

- 8 Wiederholungen
- 3 Runden

Alltagsvariante für zwischendurch

Die Übung klappt auch super auf einem Stuhl, dazu rechts und links am Stuhlpolster greifen und deinen Oberkörper nach oben hinausschieben.

VARIANTE 2

- Starte in der Endposition von Variante 1.
- Atme ein und gleite dabei mit den Fersen nach vorne, sodass sich deine Gesäß und der untere Rumpf ebenfalls nach vorne mitbewegen.
- Atme aus und gleite dabei mit den Fersen nach hinten, dein Gesäß bewegt sich dabei ebenfalls nach hinten und leicht nach oben.
- Am besten klappt die Durchführung auf einem glatten Untergrund in Kombination mit Socken, alternativ kannst du unter deine Waden auch eine Faszienrolle oder eine große Flasche legen.

Anzahl:

- 8 Wiederholungen
- 3 Runden

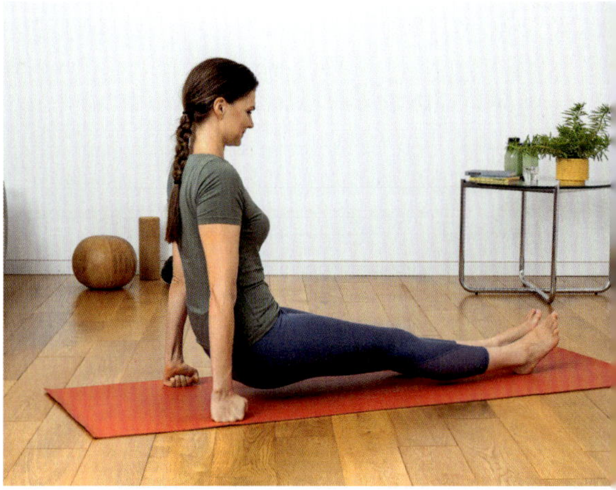

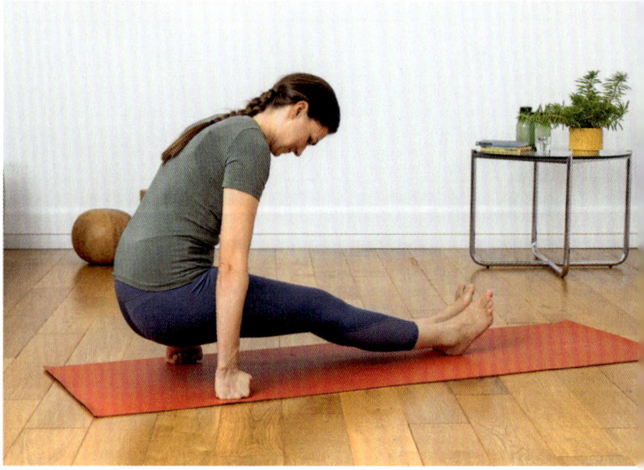

K19

Kräftigung der Schultermuskulatur

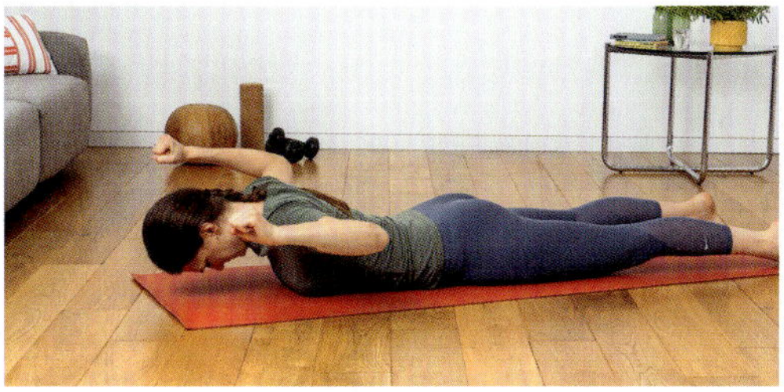

Gut bei: Rundrücken, Bewegungseinschränkungen der Schulter, Schmerzen und Verspannungen im vorderen Schulterbereich (mit Ausstrahlungen in den Arm)

Ausführung:

- Lege dich auf den Bauch.
- Richte deinen Oberkörper auf und schiebe deinen Scheitelpunkt in Verlängerung deiner Wirbelsäule nach vorne. Dein Nacken wird dadurch lang und dein Blick ist zum Boden gerichtet.
- Ziehe nun deine Schulterblätter aktiv nach hinten und unten in Richtung Wirbelsäule und bringe deine Arme in eine U-Haltung, Schulter- und Ellbogengelenk sind dazu in einem rechten Winkel positioniert.
- Hebe nun deine Arme von der Unterlage ab und bilde mit deinen Händen eine Faust.

VARIANTE 1

- Atme aus und bewege deine Fäuste nach unten.
- Atme ein und bewege dabei deine Fäuste soweit wie möglich nach oben.
- Deine Ellbogen und Oberarme bleiben unverändert, sodass die Bewegung lediglich über die Drehbewegung im Schultergelenk stattfindet.

Anzahl:

- 8 Wiederholungen je Seite
- 3 Runden

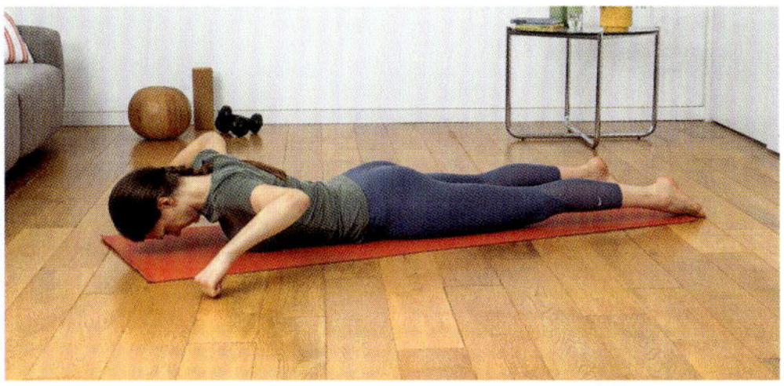

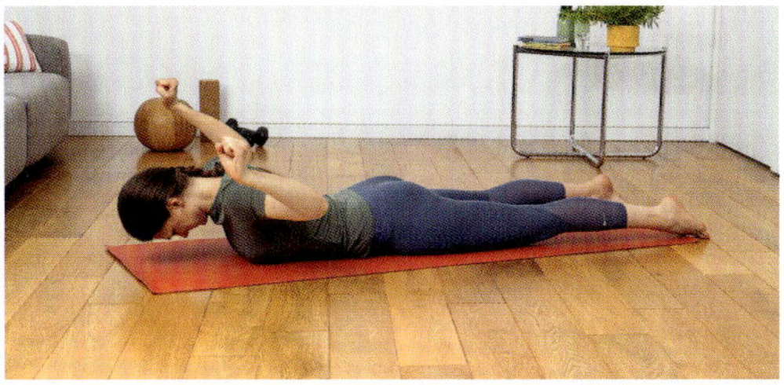

VARIANTE 2

- Atme ein, öffne dabei deine Fäuste und bringe deine Handrücken soweit wie möglich nach oben und strecke deine Arme im Anschluss nach vorne.
- Versuche dabei, deine Handgelenke höher als deine Ellbogengelenke und diese höher als deine Schultern zu halten.

Anzahl:

- 8 Wiederholungen
- 3 Runden

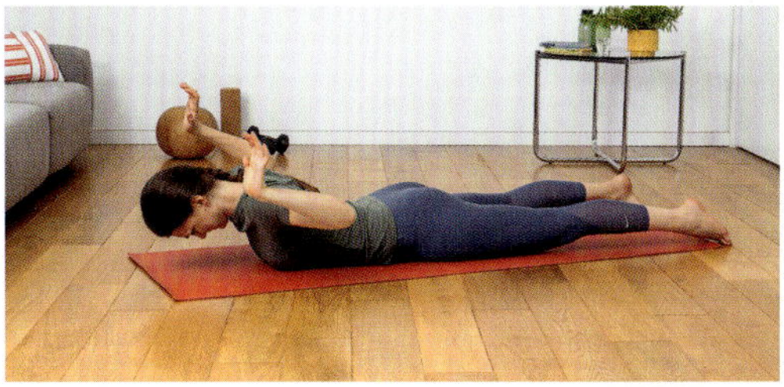

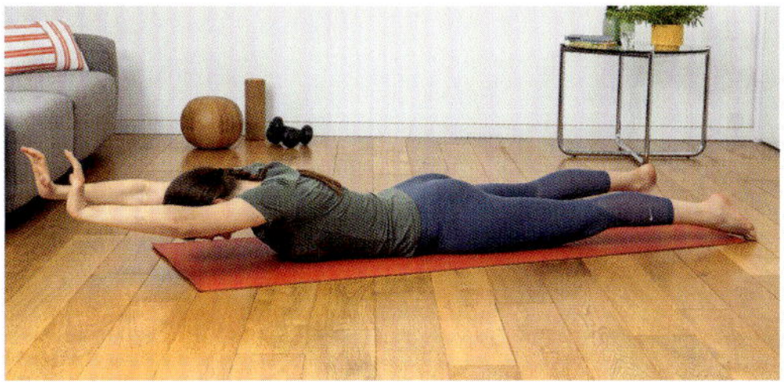

Ellbogen und Handgelenk

Deine Handgelenke und Ellbogen kommen vorwiegend gemeinsam zum Einsatz, daher werden diese beiden Bereiche auch in einem Kapitel zusammengepackt. Was für viele zum Beispiel unbemerkt abläuft ist, dass die Drehbewegung im Handgelenk über die Unterarme (in einem Teilgelenk der Ellbogen) stattfindet.

Ergänzende Kapitel:

- **Schultern** (Seite 77): Die Gesundheit deiner Schultern hat auch weiterlaufend Einfluss auf deinen gesamten Arm und umgekehrt. Schmerzt zum Beispiel der Ellbogen und ist aufgrund dessen in einer Schonhaltung, wirkt sich dies auch auf die muskuläre Situation und Gelenkstellung in der Schulter aus.
- **Halswirbelsäule** (Seite 20): Schmerzen im Bereich des Armes können ihren Ursprung u. a. auch in der Halswirbelsäule haben, daher sollte diese inkl. der umgebenden Muskulatur mitberücksichtigt werden.

Die häufigsten Beschwerden in diesem Bereich sind sehnenbedingt. Die Sehnen können bei

PHYSIOWISSEN: Die häufigsten Beschwerden im Überblick

1. „Tennisellbogen" (Laterale Epicondylopathie):
Eine schmerzhafte Überlastung der Sehnenansätze an der Außenseite des Ellbogens.
Betroffene Muskulatur: Streckmuskulatur des Unterarmes.

2. „Mausarm" (Repetitive-Strain-Injury-Syndrom):
Eine schmerzhafte Überlastung durch sich ständig wiederholende Bewegungen, typisch und auch ausschlaggebend für die Bezeichnung ist das Arbeiten oder Klicken mit der Maus.
Betroffene Muskulatur: Kann im gesamten Verlauf der Hand und des Armes auftreten.

3. „Golferellbogen" (Mediale Epicondylopathie):
Eine schmerzhafte Überlastung der Sehnenansätze an der Innenseite des Ellbogens.
Betroffene Muskulatur: Beugemuskulatur des Unterarmes.

Aktive Pause für deine Arme

Mit dieser kleinen Übungsreihe schaffst du einen Ausgleich für deine Arme im doch sehr oft einseitigen (Berufs-)Alltag:

- Richte deine Wirbelsäule auf, dein Scheitelpunkt zieht dabei nach oben, dein Nacken wird lang und dein Kinn herangezogen. Gleichzeitig ziehst du deine Schulterblätter nach hinten und unten in Richtung Wirbelsäule und dein Brustbein in die Gegenrichtung nach vorne und oben. Halte diese Position für 10 tiefe Atemzüge.
- Beuge deine Ellbogen und und kreise mit deinen Handgelenken im Wechsel nach innen und außen. Deine Hände sind dabei locker geöffnet. Wiederhole diese kreisende Bewegung 10× je Seite.
- Balle deine Finger zu einer Faust, dein Daumen wird dabei von den anderen Fingern umschlossen. Strecke nun deine Arme aktiv durch und ziehe deine Kleinfingerseite nach oben, so dass sich die Daumenseite nach unten bewegt und du einen Dehnreiz entlang der Innenseite deines Handgelenkes spürst. Halte diese Position für 10 tiefe Atemzüge.
- Halte deine Arme nach oben, so dass deine Handgelenke höher als deine Ellbogengelenke und diese höher als deine Schultergelenke positioniert sind. Achte darauf, dass deine Schulterblätter nach hinten und unten gezogen sind, damit es im Schultergelenk zu keiner Engstelle kommt. Bilde nun mit deinen Fingern eine kraftvolle Faust und öffne diese im Anschluss und spreize deine Finger so weit wie möglich auf. Dadurch wird nicht nur deine gesamte Armmuskulatur aktiviert, sondern auch zusätzlich dein venöses und lymphatisches System unterstützt, hat also eine abschwellende Wirkung. (Patienten:innen mit Herzbeschwerden bitte vorab abklären!) Wiederhole diese Pumpbewegung 30×.

Überlastung beschädigt werden (durch kleine Risse) oder sich entzünden. Einseitige Belastung, vor allem im Berufsalltag, sind häufigster Auslöser der schmerzhaften Symptome.

Bei den aufgeführten Beschwerden solltest du folgendes beachten:

- Der Bereich sollte geschont werden, dies ist aber nicht gleichzusetzen mit einer Schonhaltung. Das Ausmaß der Bewegung kann entsprechend angepasst werden, um die Strukturen nicht weiter zu reizen und sich erholen und heilen zu können.
- Moderate Kälte kann helfen, die Schmerzen zu reduzieren, bitte kein Schockfrosten.
- Es sollten ausgleichende Übungen ausgeführt werden, um insgesamt wieder ein muskuläres Gleichgewicht zu schaffen. Diese sollten auch im Anschluss zur Vorbeugung regelmäßig ausgeführt werden. (Eine Auswahl dazu findest du im folgenden Kapitel.)
- Der Arbeitsplatz sollte individuell und ergonomisch angepasst werden.

Die letzten beiden Punkte gelten auch zur Vorbeugung von Sehnenscheidenentzündungen oder Karpaltunnelsyndrom (wobei hier auch noch weitere Auslöser ausschlaggebend sind und diese ebenfalls berücksichtigt werden müssen).

SOFORT-HILFE FÜR DIE ELLBOGEN UND HANDGELENKE

Folgende Übungen können dir bei akuten Schmerzen und anderen Beschwerden im Bereich deiner Ellbogen und Handgelenke helfen.

S13

Obere Unterarmdehnung

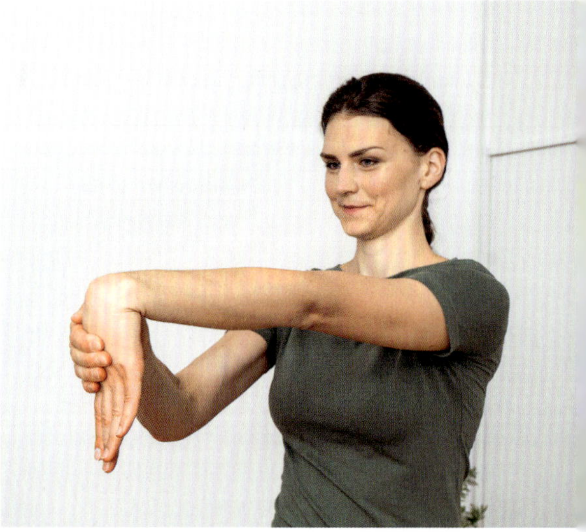

Gut bei: Schmerzen am Ellbogen (Außenseite), „Tennisellbogen", Verspannungen und Schmerzen im Verlauf des Armes, einseitiger Belastung (z. B. Arbeiten am PC mit Tastatur und Maus)

Ausführung:

- Stelle dich hüftbreit auf.
- Schiebe deinen Scheitelpunkt in Verlängerung deiner Wirbelsäule nach oben und ziehe gleichzeitig deine Schulterblätter nach hinten und unten in Richtung Wirbelsäule.
- Strecke einen Arm ungefähr auf Schulterhöhe (oder darunter) nach vorne.
- Greife mit der anderen Hand den Handrücken und ziehe diesen in Richtung Rumpf, so dass du eine Dehnung auf der oberen Seite deines Unterarms spürst.

Anzahl:

- 8 tiefe Atemzüge je Seite
- 3 Runden

→ Alternativ kannst du beide Seiten gleichzeitig dehnen, indem du deine Handrücken auf einem Tisch ablegst. Strecke deine Arme dabei ebenfalls durch und bewege dich nach hinten, um den Dehnreiz zu verstärken.

S14

Untere Unterarmdehnung

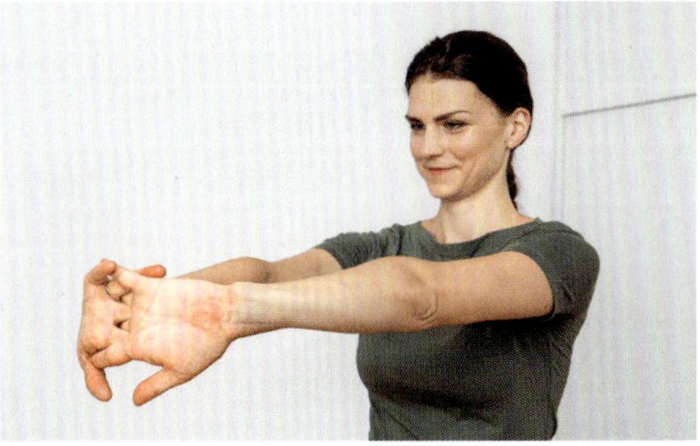

Gut bei: Schmerzen am Ellbogen (Innenseite), Schmerzen und Verspannungen im Verlauf des Unterarmes und der Hand, einseitiger Belastung mit viel Greifaktivität

Ausführung:

- Komme in einen hüftbreiten Stand und richte deine Wirbelsäule auf.
- Verschränke die Finger ineinander, strecke deine Arme nach vorne und drehe gleichzeitig deine Handflächen ebenfalls nach vorne.
- Deine Schulterblätter ziehen dabei auseinander und entfernen sich so von deiner Wirbelsäule.
- Versuche zudem deine Finger und Handgelenke aktiv durchzustrecken, dabei kannst du die Positionen mit dem entsprechenden Dehnreiz leicht variieren, um entweder mehr deine Handgelenke oder deine Finger zu mobilisieren.

Anzahl:

- 8 tiefe Atemzüge
- 3 Runden

S15

Nervenmobilisation

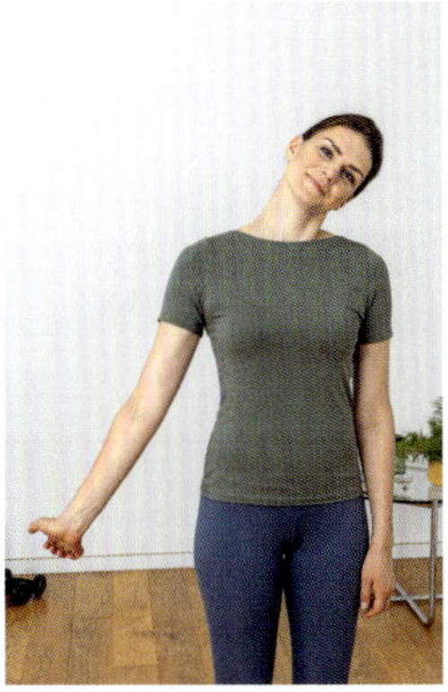

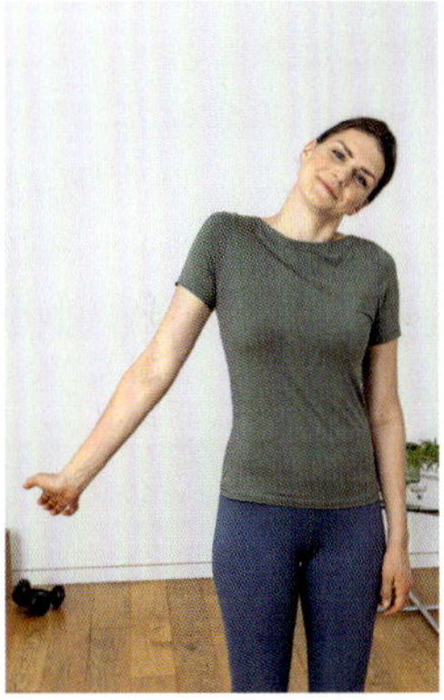

Gut bei: Schulter- und Nackenverspannungen, Schmerzen in der Schulter und im Verlauf des Armes

Ausführung:

- Stelle dich hüftbreit auf, deine Knie sind dabei minimal gebeugt.
- Schiebe deinen Scheitelpunkt nach oben und richte so deine Wirbelsäule auf, dein Nacken wird lang und dein Kinn leicht herangezogen (Doppelkinn).
- Ziehe gleichzeitig deine Schulterblätter nach hinten und unten in Richtung Wirbelsäule.
- Deine Arme hängen locker neben deinem Körper.
- Schiebe einen Handballen nach unten, der gesamte Arm inkl. Schulter folgt dieser Bewegung in Richtung Boden.
- Ziehe im Anschluss deinen Handrücken nach oben und drehe deine Hand mit den Fingern nach hinten.
- Bewege deinen Arm über die Seite nach oben, soweit bis du einen sanften Dehnreiz spürst.
- Bleibe mit dem Arm in dieser Position und neige zusätzlich deinen Kopf zur Gegenseite, der Dehnreiz verstärkt sich dadurch noch einmal.
- In dieser Position bewegst du nun deine Schulter im Wechsel nach oben und nach unten.

Anzahl:

- 8 Wiederholungen je Seite
- 3 Runden

MEHR BEWEGLICHKEIT UND KRAFT FÜR ELLBOGEN UND HÄNDE

Die folgenden Übungen helfen dir, die Beweglichkeit deiner Handgelenke und Ellbogen zu verbessern und diese Bereiche zu mobilisieren. Mit ergänzendem Gewicht wird die Muskulatur zusätzlich gestärkt.

B16

Streckung des Handgelenks

Gut bei: Schmerzen und Verspannungen der Hand-, Ellbogen- und Unterarminnenseite, Bewegungseinschränkungen im Handgelenk

Ausführung:

- Setze dich seitlich an einen Tisch und lege den angrenzenden Unterarm so auf, dass deine Hand und dein Handgelenk mit der Handfläche nach unten im Überhang aufliegen und somit frei beweglich sind.
- Variiere die Tisch- oder Stuhlhöhe (mit Kissen) so, dass dein Arm und deine Schulter in einer lockeren Position sind und nicht gestaucht oder nach oben gedrückt werden.
- Atme aus und beuge dabei dein Handgelenk nach unten.
- Atme ein und ziehe deinen Handrücken soweit wie möglich nach oben.

Anzahl:

- 8 Wiederholungen je Seite
- 3 Runden

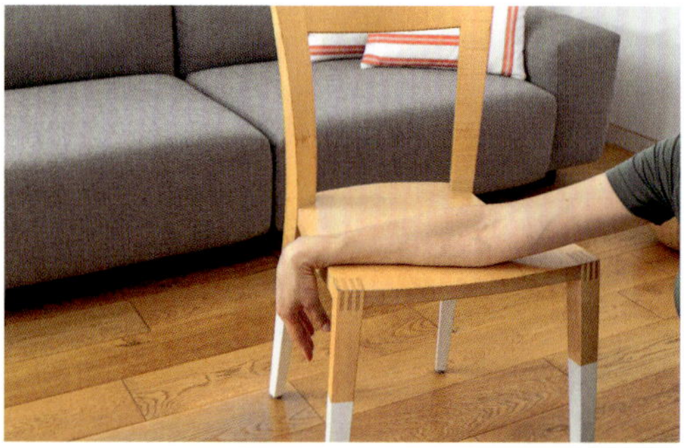

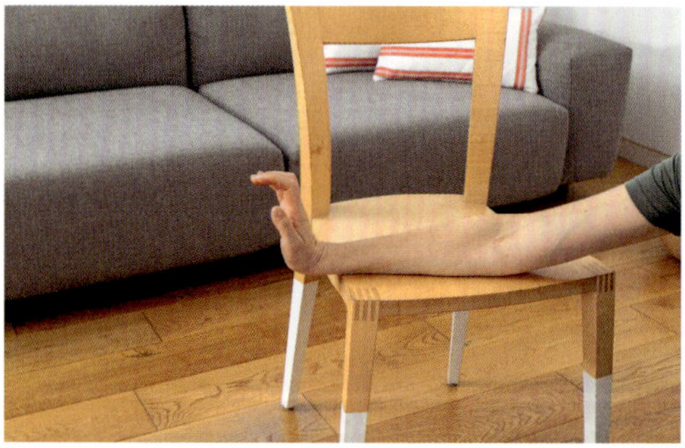

K20

Kräftigung der Unterarmstreckmuskulatur

Gut bei: Schmerzen und Verspannungen der Hand-, Ellbogen- und Unterarminnenseite, Bewegungseinschränkungen im Handgelenk

Ausführung:

- Nimm zusätzlich ein kleines Gewicht oder eine kleine gefüllte Flasche in die Hand.
- Atme ein und bewege dabei deine Hand mit dem Gewicht so weit wie möglich nach oben.
- Atme aus und bremse die Bewegung nach unten.
- Die Spannung bleibt während der gesamten Durchführung bestehen und wechselt zwischen Anspannung und bremsender Bewegung.

Anzahl:

- 10 Wiederholungen je Seite
- 3 Runden

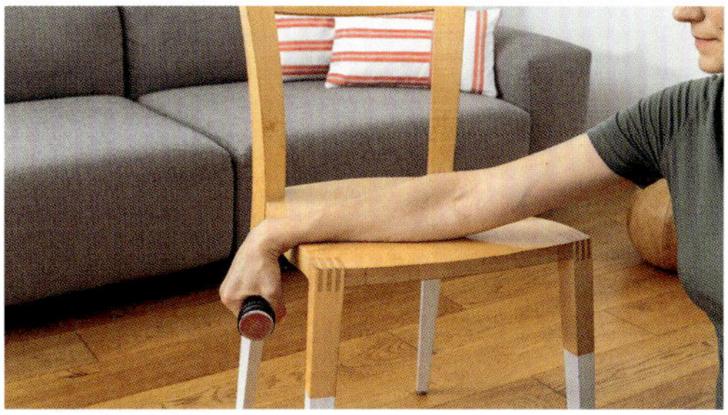

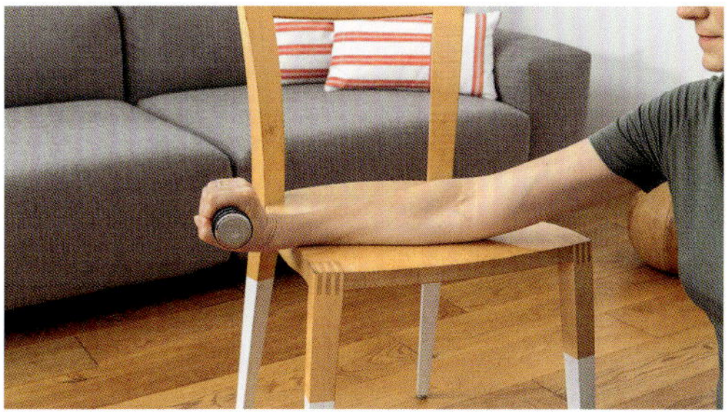

B17

Beugung des Handgelenks

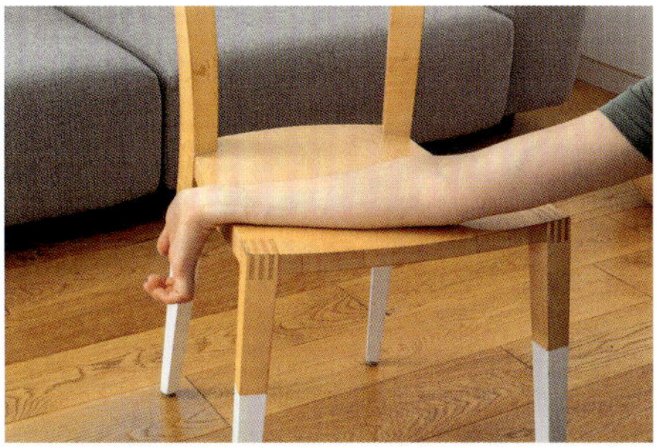

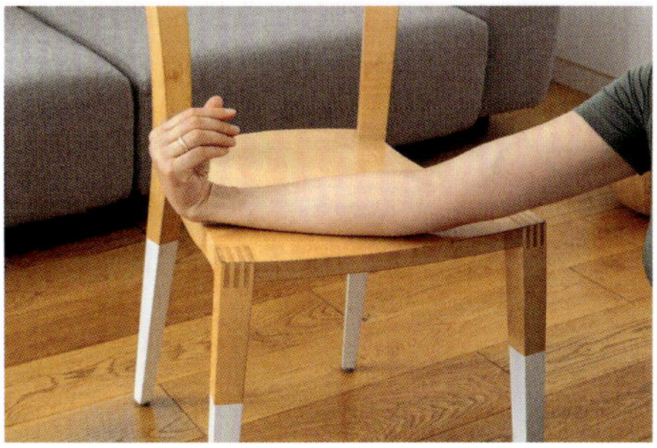

Gut bei: Schmerzen und Verspannungen der Hand-, Ellbogen- und Unterarmaußenseite, Bewegungseinschränkungen im Handgelenk

Ausführung:

- Setze dich seitlich an einen Tisch und lege den angrenzenden Unterarm so auf, dass deine Hand und dein Handgelenk mit der Handfläche nach oben im Überhang aufliegen und somit frei beweglich sind.
- Variiere die Tisch- oder Stuhlhöhe (mit Kissen) so, dass dein Arm und deine Schulter in einer lockeren Position sind und nicht gestaucht oder nach oben gedrückt werden.
- Atme aus und beuge dabei dein Handgelenk soweit wie möglich nach oben.
- Atme ein und und strecke dabei dein Handgelenk nach unten.

Anzahl:

- 8 Wiederholungen je Seite
- 3 Runden

K21

Kräftigung der Unterarmbeugemuskulatur

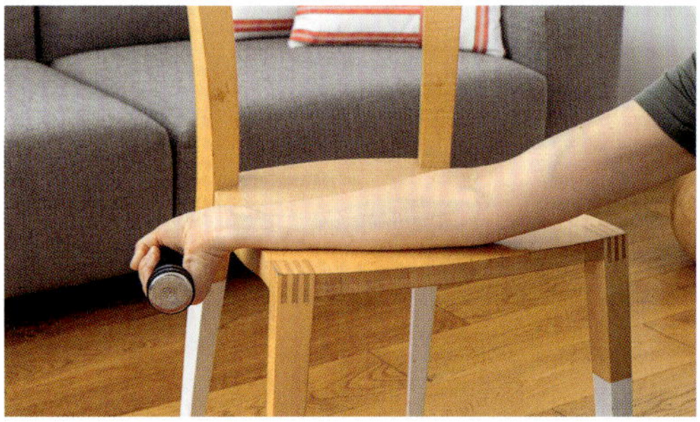

Gut bei: Schmerzen und Verspannungen der Hand-, Ellbogen- und Unterarmaußenseite, Bewegungseinschränkungen im Handgelenk

Ausführung:

- Nimm zusätzlich ein kleines Gewicht oder eine kleine gefüllte Flasche in die Hand.
- Atme aus und bewege deine Hand mit dem Gewicht soweit wie möglich nach oben.
- Atme ein, bremse dabei die Bewegung nach unten.
- Die Spannung bleibt während der gesamten Durchführung bestehen und wechselt zwischen Anspannung und bremsender Bewegung.

Anzahl:

- 10 Wiederholungen je Seite
- 3 Runden

B18

Drehung des Handgelenks und Ellbogens

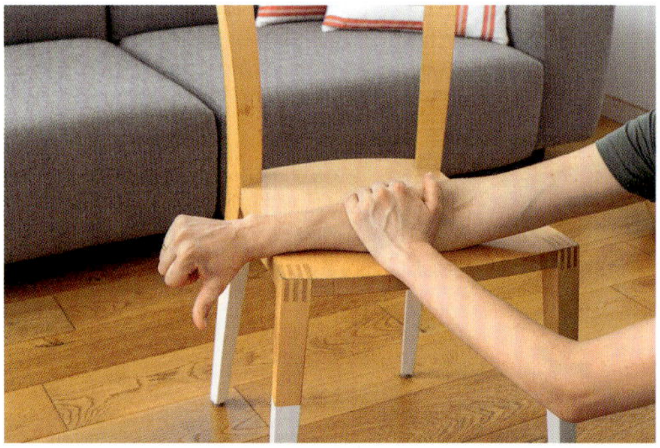

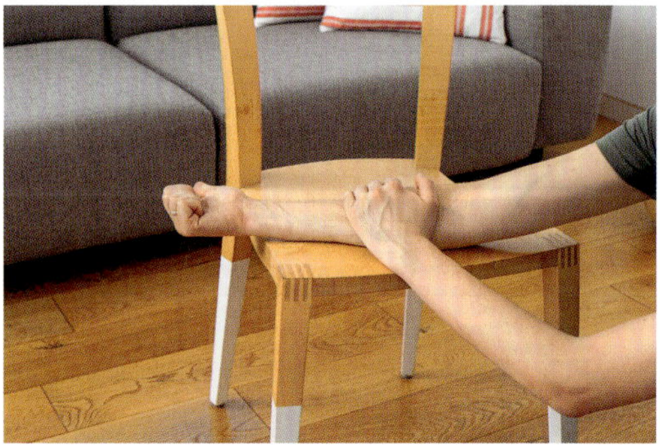

Gut bei: Schmerzen und Verspannungen im Verlauf des Armes, Bewegungseinschränkungen im Handgelenk und Ellbogengelenk

Ausführung:

- Setze dich seitlich an einen Tisch und lege deinen Unterarm so auf, dass deine Hand und dein Handgelenk im Überhang sind.
- Deine Handfläche zeigt dabei nach unten.
- Lege deine andere Hand locker auf deinem Unterarm ab um ein Abheben zu vermeiden. Falls dich dies bei der Durchführung stört, kannst du die Hand auch oberhalb des Ellbogens auflegen.
- Bilde eine lockere Faust.
- Atme ein und drehe deinen Daumen dabei soweit wie möglich nach hinten.
- Atme aus und drehe deinen Daumen dabei soweit wie möglich nach vorne und unten.

Anzahl:

- 8 Wiederholungen je Seite
- 3 Runden

K22

Kräftigung der Unterarmmuskulatur

Gut bei: Schmerzen und Verspannungen im Verlauf des Armes, Bewegungseinschränkungen im Handgelenk und Ellbogengelenk

Ausführung:

- Nimm zusätzlich ein kleines Gewicht oder eine kleine gefüllte Flasche in die Hand.
- Atme ein und drehe deine Hand mit dem Gewicht so weit wie möglich nach hinten.
- Atme aus, drehe dabei deine Hand soweit wie möglich in die Gegenrichtung nach vorne und unten.
- Die Spannung bleibt während der gesamten Durchführung bestehen.

Anzahl:

- 10 Wiederholungen je Seite
- 3 Runden

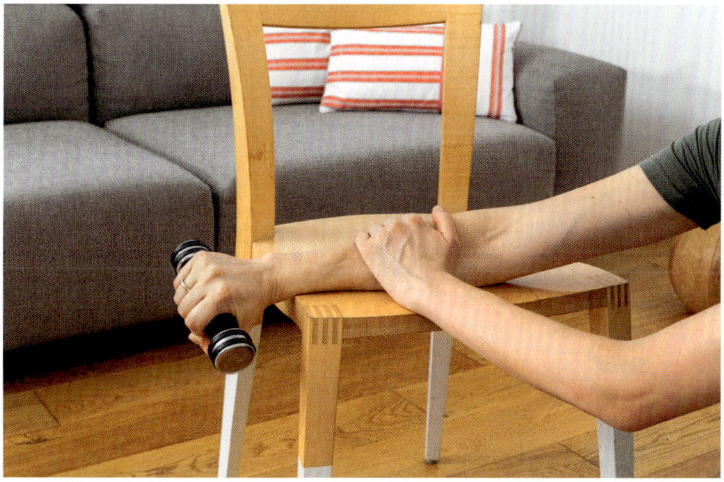

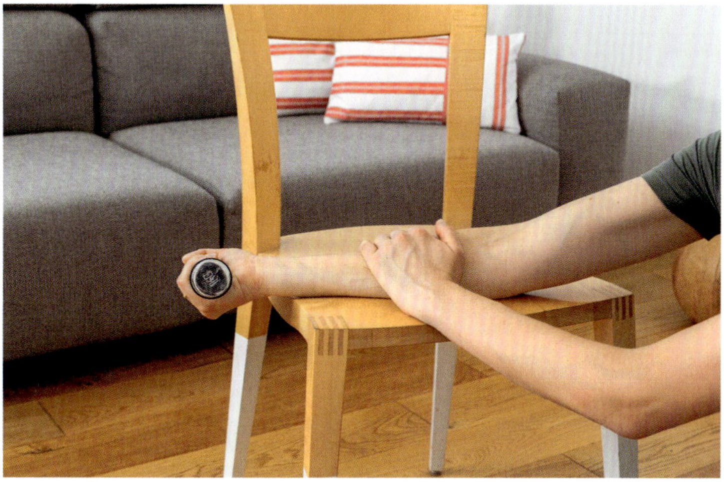

K23
EXTRA: UNTERARMSTÜTZ (PLANK)

Eine tolle Übung, die nicht nur für starke Arme sorgt, sondern deinen ganzen Körper kräftigt!
Sie bietet außerdem eine große Auswahl an Variationen und kann so auch an viele Beschwerden angepasst werden.

VARIANTE 1

Ausführung:

- Komme zum Start am besten in einen Vierfüßlerstand und lege deine Unterarme ab.
- Positionieren deine Ellbogen dabei unterhalb deiner Schultern.
- Spanne deinen Rumpf an, indem du deinen Bauchnabel sanft in Richtung Wirbelsäule ziehst und strecke dann nacheinander deine Beine aus.
- Nun spanne dein Gesäß und deine Beine an, indem du deine Kniescheiben aktiv nach oben ziehst und deine Fersen nach hinten schiebst.
- Richte deine Wirbelsäule auf, dein Nacken wird dadurch lang und dein Blick ist zum Boden gerichtet.
- Ziehe deinen Schultern nach hinten und unten und achte darauf, dass sie in dieser Position bleiben.

Anzahl:

- Halte die Position nur so lange, wie du sie ohne Ausweichbewegung und stabil halten kannst, das können zum Start nur wenige Sekunden sein.
- Achte außerdem auf eine ruhige und gleichmäßige Atmung.

VARIANTE 2

Bei dieser Variante wird die Unterstützungsfläche verringert, dein gesamter Körper muss so mehr stabilisieren und ausgleichen und das Gewicht mit nur 3, anstelle von 4 Auflagepunkten tragen. Durch das Nach-oben-Strecken des Beines wird dieses zusätzlich auf der Rückseite, sowie dein Gesäß und dein unterer Rücken gekräftigt.

Ausführung:

- Starte in der Endposition von Variante 1.
- Atme aus und strecke dabei ein Bein in die Länge und nach oben.
- Atme ein und komme dabei wieder in die Anfangsposition.
- Wechsel die Seite nach jeder Wiederholung.
- Achte auf einen stabilen Rumpf und eine gleichmäßige Atmung.

Anzahl:

- 8 Wiederholungen je Seite
- 3 Runden

V1

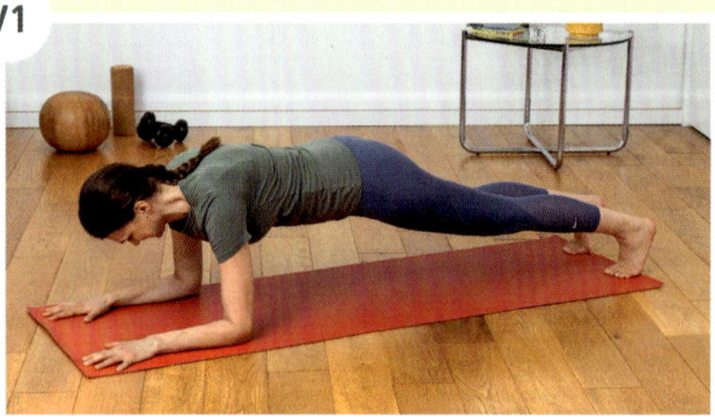

V2

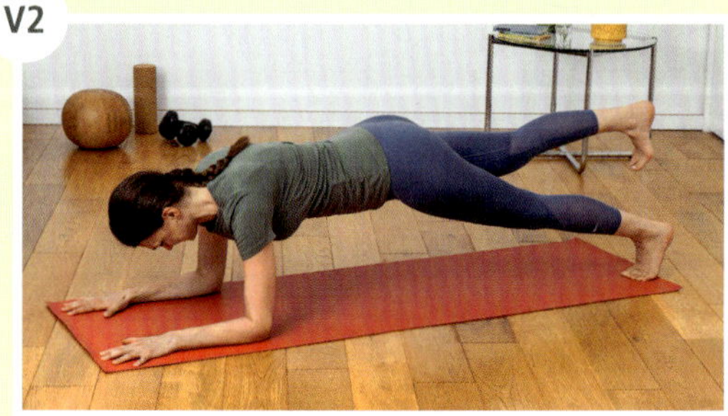

VARIANTE 3

Auch bei dieser Variante wird die Unterstützungsfläche verringert und das Gewicht muss auf die Füße und einen Unterarm verteilt werden. Gleichzeitig werden die Schulter und der Arm mobilisiert und gekräftigt.

Ausführung:

- Starte in der Endposition von Variante 1.
- Atme aus und strecke dabei einen Arm nach vorne und nach oben. Ziehe dein Schulterblatt dabei aktiv nach hinten und unten in Richtung Wirbelsäule.
- Atme ein und komme dabei wieder in die Anfangsposition.
- Wechsel die Seite nach jeder Wiederholung.
- Achte auf einen stabilen Rumpf und eine gleichmäßige Atmung.

Anzahl:

- 8 Wiederholungen je Seite
- 3 Runden

V3

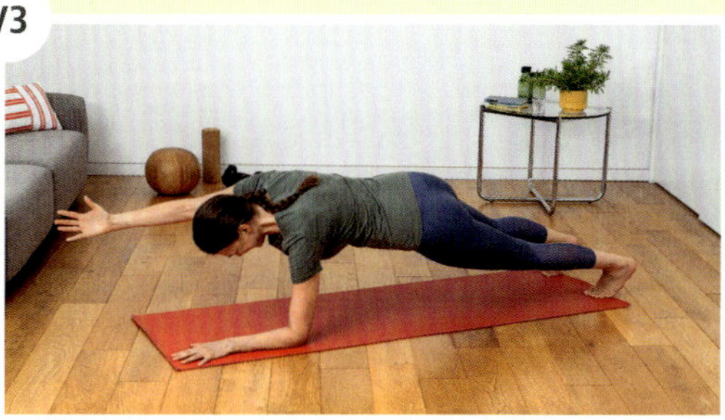

V4

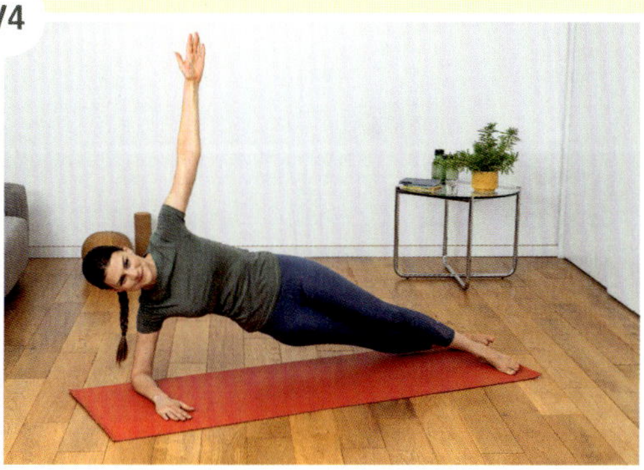

VARIANTE 4

Bei dieser Variante wird deine schräge Bauchmuskulatur noch mehr gefördert, gleichzeitig deine Wirbelsäule und dein Schultergürtel mobilisiert und gekräftigt.

Ausführung:

- Starte in der Endposition von Variante 1.
- Drehe deine Unterarme nach innen, so dass beide parallel übereinander auf dem Boden aufliegen.
- Atme ein, löse dabei einen Arm vom Boden und drehe diesen nach oben auf. Dein gesamter Körper folgt dieser Bewegung und öffnet sich zu einer Seite, die Füße werden dabei hintereinander aufgestellt.
- Atme aus und komme dabei wieder in die Anfangsposition.
- Wechsel die Seite nach jeder Wiederholung.
- Achte auf einen stabilen Rumpf.

Anzahl:

- 8 Wiederholungen je Seite
- 3 Runden

Entlastung für deine Handgelenke

Bei Schmerzen in den Handgelenken, kannst du folgendes ausprobieren, um die Übungen für dich angenehmer zu gestalten:

- **Keil, Buch oder Brett:** Unterlagere deine Handballen, um den Winkel deiner Handgelenke zu verändern.
- **Trainingsgriffe:** Es gibt spezielle Trainingsgriffe, die du zur Ausführung nutzen kannst. Damit kannst du deine Handgelenke in eine neutrale Position bringen. Alternativ kannst du auch Fäuste bilden.
- **Unterarmstütz:** Bei Übungen in der Stützposition kannst du diese durch einen Unterarmstütz austauschen und somit deine Handgelenke entlasten.

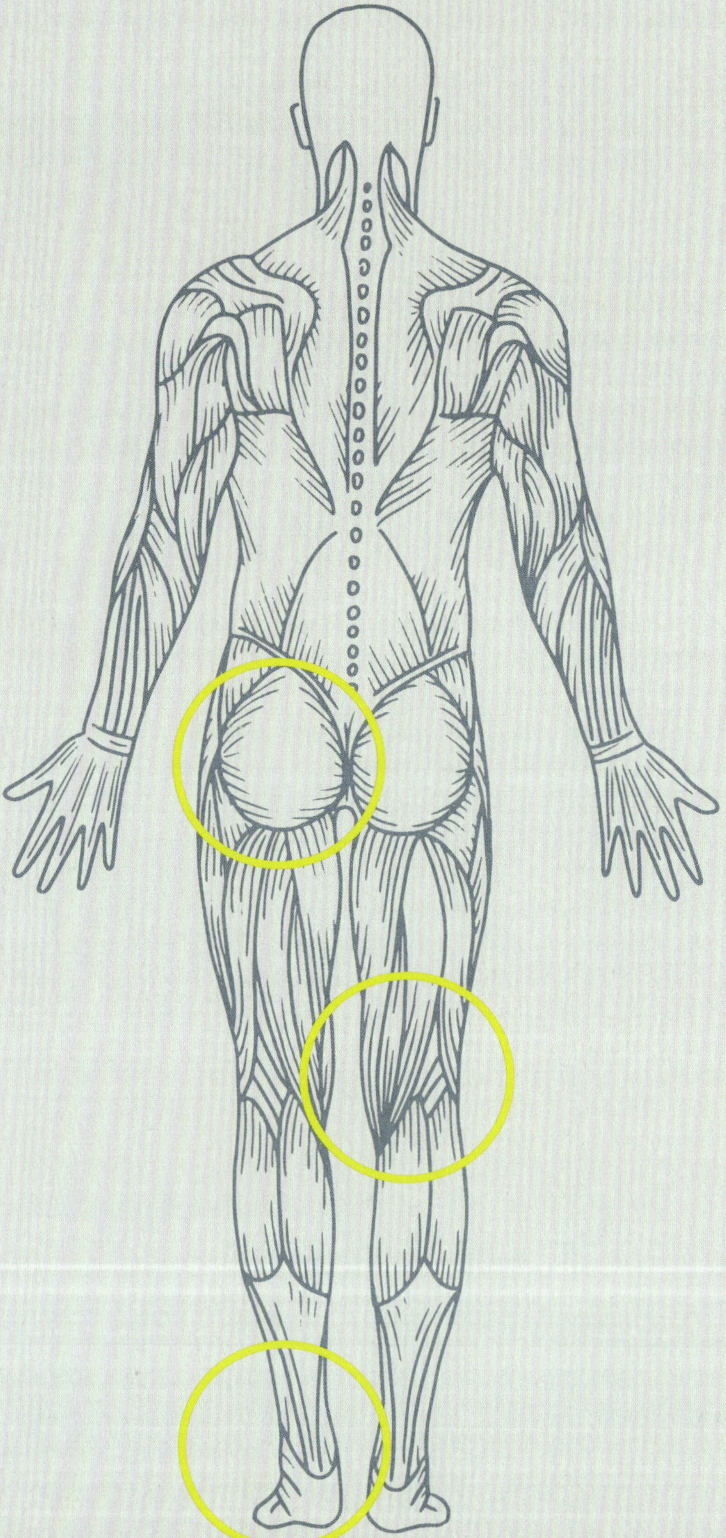

Fokus Beine: Mit jedem Schritt gesund und fit

Auch wenn es für viele unbemerkt und selbstverständlich abläuft, startet mit jedem Fußkontakt auf dem Untergrund ein komplexes Zusammenspiel deines gesamten Körpers. Daher kann bereits an dieser Stelle ein wichtiger Grundstein für nahezu jede Bewegung gelegt werden.

Deine Beine im Check

Unsere Beine tragen und bewegen uns durchs gesamte Leben. Vor allem unsere Füße müssen dabei enormen Belastungen standhalten, denn diese tragen während wir gehen abwechselnd das gesamte Körpergewicht alleine und bewegen sich unter dieser hohen Belastung fort. Meiner Meinung nach auf jeden Fall ein Grund, den Füßen und Beinen insgesamt mehr Beachtung zu schenken!

Auch wenn das „normale" Gehen von außen betrachtet sehr unspektakulär abläuft, startet doch mit jedem neuen Schritt ein komplexes Zusammenspiel des gesamten Körpers.

Unsere Fußsohlen nehmen Reize wahr, die dafür sorgen, dass wir stabil und sicher gehen. Dabei werden unter anderem Unebenheiten, Oberflächenbeschaffenheit oder Temperaturen wahrgenommen, weitergeleitet und im Anschluss entsprechend darauf reagiert. Bei Glätte reagieren wir zum Beispiel mit einer „Schutzspannung", um uns vor dem Hinfallen zu schützen, bei heißem Untergrund hingegen wird eher die Flucht ergriffen, um uns so vor Verbrennungen zu schützen.

Da viele ihren Füßen beinahe keinen „Freilauf" geben, werden diese Reizweiterleitungen oft gehemmt, ebenso die eigentlich automatisch ablaufenden Schutzmechanismen – die Folge: Man knickt eher um oder, vor allem im Alter besonders gefährlich, man stürzt häufiger.

Ein weiterer negativer Effekt, der dadurch eintritt ist, dass auch die Muskulatur abgebaut wird. Kommt sie nicht zum Einsatz, stürzt das anatomische Meisterwerk der knöchernen und muskulären Strukturen, das Fußgewölbe, wortwörtlich ein. Fußfehlstellungen und Überlastungen der Sehnen mit Entzündungen sind oft darauf zurückzuführen.

Auch weiterlaufende Beschwerden können aufgrund der Fußbelastung auftreten. Im Umkehrschluss bedeutet das, dass viele Beschwerden auch über eine Optimierung der Fußbelastung verbessert werden können.

Der Aufbau deiner Füße inkl. Sprunggelenke und auch deiner restlichen Beine sorgt dafür, dass Stöße gedämpft werden. Das passiert nicht nur aufgrund der knöchernen und knorpelhaften Strukturen, sondern auch dank der Muskulatur, welche Stöße abfangen kann. Voraussetzung dafür ist, dass diese auch in einem gewissen Umfang vorhanden ist. Sollte diesbezüglich Optimierungsbedarf bestehen, findest du in diesem Buch einige Anregungen dazu. Denn die fehlende Stoßdämpfung macht sich nicht nur in den Gelenken selbst bemerkbar (mehr Druckbelastung, schnellere Abnutzung), sondern auch deine Wirbelsäule, welche ebenfalls für die Stoßdämpfung zuständig ist, bekommt somit deutlich mehr ab.

Zwischen deinen Füßen, genauer gesagt zwischen einem Knochen deines Rückfußes, dem „Sprungbein" und deiner Unterschenkelknochen bildet sich das (obere) Sprunggelenk. Dieses ist hauptsächlich für die Beugung und Streckung deines Fußes zuständig. Um das Bewegungsausmaß der Füße zu ermöglichen, brauchen die oberen Sprunggelenke jedoch weitere Unterstützung. Diese bekommen sie von den unteren Sprunggelenken, wodurch auch Bewegung zur Seite möglich ist. Das ist notwendig, um auch auf unebenen Flächen sicher gehen und die physiologische Abrollbewegung deiner Füße auszuführen zu können.

DIE ACHILLESSEHNE – DIE STÄRKSTE SEHNE

Um das hohe Maß an Stabilität und Beweglichkeit zu gewährleisten, sind im Bereich deiner Füße auch viele Bänder „aktiv". Ein prominentes Beispiel neben dem häufigsten Krankheitsbild, dem Supinationstrauma (der Abriss der Außenbänder am Sprunggelenk beim Umknicken des Fußen nach unten und außen) ist die Achillessehne.

Sie ist die stärkste Sehne deines Körpers und verbindet deine Wadenmuskulatur mit deinem Fersenbein. Ihre Aufgabe besteht darin, die Kraft deiner Wadenmuskulatur auf die Ferse zu übertragen. Sie sorgt bei Anspannung dafür, dass dein Fuß gestreckt wird, also ein Zehenstand möglich ist. Sie muss extremer Belastung standhalten, daher ist sie sehr empfindlich gegenüber Fehl- oder Überlastungen. Vor allem Sportler haben diese empfindliche Seite der Achillessehne vielleicht schon schmerzhaft kennengelernt.

DIE KNIE – TOLLER BAUPLAN

Zusammengesetzt ist dein Kniegelenk aus einem Oberschenkelknochen und dem Schienbein. Neben ihm gibt es noch einen weiteren Unterschenkelknochen, das Wadenbein. Dieses hat keinen direkten Einfluss auf dein Kniegelenk, bildet aber einen Teil deines oberen Sprunggelenkes, hat daher also auf jeden Fall seine Daseinsberechtigung.

Eine Besonderheit deiner Knie bildet die Kniescheibe. Sie ist das größte sogenannte „Sesambein" deines Körpers. Sesambeine sind in Sehnen eingebettete knöcherne Strukturen, welche dafür sorgen, dass die entsprechende Sehne geschützt wird und besser arbeiten kann. Deine Kniescheiben sind dabei in die Sehne des Streckmuskels deiner Oberschenkel eingebettet. Aufgrund der komplexen Zusammensetzung, den Hebelverhältnissen (langer Oberschenkel und Unterschenkel) und dem geringen Schutz von außen, ist es in diesem Bereich besonders wichtig auf eine gute muskuläre Sicherung zu achten, hierzu empfehle ich dir Übungen zur Stabilisierung der „Beinachse" (Seite 131).

PHYSIOWISSEN: Knie

- **Menisken:** Gleichen den Spielraum zwischen deinen knöchernen Gelenkpartnern aus. Somit sorgen sie für mehr Stabilität, Führung und eine gleichmäßigere Druckverteilung.
- **Kreuzbänder:** Verhindern die Verschiebbarkeit (nach vorne und hinten) zwischen Oberschenkel und Unterschenkel und begrenzen die Drehbewegungen.
- **Innen- und Außenbänder:** Begrenzen die Bewegung des Unterschenkels nach außen (X-Beine) und innen (O-Beine). Diese sind bei der Kniestreckung angespannt, bei der Kniebeugung entspannt.

Insgesamt sind die Kniegelenke in gebeugtem Zustand weniger gesichert und daher anfälliger für Verletzungen.

Ein Problem, welches deine Hüftgelenke im Vergleich zu deinen Knien meist nicht kennen, ist zu wenig Schutz von den umgebenden Weichteilen. Deine Hüfte ist dabei nicht nur muskulär sehr gut geschützt, sondern auch die große Gelenkpfanne und das starke Kapsel-Band-System sorgen dafür, dass deine Oberschenkel gut gesichert sind. Mehr dazu findest du auf Seite 104.

Die Hüfte – stabil und dennoch beweglich

Gut zentrierte (stabile) und bewegliche Hüftgelenke sind wichtig für unser Gangbild und auch, um die meisten Ursachen für Schmerzen in diesem Bereich zu vermeiden. Was es dazu braucht, findest du im folgenden Kapitel.

Ergänzende Kapitel:

- **Lendenwirbelsäule und Iliosakralgelenk** (Seite 46): Die aktive Beweglichkeit deiner Hüfte hat unter anderem auch ihren Ursprung an der Lendenwirbelsäule. Dort ansetzende Muskulatur sorgt für eine Hüftbeugung und Außendrehung deines Oberschenkels.
  Außerdem können Beschwerden im Bereich deiner Lendenwirbelsäule ins Hüftgelenk oder umgekehrt ausstrahlen.
  Auch die Stellung deines Beckens und deiner Lendenwirbelsäule haben Einfluss auf deine Hüftgelenke und die umgebende Muskulatur.
- **Knie** (Seite 117): Betrachtet man die Muskulatur deiner Oberschenkel, ist der Zusammenhang zwischen Kniegelenk und Hüftgelenk klar. Der Großteil der dort ansässigen Muskulatur hat Einfluss auf beide Gelenke. Entsprechend ist es wichtig, diese Muskulatur in ausgeglichenem Verhältnis zu halten.
- **Füße und Sprunggelenke** (Seite 132): Die Stellung deiner Füße hat großen Einfluss auf die Kraftübertragung und Belastung des gesamten Beines.
- **Beinachse** (Seite 131): Abweichungen innerhalb der Beinachse haben Einfluss auf alle genannten Bereiche und auch darüber hinaus.

Beschwerden im Bereich deiner Hüfte können viele Ursachen haben, die häufigsten aus der Praxis sind dabei Hüftarthrose. Auch diese wiederum können aufgrund vieler möglicher Ursachen entstehen.

Zum einen können normale degenerative Prozesse, die das Altern mit sich bringt, ausschlaggebend sein, angeborene Fehlstellungen wie Hüftdysplasie oder andere Erkrankungen und Verletzungen in diesem Bereich können diesen Prozess beschleunigen. Auch Übergewicht, einseitige und schwere körperliche Arbeit oder andere starke Belastungen, z. B. durch bestimmte Sportarten, können eine Arthrose begünstigen.

ENGSTELLE IM GELENK – DAS HÜFTIMPINGEMENT

Eine mögliche Ursache, welche auch bei Jüngeren zu anhaltenden Hüftschmerzen führen kann, ist eine Engstelle zwischen den Gelenkpartnern. Dies kann zu einer Reizung und frühzeitigen Abnutzung der Gelenkknorpel und auch anderen Strukturen führen.

Wie im Schultergelenk, gibt es auch im Hüftgelenk ein Engpasssyndrom, auch Impingement genannt. Dabei verengt sich der Gelenkspalt zwischen Oberschenkel und Gelenkpfanne (angeboren oder im Laufe des Lebens erworben). Menschen mit einer solchen Engstelle nehmen oft ein blockiertes Gefühl im Hüftgelenk wahr.

Bei Bewegung kann es dadurch zu Verletzungen und Einklemmungen der umgebenden

Strukturen kommen. Dies zeigt sich, je nach Ausprägung, durch starke Schmerzen (zu Beginn meist nur bei Belastung, bei fortgeschrittenem Stadium auch in Ruhe) im Bereich der Hüfte oder der Leiste. Vor allem die Bewegung in die Beugung und die Drehung nach innen können die Beschwerden auslösen.

Auch hier hilft, ich kann es nicht oft genug sagen: mehr Bewegung und Kräftigung der Muskulatur. Denn dadurch werden deine Gelenke besser ernährt, zentriert und geführt. Eine wesentliche Muskelgruppe dafür ist deine Gesäßmuskulatur.

Ein „knackiges" Gesäß hat nicht nur optische Vorteile, es stabilisiert dein Becken und deinen gesamten Rumpf. Normales Gehen wäre ohne diese Sicherung nicht möglich. Außerdem zentriert deine Gesäßmuskulatur deine Oberschenkel in der Gelenkpfanne, sorgt für eine aufrechte Körperhaltung (Oberkörper würde sonst nach vorne überkippen) und streckt deine Hüfte zum Beispiel beim Aufstehen oder Treppelaufen.

Was diese Muskelgruppe und auch deine Hüftgelenke nicht mögen, ist langes Sitzen.

SCHMERZEN IN DER LEISTE

Leistenschmerzen sind ein recht häufiges Symptom, vor allem im Fußball. Neben den bereits erwähnten möglichen Ursachen wie Impingement oder Arthrose, können auch andere Strukturen oder Ursachen für Schmerzen im Leistenbereich verantwortlich sein, zum Beispiel die Ansatzsehnen der Adduktoren. Diese Muskelgruppe (bestehend aus 5 Muskeln) verläuft vom Becken, genauer von deinem Sitz- und Schambein, und je nach Muskel entlang der Innenseite deiner Oberschenkel hinab bis übers Knie zum Schienbein. Hauptaufgabe der Adduktoren ist die Stabilisierung von Becken und dem gesamten Bein, vor allem im Einbeinstand, also im normalen Alltag vor allem beim Gehen.

Erfahrungsgemäß fehlt beim Fußball (auch ReiterInnen sind häufig davon betroffen) oft das entsprechende Ausgleichstraining (Kräftigung Gesäß und Abduktoren, Dehnung Hüftbeuger und Adduktoren): Häufig wird nach einer Verletzung oder Reizung zu schnell wieder auf „Normalbetrieb" umgestellt und die SpielerInnen stehen wieder auf dem Platz.

Bei akuten Beschwerden empfiehlt es sich, eine Pause in der jeweiligen Sportart einzubauen, was nicht bedeutet, komplett auf Bewegung und Training verzichten zu müssen. Je nach Ursache können Übungen zur Mobilisierung und Kräftigung die entsprechenden Strukturen entlasten. Ziel ist es, nach Besserung der Symptome sich langsam steigernd wieder an die Ausgangssituation anzunähern. Ein langwieriger Verlauf sollte vermieden werden, da jede Verletzung und jede Entzündung dazu führt, dass die Sehne weniger elastisch und insgesamt anfälliger wird.

PHYSIOWISSEN:
Was ist eigentlich eine Leistenzerrung?

Bei einer Leistenzerrung werden die Ursprungssehnen der Adduktoren überdehnt, z. B. durch eine Grätsche beim Fußball. Ohne Ausheilung kann das ausschlaggebend für anhaltende Leistenschmerzen sein.

SOFORT-HILFE FÜR DIE HÜFTE

Folgende Übungen können dir bei akuten Schmerzen und anderen Beschwerden im Bereich deiner Hüften helfen.

S16

Dehnung tiefe Hüftmuskulatur

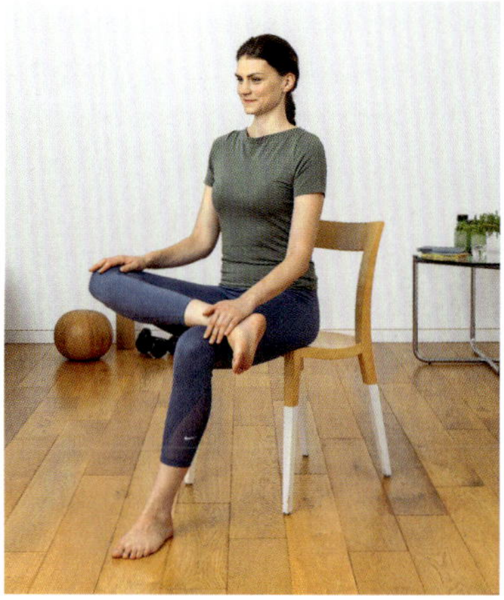

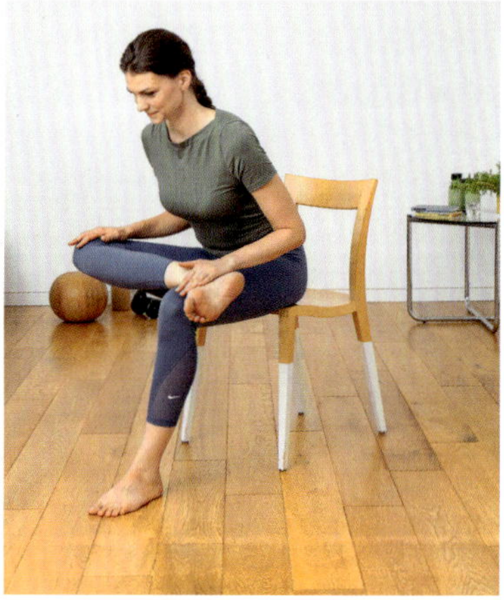

Gut bei: Schmerzen und Verspannungen im Gesäß oder Hüfte (mit Ausstrahlungen ins Bein), Bewegungseinschränkungen oder „Blockaden" in der Hüfte oder ISG

Ausführung:

- Setze dich auf einen Hocker oder Stuhl und richte deine Wirbelsäule auf.
- Lege ein Bein über das andere, so dass es oberhalb des Knöchels auf dem Oberschenkel aufliegt.
- Lege eine Hand auf Kniehöhe und die andere Hand auf Knöchelhöhe des aufliegenden Beines auf.
- Richte deinen Oberkörper noch einmal aktiv auf und strecke deine Wirbelsäule in Verlängerung nach oben.
- Neige nun deinen Oberkörper gestreckt nach vorne und unten in Richtung Boden, bis du einen Dehnreiz im Gesäß spürst. Die Bewegung findet dabei nur über die Hüftgelenke statt.
- Du kannst über einen Druck auf das aufgelegt Knie den Dehnreiz variieren.

Anzahl:

- Halte die Position für 8 tiefe Atemzüge je Seite
- 3 Runden

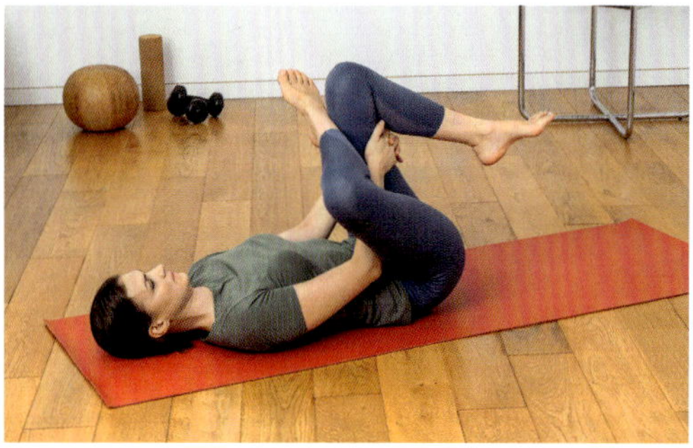

→ Alternativ ist die Ausführung auch in Rückenlage möglich. Deine Hände greifen hierbei den unteren Oberschenkel und ziehen diesen in Richtung Körper.

PHYSIOWISSEN:
Das *Piriformis*-Syndrom (oder auch tiefes Glutealsyndrom)

Ein sehr umstrittenes aber trotzdem sehr bekanntes „Krankheitsbild".
Hierbei wird davon ausgegangen, dass der Piriformis-Muskel, ein tiefer Hüftmuskel, aufgrund seiner Lage unter bestimmten Umständen auf den dort verlaufenden Ischiasnerv drückt und es dann zu entsprechenden Symptomen wie ausstrahlenden Schmerzen im Hüft-, Gesäß- und Beinbereich kommen kann. Letztendlich kann nicht klar differenziert werden, ob diese Schmerzen tatsächlich davon ausgehend sind oder andere Auslöser diese „Ischialgie" verursachen. Spezielle Dehn- und Kräftigungsübungen können helfen, diese Beschwerden zu beheben.

Übungsbeispiele findest du in diesem Kapitel, meine ergänzende Übungsempfehlung:

- Nervenmobilisation, Streckung Beinrückseite, Übung S9 (Seite 53)
- Kräftigung Gesäß, unterer Rücken, Beinrückseite, Übung K11 (Seite 62)
- Mobilisation Hüfte, unterer Rücken und Iliosakralgelenk, Übung B9 (Seite 55)
- Beinachsentraining, Übung K32 (Seite 131)

Bei wiederkehrenden Beschwerden sollte eine Beinlängendifferenz oder Wirbelsäulenverkrümmung ausgeschlossen werden.

S17

Hüftstreckung

Gut bei: Schmerzen im unteren Rücken oder der Leiste, Bewegungseinschränkungen im unteren Rücken oder der Hüfte, Knieschmerzen (vorne)

Ausführung:

- Komme in einen Ausfallschritt, dein hinteres Bein ist dabei abgelegt.
- Sollte dies unangenehm für dich sein, kannst du dieses gerne mit einem kleinen Handtuch oder Kissen unterlagern.
- Richte deine Wirbelsäule auf und ziehe deinen Bauchnabel sanft in Richtung Wirbelsäule, um deinen Rumpf und Rücken zu stabilisieren.
- Richte dein Becken auf, indem du den Abstand zwischen Schambein und Bauchnabel verringerst.

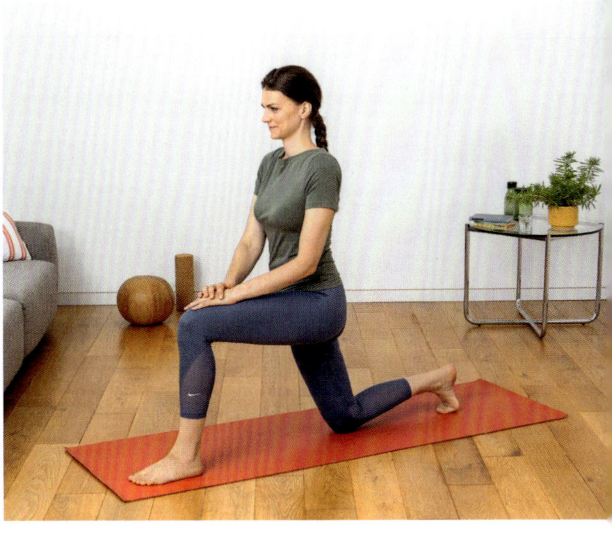

- Spanne dein Gesäß zusätzlich an und schiebe dein Becken leicht nach vorne, bis du einen Dehnreiz am Oberschenkel und Hüftbereich deines hinteren Beines spürst.
- Halte diese Position und strecke nun den Arm derselben Seite soweit wie möglich nach oben und im Anschluss weiter nach innen zur gegenüberliegenden Seite, so dass sich zusätzlich deine Flanke weit öffnet.
- Lenke deine Atmung in diesen Bereich.

Anzahl:

- Halte die Position für 8 tiefe Atemzüge je Seite
- 3 Runden

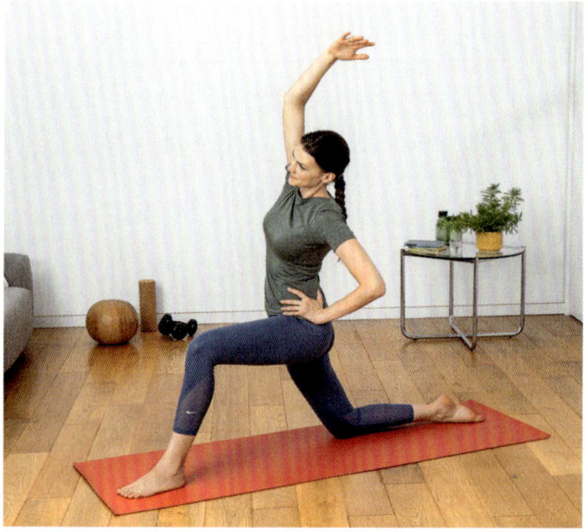

S18

Hüftöffnung

Gut bei: Verspannungen oder Schmerzen in der Leiste, Oberschenkelinnenseite oder im unteren Rücken, Bewegungseinschränkungen der Hüfte

Ausführung:

- Begebe dich in einen tiefen Vierfüßlerstand.
- Deine Ellbogen sind dabei unterhalb deiner Schultern platziert, deine Unterarme zeigen parallel nach vorne.
- Strecke deine Wirbelsäule, dein Nacken wird dadurch lang und dein Blick ist Richtung Boden gerichtet.
- Gleite nun mit deinen Knien so weit nach außen, bis du eine leichte Dehnung auf der Innenseite deiner Oberschenkel spürst.
- Bleibe in dieser Position und richte dein Becken auf, der Abstand zwischen deinem Schambein und deinem Bauchnabel wird dadurch verringert und dein unterer Rücken gerade.
- Atme ein und bewege dabei dein gesamtes Becken nach vorne.
- Atme aus und bewege dabei dein Becken soweit wie möglich nach hinten in die Gegenrichtung.

Anzahl:

- 8 Wiederholungen
- 3 Runden

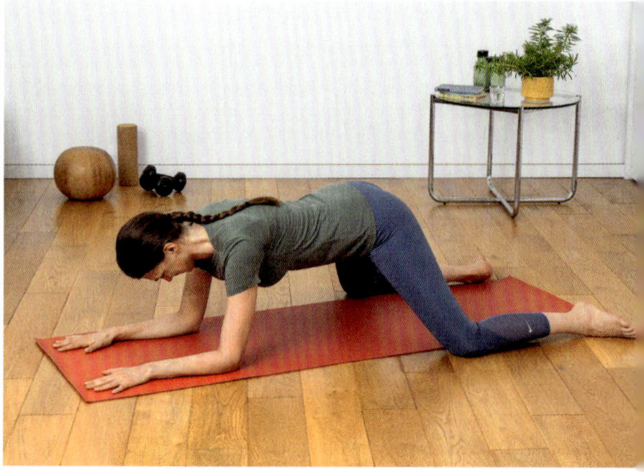

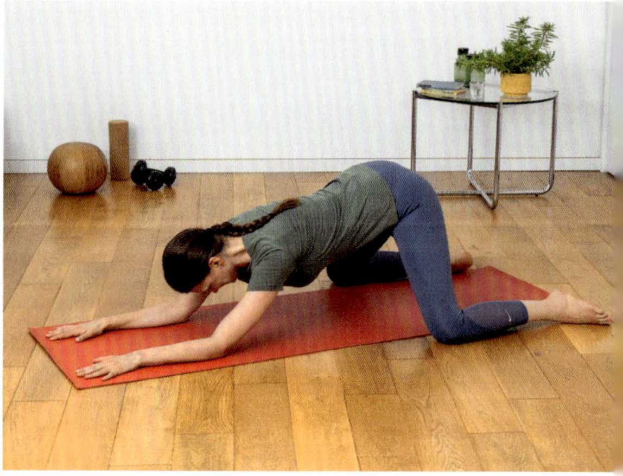

MEHR BEWEGLICHKEIT FÜR DEINE HÜFTE

Folgende Übungen helfen dir die Beweglichkeit deiner Hüfte und deines unteren Rückens zu verbessern oder diese zu erhalten und Schmerzen (aufgrund einseitiger Belastung und Haltung) vorzubeugen.

S19

Drehbewegung im Hüftgelenk

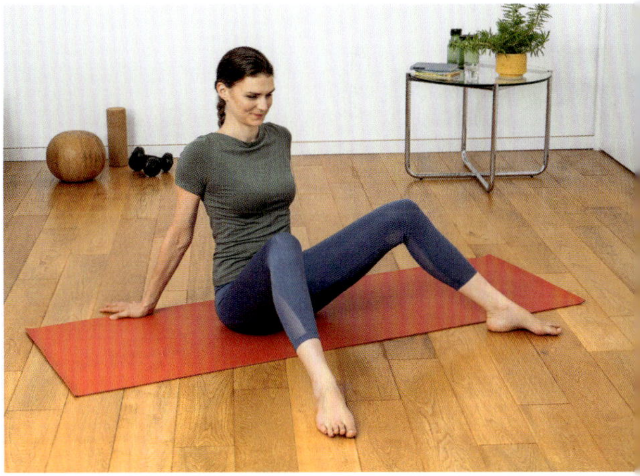

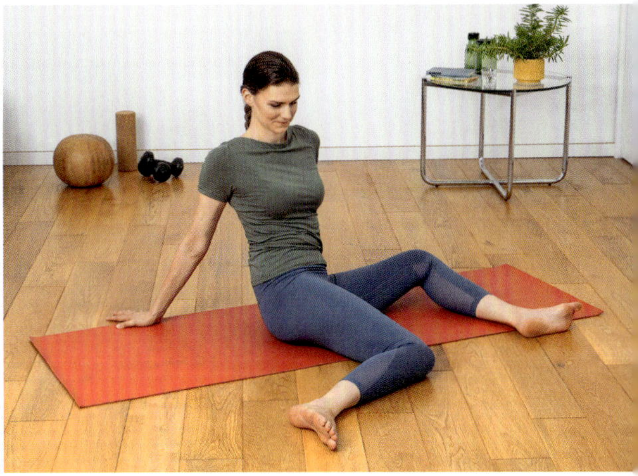

Gut bei: Bewegungseinschränkungen der Hüfte, bei Verspannungen und Schmerzen im unteren Rücken oder Gesäß, ISG-Blockade

Ausführung:

- Setze dich auf den Boden und stütze dich mit deinen Händen hinter dem Körper ab, dein Oberkörper ist dabei leicht nach hinten geneigt.
- Stelle deine Beine möglichst breit und mit den Knien nach außen gerichtet auf.
- Richte deine Wirbelsäule auf und ziehe deine Schulterblätter nach hinten und unten in Richtung Wirbelsäule.
- Atme aus und bewege dabei deine Knie in Richtung Boden. Ein Knie bewegt sich dabei über die Mitte nach unten zum Boden (Drehung nach innen), das andere bewegt über die Seite zum Boden (Drehung nach außen).
- Atme ein und komme dabei wieder zurück in die Ausgangsposition.
- Führe die Übung im Wechsel nach rechts und links aus.

Anzahl:

- 8 Wiederholungen je Seite
- 3 Runden

B19

Entlastung für die Hüfte

Gut bei: Schmerzen in der Hüfte, im ISG oder unteren Rücken, Bewegungseinschränkungen der Hüfte, Beinlängendifferenz, Skoliose

Ausführung:

- Lege dich auf den Rücken.
- Deine Beine sind dabei ausgestreckt und hüftbreit geöffnet.
- Ziehe deine Vorfüße nach oben, der Rest der Beine inkl. Becken bleibt locker und entspannt.
- Schiebe nun im Wechsel deine rechte und linke Ferse soweit wie möglich nach unten. Durch den Schub wird das gesamte Bein mit nach unten bewegt und gestreckt, außerdem öffnet sich der untere Rückenbereich zwischen Becken und Brustkorb.

Anzahl:

- 10 Wiederholungen je Seite
- 3 Runden

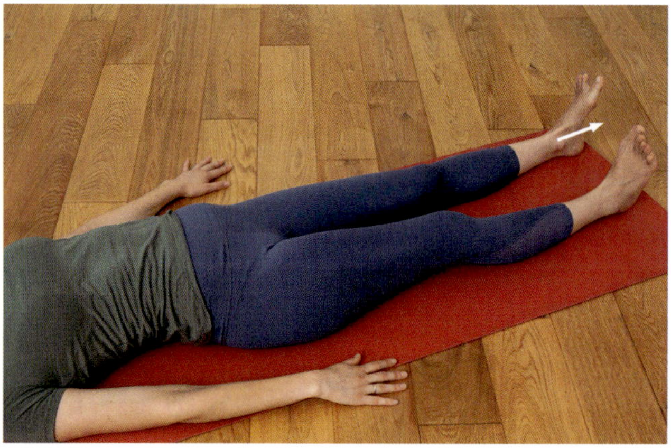

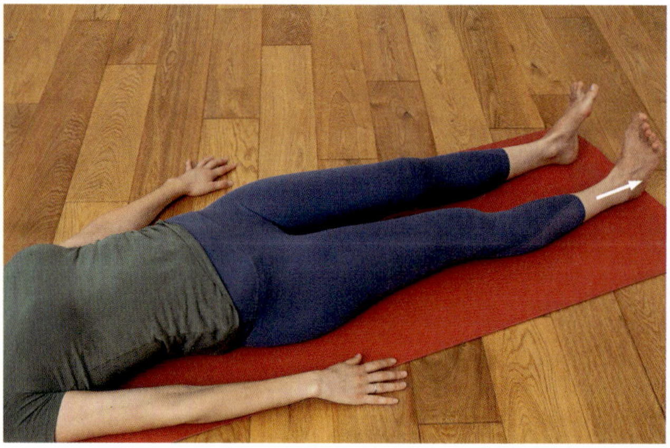

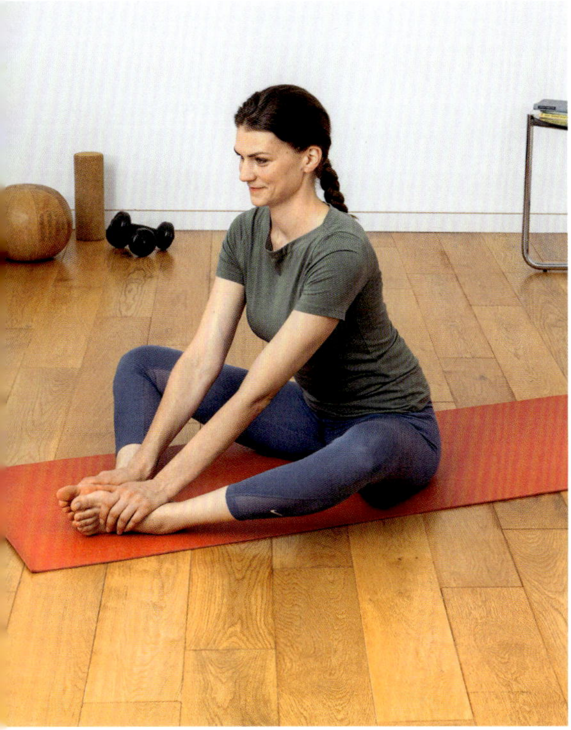

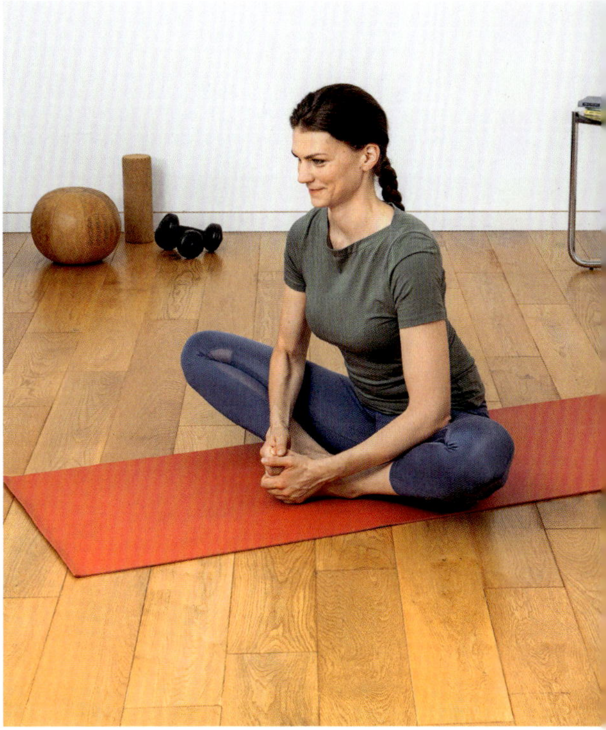

B20

Beinöffnung

Gut bei: Bewegungseinschränkung der Hüfte, Schmerzen im unteren Rücken, Gesäß oder Leiste, Verspannungen der Oberschenkelinnenseite, Knieschmerzen (Außenseite)

Ausführung:

- Setzte dich auf den Boden und lege deine Fersen vor dem Körper aneinander.
- Deine Knie fallen dabei locker nach außen.
- Richte deine Wirbelsäule auf, indem du deinen Scheitelpunkt nach oben in Verlängerung deiner Wirbelsäule ziehst.
- Greife wenn möglich mit deinen Händen die Vorfüße und neige deinen Oberkörper gestreckt nach vorne und unten bis du einen Dehnreiz spüren kannst.
- Solltest du deine Vorfüße aktuell nicht mit deinen Händen erreichen können, kannst du auch weiter oben greifen.
- Bewege deine Füße Schritt für Schritt weiter nach oben in Richtung Becken.
- Du kannst den Dehnreiz verstärken, indem du dich mit deinen Händen weiter nach unten ziehst. Dein Rücken bleibt dabei gerade.
- Zusätzlich kannst du mit deinen Unterarmen deine Oberschenkel nach außen drücken und somit den Dehnreiz variieren und intensivieren.

Anzahl:

- Halte die Position für 8 tiefe Atemzüge.
- 3 Runden

MEHR KRAFT FÜR DEINE HÜFTE

Diese Übungsauswahl stabilisiert und zentriert deine Hüftgelenke und kann Schmerzen im Bereich Rücken, ISG, Gesäß und deiner Hüfte vorbeugen. Eine wichtige Ergänzung hierzu findest du auf Seite 62 (Übung K11)

K24

Kräftigung der tiefen Hüftmuskulatur

Gut bei: Schmerzen im unteren Rücken, im Gesäß, der Hüfte oder im ISG, Bewegungseinschränkungen der Hüfte, „ISG-Blockade", langen Sitz- oder Stehphasen

Ausgangsposition:

- Lege dich auf eine Seite.
- Deinen Kopf kannst du dabei auf deinem unteren Arm ablegen oder ein Handtuch oder Kissen als Unterlage wählen.
- Winkle deine Beine in einer für dich angenehmen Position an und bringe dein Becken in eine gerade Position.
- Richte deine Wirbelsäule auf, schiebe dazu deinen Scheitelpunkt nach oben und ziehe gleichzeitig deine Schulterblätter nach hinten und unten.
- Platziere die Faust deines oberen Armes mit dem Handrücken nach vorne zeigend auf Brusthöhe vor deinem Körper.

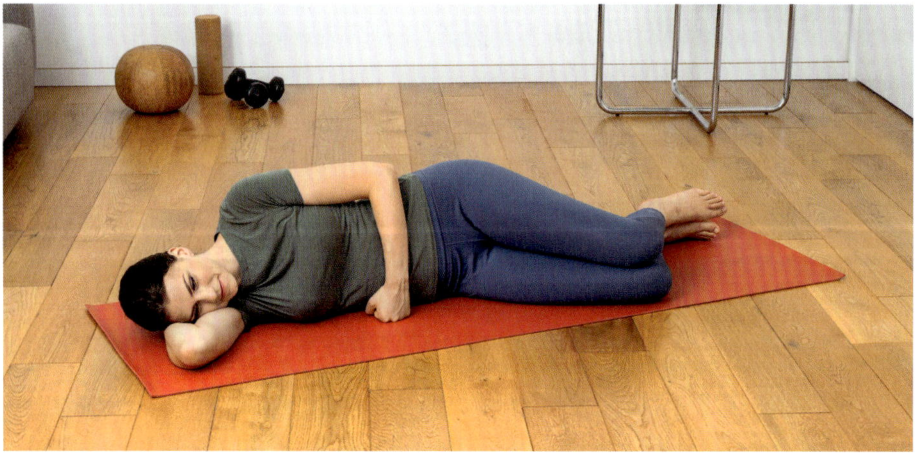

VARIANTE 1

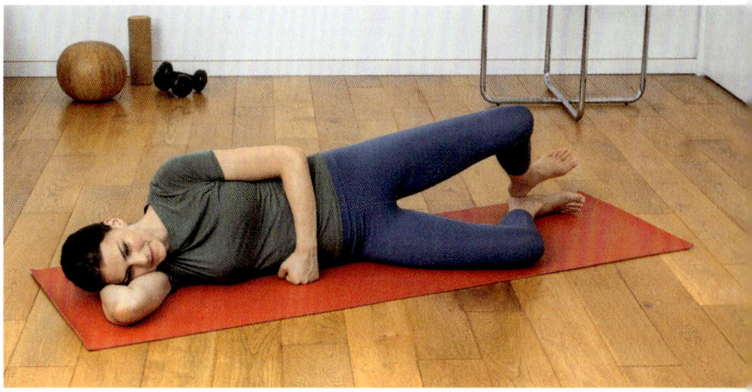

Ausführung:

- Atme aus und bewege dabei dein oberes Knie nach oben, deine Fersen bleiben dabei zusammen, sodass eine Klappbewegung (vergleichbar mit einer Muschel) stattfindet.
- Drücke zusätzlich die Faust in die Unterlage und spanne deinen Bauch an, indem du während der Ausatmung deinen Bauchnabel aktiv nach innen ziehst.
- Achte darauf, dass dein Becken während der gesamten Bewegung gerade bleibt und nicht nach hinten kippt.
- Atme ein und bewege dabei dein Knie wieder zurück, lege es jedoch nicht ganz ab.

Anzahl:

- 10 Wiederholungen je Seite
- 3 Runden

VARIANTE 2

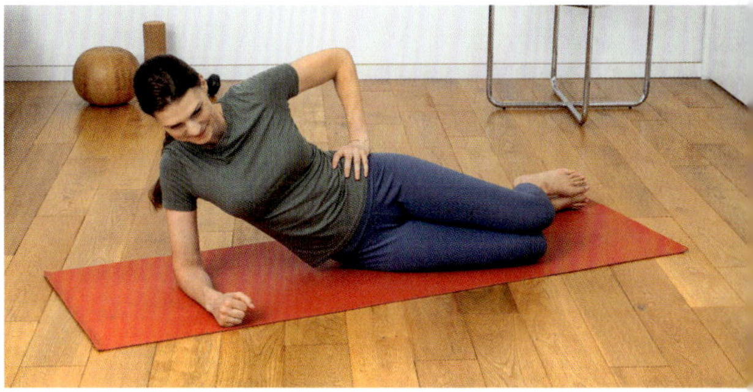

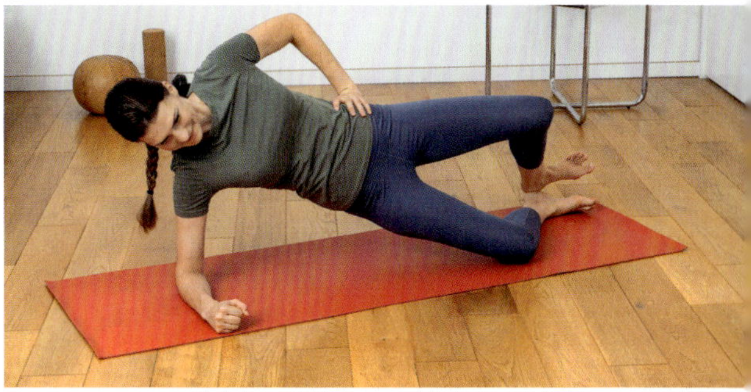

Ausführung:

- Lege dich auf eine Seite.
- Ziehe deine Beine heran und platziere deine Fersen auf Höhe deiner Hüfte.
- Dein unterer Arm ist auf Schulterhöhe aufgestellt und dein Unterarm zeigt nach vorne.
- Stütze deine andere Hand an deinem Becken ab und achte darauf, dass dein Becken in einer geraden Position ist und auch bleibt.
- Atme aus, spanne dabei deinen Rumpf an, indem du deinen Bauchnabel sanft nach innen ziehst, und stütze dich nach oben ab, sodass dein Gesäß von der Unterlage abhebt. Gleichzeitig klappt dein oberes Knie auf, deine Fersen bleiben dabei zusammen.
- Atme ein, dabei klappt dein Knie wieder nach unten und dein Gesäß bewegt sich in Richtung Unterlage, legt jedoch nicht komplett ab.

Anzahl:

- 8 Wiederholungen je Seite
- 3 Runden

K25

Kräftigung der Gesäßmuskulatur

Gut bei: Schmerzen im unteren Rücken, der Hüfte, im Gesäß oder ISG, „ISG-Blockade“, Bewegungseinschränkungen der Hüfte

Ausgangsposition:

- Komme in einen tiefen Vierfüßlerstand.
- Deine Ellbogen sind dabei unterhalb deiner Schultern platziert und deine Unterarme zeigen parallel nach vorne.
- Strecke deine Wirbelsäule, dein Nacken wird dadurch lang und dein Blick ist zum Boden gerichtet.
- Platziere deine Knie unterhalb deiner Hüftgelenke.

VARIANTE 1

Ausführung:

- Atme aus, aktiviere dabei deinen Rumpf, indem du deinen Bauchnabel sanft nach innen ziehst und löse ein Bein von der Unterlage. Das Bein ist dabei gebeugt und die Ferse schiebt nach oben in Richtung Decke.
- Atme ein und führe dabei das Bein wieder zurück in Richtung Ausgangsposition. Dein Knie setzt dabei aber nicht ganz auf, sondern bleibt in der Luft.

Anzahl:

- 10 Wiederholungen je Seite
- 3 Runden

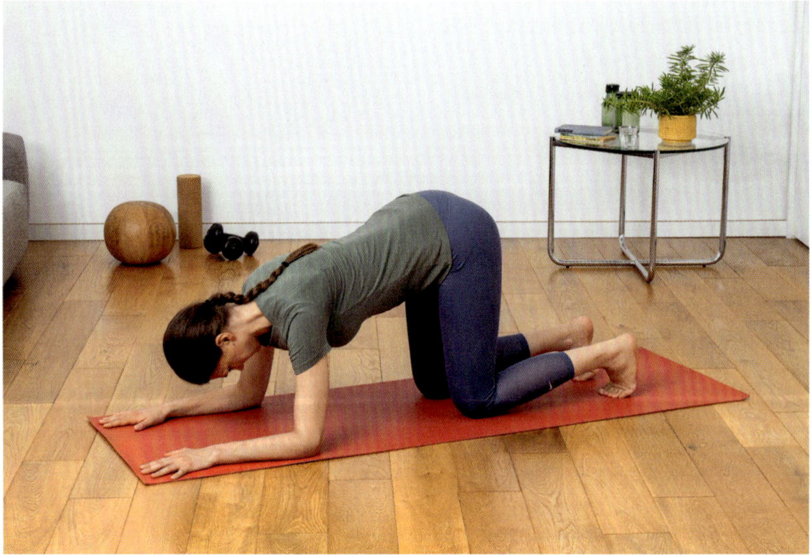

VARIANTE 2

Ausführung:

- Atme ein und schiebe dabei die Ferse eines Beines nach oben.
- Atme aus, führe nun das Bein schräg über das andere in Richtung Boden und strecke es bei der nächsten Einatmung wieder mit der Ferse nach oben.
- Bei der nächsten Ausatmung bewegt sich das Knie über die Außenseite in Richtung Boden.
- Wiederhole die Bewegungsabfolge von vorne.
- Ziehe während der Ausatmung deinen Bauchnabel in Richtung Wirbelsäule und stabilisiere so deinen Rumpf und Rücken. Achte außerdem darauf, dein Becken gerade zu halten.
- Dein Knie setzt während der gesamten Übung nicht ganz auf, sondern berührt lediglich die Unterlage oder kommt, falls dies aktuell noch nicht möglich ist, soweit wie möglich in die jeweilige Richtung.
- Die Bewegung nach außen kann für den Beckenboden anstrengend sein. Falls du in diesem Bereich Beschwerden hast, spanne den Beckenboden bitte während der Übung aktiv an.

Anzahl:

- 6 Wiederholungen je Seite
- 3 Runden

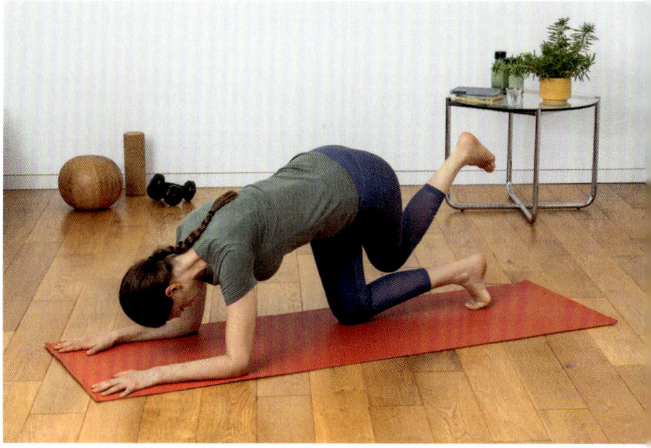

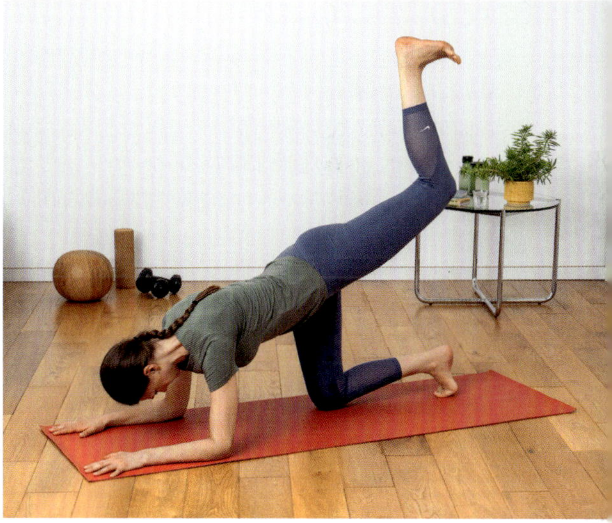

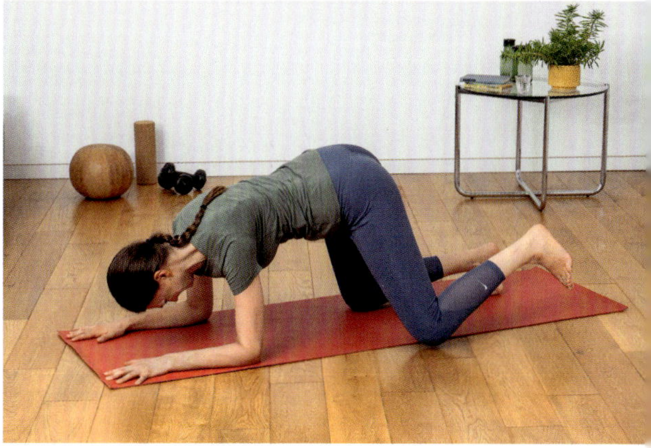

Potraining im Alltag

Einfaches Treppengehen sorgt für eine Kräftigung deines Gesäßes. Du kannst das Ganze steigern, indem du 2 Stufen auf einmal nimmst.

K26

Kräftigung der Beinmuskulatur

Gut bei: Schmerzen und Verspannungen im Gesäß und unteren Rücken (mit Ausstrahlungen ins Bein), schwacher Beinmuskulatur und Gleichgewichtsproblemen

Ausgangsposition:

- Stelle dich hüftbreit auf.
- Deine Knie sind minimal gebeugt und deine Wirbelsäule ist aufgerichtet.
- Stütze deine Hände rechts und links auf deinem Becken ab und richte deinen Blick nach vorne.
- Verlagere dein Gewicht auf ein Bein, ohne dabei dein Knie ganz durchzustrecken.

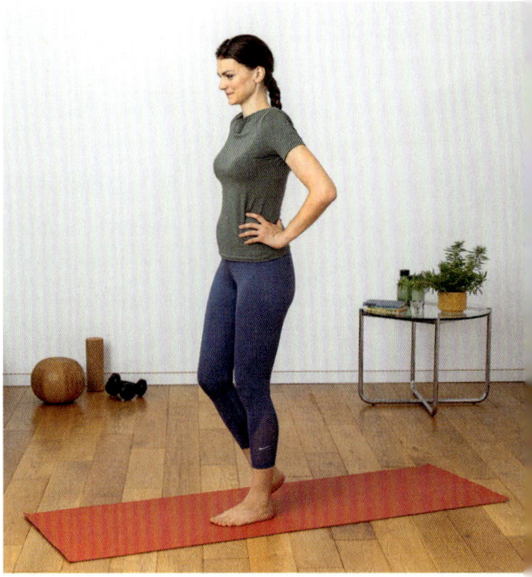

VARIANTE 1

Ausführung:

- Atme aus, neige dabei deinen Oberkörper gestreckt nach vorne und bewege deine gegenüberliegende Hand bzw. deren Fingerspitzen in Richtung Boden.
- Gleichzeitig streckst du dein anderes Bein nach hinten, so dass dein Körper annähernd eine Linie bildet.
- Um deinen Rumpf und dein Becken zu stabilisieren, ziehe deinen Bauchnabel sanft nach innen.
- Atme ein und komme dabei zurück in die Ausgangsposition.

Anzahl:

- 8 Wiederholungen je Seite
- 3 Runden

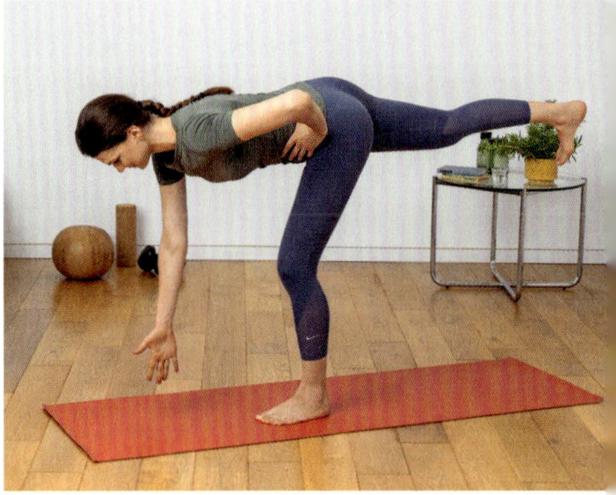

VARIANTE 2

Ausführung:

- Atme ein, neige dabei deinen Oberkörper gestreckt nach vorne und deine gegenüberliegende Hand bzw. deren Fingerspitzen in Richtung Boden.
- Gleichzeitig streckst du dein anderes Bein nach hinten, so dass dein Körper annähernd eine Linie bildet.
- Achte dabei auf einen stabilen Rumpf und ein stabiles Becken.
- Atme aus und ziehe dabei das Knie des gestreckten Beines nach vorne oben und führe deine Hand zurück an dein Becken.

Anzahl:

- 8 Wiederholungen je Seite
- 3 Runden

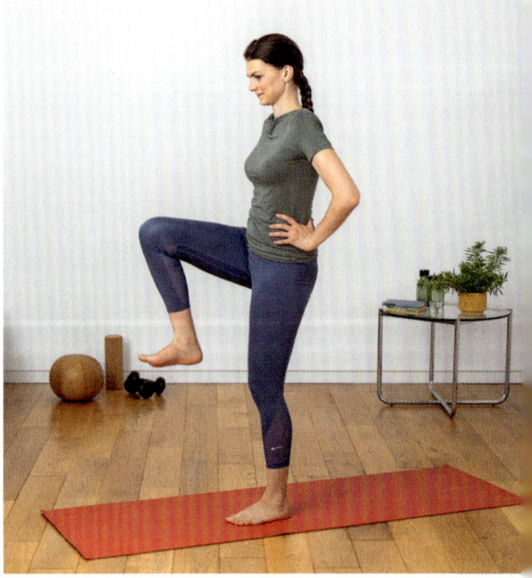

Die Knie – Schritt für Schritt beschwerdefrei

Kniebeschwerden sind recht häufig anzutreffen. Zu (Sport-)Verletzungen und Arthrosen gesellen sich auch oftmals Instabilitäten, welche, vor allem bei Jüngeren, zu Schmerzen führen können. Daher ist es umso wichtiger, die Kniegelenke mit entsprechenden Übungen zu stabilisieren und somit gesund und schmerzfrei zu halten.

Ergänzende Kapitel:

- **Füße und Sprunggelenke** (Seite 132): Deine Fußbelastung ist mit ausschlaggebend für die Stellung und Belastung deiner Kniegelenke und hat daher großen Einfluss auf deine Kniegesundheit.
- **Hüfte** (Seite 104): Ebenso wie von unten die Füße hat auch die Stellung deiner Hüfte von oben großen Einfluss auf deine Knie und deren Stellung und Belastung. Dabei ist neben den knöchernen Strukturen vor allem auch die kräftige und verbindende Oberschenkelmuskulatur zuständig.
- **Beinachse** (Seite 131): Der Verlauf deiner kompletten Beinachse hat Einfluss auf deine Knie und darüber hinaus, daher ist es wichtig, die komplette Beinachse zu betrachten und zu kräftigen.

Ein recht häufiges Beschwerdebild aus dem Sportbereich ist das sog. „Läuferknie", auch ITBS (Iliotibiales Bandsyndrom) genannt. Durch eine Überlastung des Tractus iliotibialis im Kniebereich, z. B. durch Langstreckenläufe oder fehlender Regeneration zwischen einzelnen Läufen, kann es zu schmerzhaften Reizungen in diesem Bereich kommen. Mit ausschlaggebend können zudem Fehlstellungen im Fuß- oder Kniebereich (vor allem O-Beine sind anfällig) sein.

Typisch sind dabei Schmerzen an der Knieaußenseite, je nach Ausprägung bei Belastung oder bereits in Ruhe.

Übungsbeispiele dazu findest du im folgenden Kapitel, meine ergänzende Übungsempfehlung:

- Dehnung der tiefen Hüftmuskulatur, Übung S16 (Seite 106)
- Kräftigung der tiefen Hüftmuskulatur, Übung K23 (Seite 98)
- Kräftigung Beinmuskulatur, Übung K26 (Seite 116)

PHYSIOWISSEN: *Tractus iliotibialis*

Der *Tractus iliotibialis* ist ein großer sehniger Faserstrang an der Außenseite deiner Oberschenkel. Er zieht vom Beckenkamm über das Hüft- und Kniegelenk zum Schienbein, dient als Zuggurtung und verhindert eine Ausbiegung deines Oberschenkels nach außen.

Eine anderes Überlastungssyndrom ist das Patellaspitzensyndrom, auch bekannt als „Jumpers Knee". Dieses betrifft, wie der Name schon verrät, die Patellasehne. Sie ist die Sehne des vorderen Oberschenkelmuskels, in welche die Kniescheibe („Patella") eingebettet ist, das Ende bzw. der Übergang zwischen Kniescheibe und Schienbeinkante wird auch als „Patellaband" bezeichnet. Beim Patellaspitzensyndrom wird genau dieser Ansatzbereich der Sehne überlastet und gereizt. Vor allem Sportarten, welche die Kniestreckung intensiv nutzen, z. B. Sprünge beim Basketball, Volleyball, Seilspringen, sind häufig davon betroffen.

Typisch sind dabei Schmerzen an der Knievorderseite, je nach Ausprägung bei Belastung oder bereits in Ruhe.

Übungsbeispiele dazu findest du im folgenden Kapitel, meine ergänzende Übungsempfehlung:

- Dehnung Hüftbeuger, Übung S17 (Seite 107)
- Bridging, Übung K11 (Seite 62)
- Kräftigung Beinmuskulatur, Übung K26 (Seite 116)

Druck im Knie

Alle Verletzungen im Kniegelenk können zu einer schmerzhaften Schwellung führen. Durch diese Flüssigkeitsvermehrung in der Gelenkkapsel kommt diese unter Spannung und die betroffenen PatientInnen spüren einen schmerzhaften Druck im gesamten Kniebereich.

Das kann helfen (bitte auf Schmerzfreiheit achten):

- Beine hochlagern
- Fußpumpe: Vorfüße im Wechsel soweit wie möglich nach oben ziehen und nach unten strecken.
- Kniepumpe: Sitz mit ausgestreckten Beinen, dabei die Ferse in Richtung Gesäß führen und wieder strecken.
- Kniestreckung: s. Übung K27, Variante 1
- Moderate Kälte gegen die Schmerzen
- Sanftes Fahrradfahren (Sattel entsprechend der möglichen Kniebeugung einstellen)

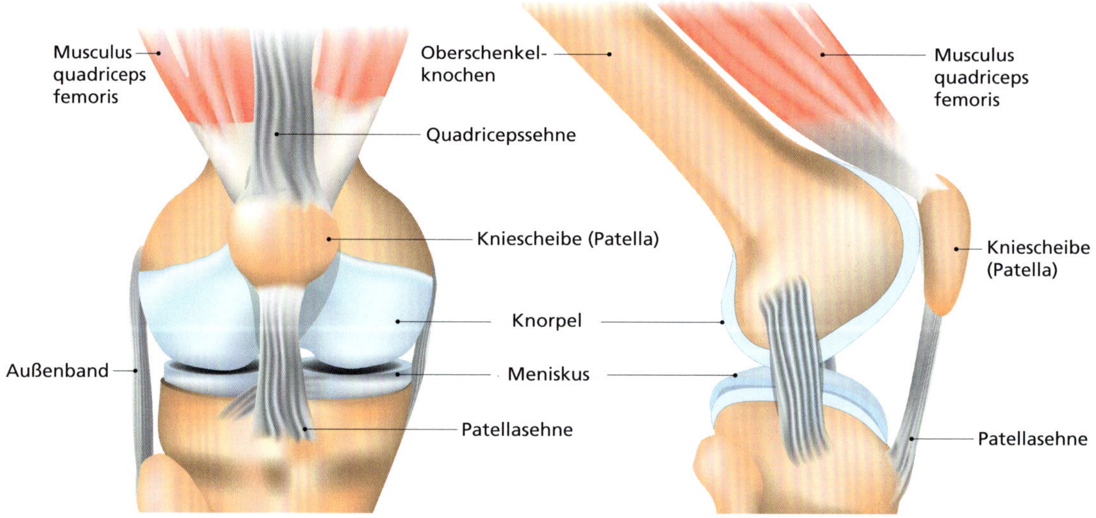

Kniegelenksumgebende Strukturen

SOFORT-HILFE FÜR DIE KNIE

Folgende Übungen können dir bei akuten Schmerzen und anderen Beschwerden im Kniebereich helfen.

S20

Dehnung der Oberschenkelvorderseite

Gut bei: Schmerzen an der Knievorderseite oder im Verlauf der vorderen Oberschenkelmuskulatur, Patellaspitzensyndrom, Bewegungseinschränkungen im Knie oder der Hüfte

Ausführung:

- Stelle dich hüftbreit auf, deine Knie sind minimal gebeugt.
- Richte deine Wirbelsäule auf und ziehe deinen Bauchnabel sanft nach innen in Richtung Wirbelsäule.
- Verlagere dein Gewicht auf ein Bein und löse den anderen Fuß vom Boden.
- Bewege die Ferse mit deiner Hand in Richtung Gesäß, richte gleichzeitig dein Becken auf (Abstand zwischen Schambein und Bauchnabel verringert sich) und spanne dein Gesäß an.
- Solltest du Schwierigkeiten aufgrund der Beweglichkeit haben, kannst du einen Gürtel zu Hilfe nehmen und diesen um deinen Knöchel legen und so deinen Fuß weiter in Richtung Gesäß bringen.
- Alternativ kannst du diese Übung auch in Bauchlage ausführen.

Anzahl:

- Position je Seite für 8 tiefe Atemzüge halten
- 3 Runden

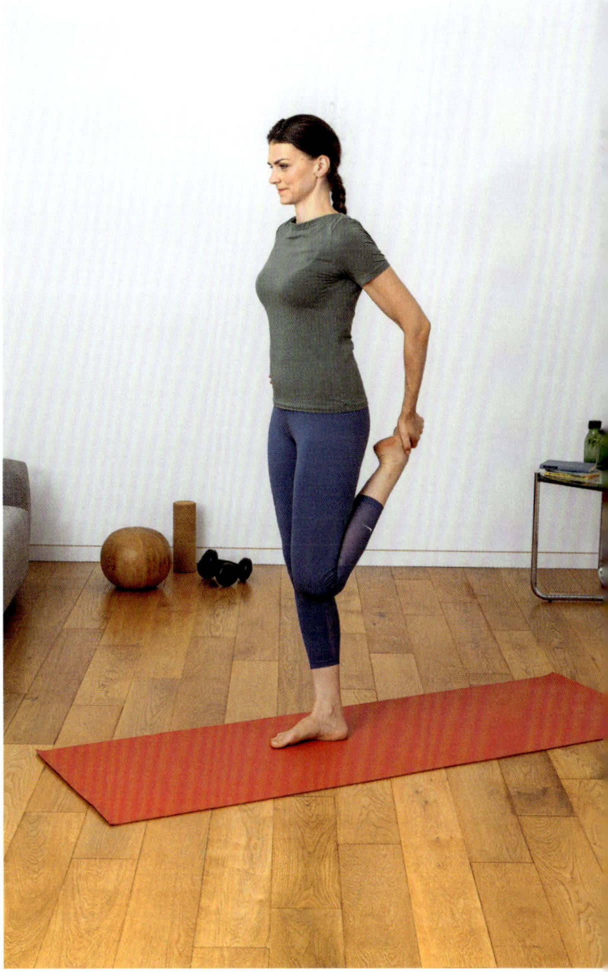

S21

Dehnung der Beinrückseite

Gut bei: Schmerzen und Verspannungen der Beinrückseite und des Gesäß, Knieschmerzen, reduzierte Kniestreckung, Patellaspitzensyndrom

Ausführung:

- Komme in einen hüftbreiten Stand.
- Richte deine Wirbelsäule auf und verschränke deine Hände hinter dem Körper.
- Strecke ein Bein nach vorne und setze die Ferse auf.
- Das Knie des anderen Beines wird leicht gebeugt.
- Ziehe nun den Vorfuß des ausgestreckten Beines nach oben, richte deine Wirbelsäule noch einmal aktiv auf und neige dann deinen Oberkörper gestreckt nach vorne und unten in Richtung Fuß.

Anzahl:

- Position je Seite für 8 tiefe Atemzüge halten
- 3 Runden

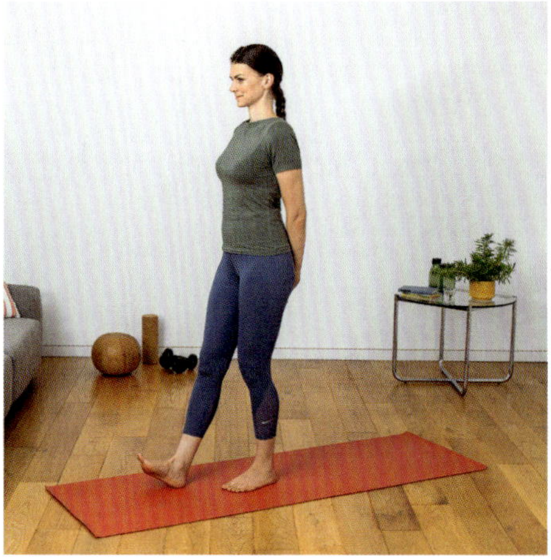

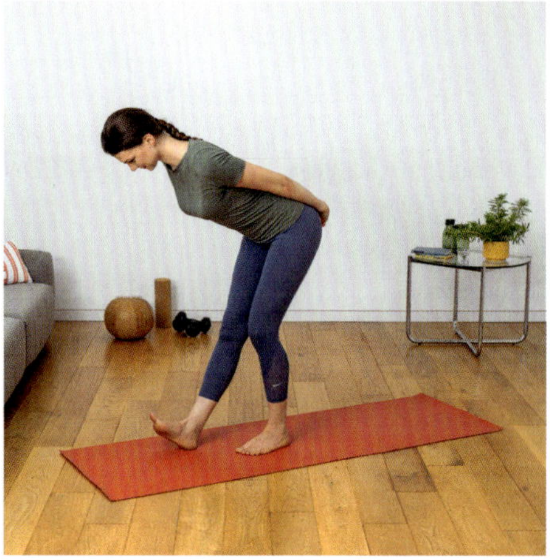

S22

Dehnung der Beininnenseite

Gut bei: Leistenschmerzen, Knieschmerzen (Innenseite), Bewegungseinschränkungen der Hüfte

Ausführung:

- Komme in einen breiten Stand und richte deine Wirbelsäule auf.
- Beuge auf einer Seite dein Knie und verlagere dein Gewicht auf diese Seite.
- Der Fuß dreht dabei minimal nach außen, die Richtung des Knies orientiert sich dabei an den Zehen.
- Dein anderes Bein bleibt gestreckt und dein Becken in einer geraden und aufgerichteten Position.
- Beuge soweit, bis du einen Zug an der Innenseite des Oberschenkels des gestreckten Beines spürst.

Anzahl:

- Halte die Position für 8 tiefe Atemzüge je Seite.
- 3 Runden

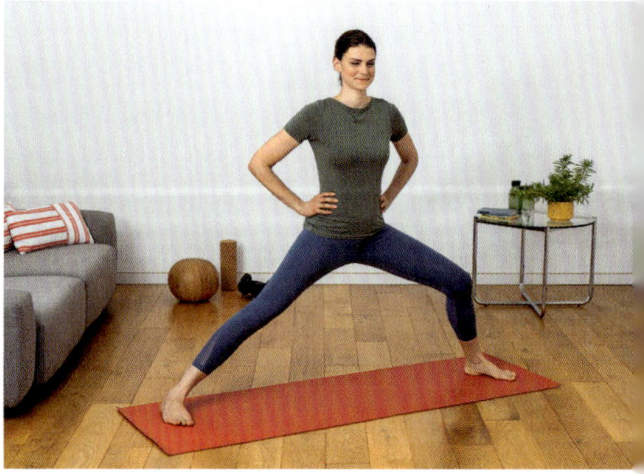

MEHR BEWEGLICHKEIT FÜR DEINE KNIE

Folgende Übungen können dir dabei helfen, die Beweglichkeit deiner Knie zu verbessern oder diese zu erhalten.

B21

Drehbewegung im Kniegelenk

Gut bei: reduzierter Kniebeweglichkeit, Knieschmerzen an der Innen- oder Außenseite

Ausführung:

- Setze dich aufrecht und etwa hüftbreit auf einen Stuhl.
- Deine Knie sollten dabei annähernd in einem rechten Winkel und deine Sprunggelenke unter deinen Knien aufgestellt sein.
- Hebe einen Vorfuß leicht vom Boden ab und drehe diesen über die Ferse soweit wie möglich nach innen und im Anschluss nach außen, die Ferse bleibt dabei auf der Stelle.
- Solltest du Schwierigkeiten dabei haben, dein Bein während der Übung gerade zu halten, kannst du deinen Oberschenkel rechts und links mit deinen Händen fixieren. Achte bitte darauf, hoch genug zu greifen, um die Bewegung nicht einzuschränken.

Anzahl:

- 8 Wiederholungen je Seite
- 3 Runden

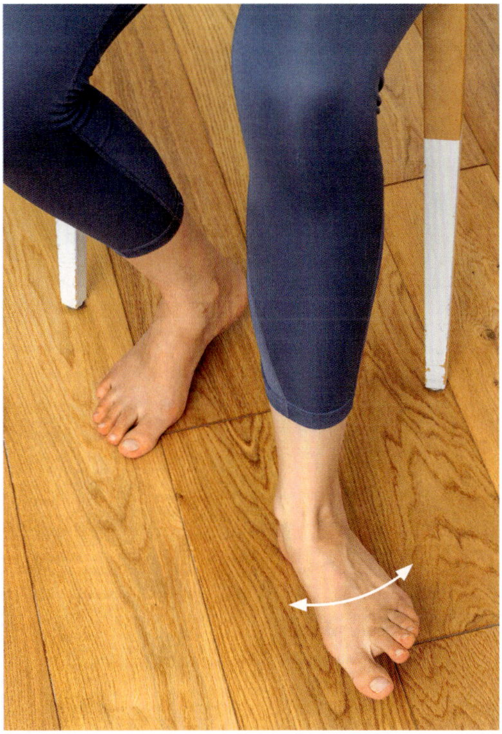

Gut zu wissen

Eine Drehbewegung nach außen oder innen kann nur in einer gebeugten Kniehaltung stattfinden, da deine Knie in gestrecktem Zustand maximal gesichert und unbeweglich sind.

B22

Streckung der Beinrückseite

Gut bei: Bewegungseinschränkungen im Knie, Sprung- oder Hüftgelenk, Schmerzen und Verspannungen im Verlauf der Beinrückseite, im unteren Rücken oder der Leiste, Kniebeschwerden

Ausführung:

- Komme in einen Ausfallschritt, die Winkel im Hüft- und Kniegelenk sind dabei ca. 90°.
- Dein hinteres Bein liegt auf und deine Zehen sind aufgestellt.
- Richte deine Wirbelsäule auf und spanne deinen Rumpf an, indem du deinen Bauchnabel sanft nach innen ziehst.
- Atme ein und drücke dich dabei nach oben, strecke das hintere Bein durch und schiebe die Ferse dabei aktiv nach unten in die Unterlage.
- Atme aus, beuge dabei dein hinteres Knie und führe es in Richtung Ausgangsposition, lege es jedoch nicht komplett ab.

Anzahl:

- 6 Wiederholungen je Seite
- 3 Runden

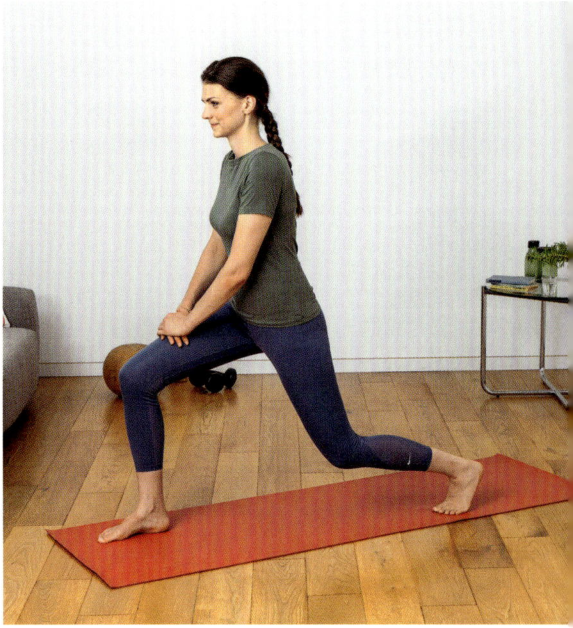

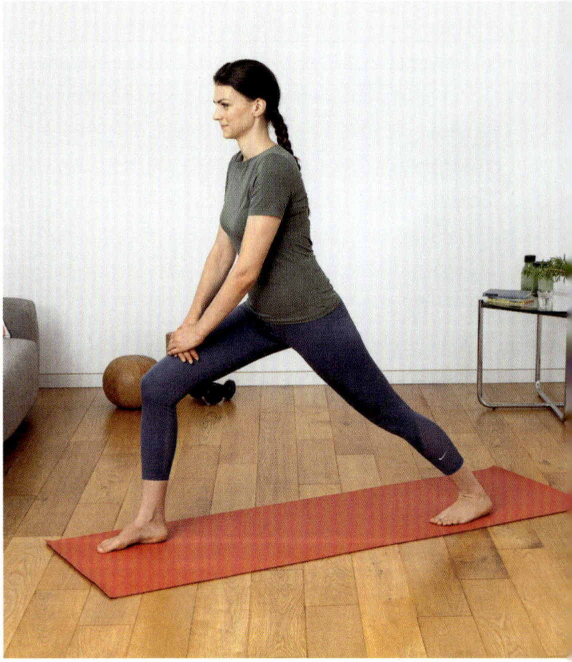

Einfache Mobilisation und Entlastung für Zwischendurch

Setze dich auf einen Tisch, deine Oberschenkel liegen auf, deine Knie sind im Überhang und in alle Richtungen frei beweglich.
Schwinge deine Unterschenkel nun locker vor und zurück und integriere kreisende Bewegungen.

B23

Kniemobilisation

Gut bei: Bewegungseinschränkungen oder Schmerzen in Knie, Sprunggelenk oder Hüfte

Ausführung:

- Komme in einen Ausfallschritt, die Winkel im Hüft- und Kniegelenk sind dabei ca. 90°.
- Dein hinteres Bein liegt auf und deine Zehen sind aufgestellt.
- Richte deine Wirbelsäule auf und spanne deinen Rumpf an, indem du deinen Bauchnabel sanft nach innen ziehst.
- Bewege deinen Körper nun Schritt für Schritt weiter nach vorne, so dass dein vorderes Knie und Sprunggelenk mehr in die Beugung kommen.
- Du kannst mit Hilfe deiner Hände zusätzlichen Druck auf dein vorderes Bein ausüben und somit die Bewegung verstärken.
- Variiere die Bewegungsrichtung auch nach innen, außen und mit kreisenden Bewegungen.

Anzahl:

- 6 Wiederholungen je Seite
- 3 Runden

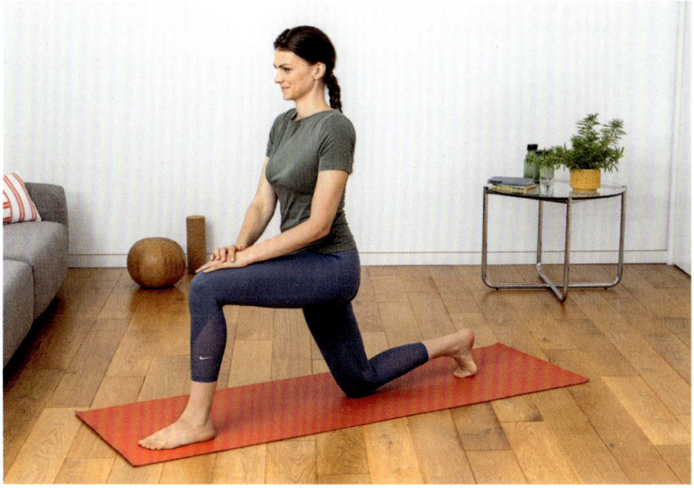

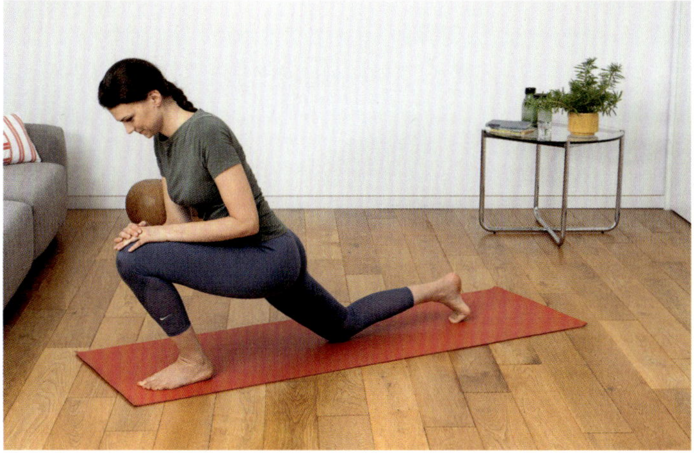

MEHR KRAFT FÜR DEINE KNIE

Folgende Übungen kräftigen deine kniegelenksumgebende Muskulatur und sorgen somit für mehr Stabilität und eine bessere Führung deiner Kniegelenke.

K27

Kräftigung der Oberschenkel-vorderseite

Gut bei: Knieschmerzen an der Vorderseite, Instabilität, Abweichungen der Beinachse, reduzierte Kniestreckung

Ausführung:

- Setzte dich auf den Boden.
- Stelle ein Bein auf und strecke das andere aus, platziere unter der Kniekehle ein zusammengerolltes Handtuch.
- Deine Hände sind hinter dem Körper aufgestellt, um deinen Oberkörper zu stabilisieren.

VARIANTE 1

- Atme aus und strecke dabei dein Knie maximal durch.
- Deine Ferse löst sich dabei vom Boden.
- Ziehe zeitgleich deinen Vorfuß und deine Kniescheibe nach oben in Richtung Oberkörper.
- Atme ein, löse dabei die Spannung und senke deine Ferse, lege diese aber nicht komplett ab.

Anzahl:

- 8 Wiederholungen je Seite
- 3 Runden

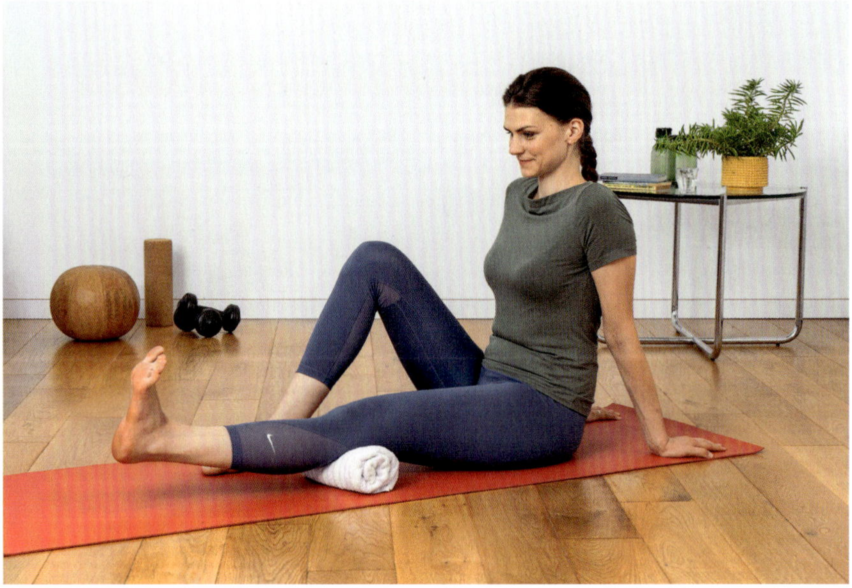

VARIANTE 2

- Entferne die Handtuchrolle unter deiner Kniekehle.
- Strecke dein Knie maximal durch und ziehe deinen Vorfuß und deine Kniescheibe nach oben in Richtung Oberkörper.
- Atme aus und bewege dabei dein komplettes Bein gestreckt nach oben und in einem großen Bogen nach außen.
- Atme in dieser Position ein, bevor du mit der nächsten Ausatmung dein Bein noch einmal nach oben und im Anschluss in einem großen Bogen nach innen bewegst.
- Dein Bein setzt während der gesamten Durchführung nicht ab.
- Achte darauf, dass dein Bein gestreckt und unter Spannung bleibt und du deine Schultern nicht nach oben ziehst.

Anzahl:

- 6 Wiederholungen je Seite
- 3 Runden

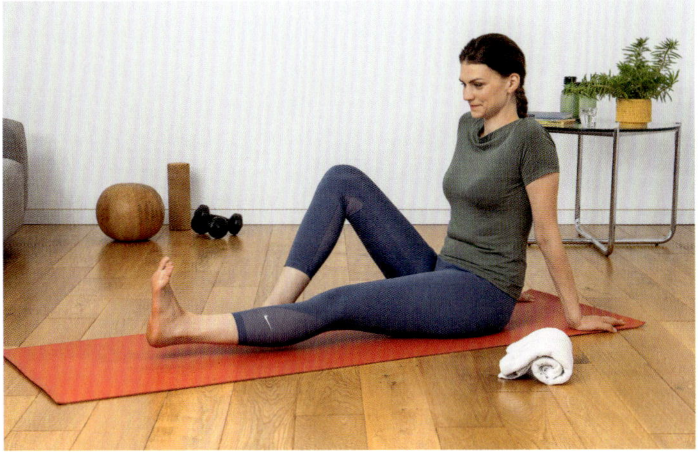

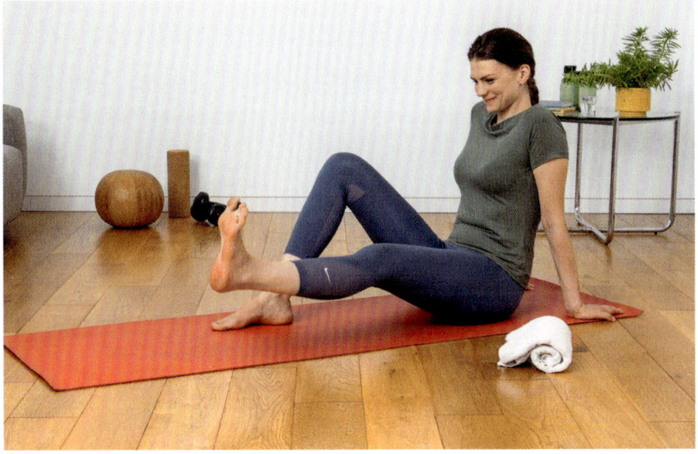

K28

Kräftigung der Oberschenkel- und Gesäßmuskulatur

Gut bei: Schmerzen im Knie (Vorderseite), Gesäß, Unterschenkel (auch Achillessehne) oder unteren Rücken, Bewegungseinschränkungen der Hüfte, Abweichungen der Beinachse

Ausführung:

- Komme in einen Ausfallschritt, deine Knie sind dabei im rechten Winkel gebeugt, dein hinteres Knie ist in der Luft.
- Richte deine Wirbelsäule auf und spanne deinen Rumpf, indem du deinen Bauchnabel sanft nach innen in Richtung Wirbelsäule ziehst.
- Dein Becken ist gerade und aufgerichtet und dein Gesäß angespannt.
- Solltest du Schwierigkeiten haben, diese Position einnehmen zu können, dann beuge deine Knie nur soweit wie für dich aktuell möglich.

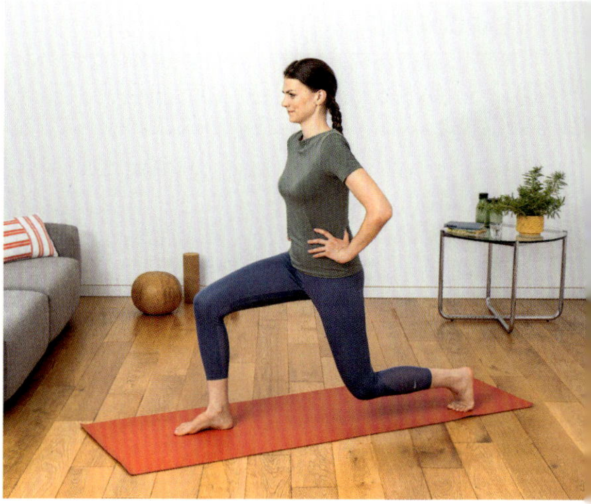

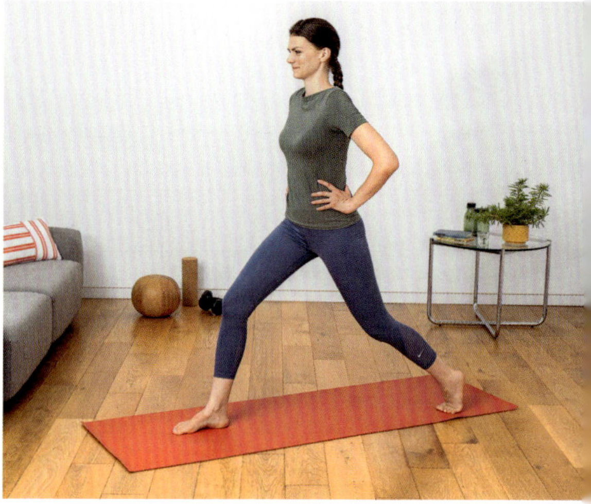

VARIANTE 1

- Bleibe in der Ausgangsposition.
- Dein vorderer Fuß zieht nach hinten und dein hinterer entgegengesetzt nach vorne, so baust du eine isometrische Muskelspannung auf.
- Es findet dabei keine Bewegung statt.

Anzahl:

- Position für 10 tiefe Atemzüge je Seite halten
- 3 Runden

VARIANTE 2

- Starte in der oben beschriebenen Ausgangsposition.
- Atme aus und strecke dabei deine Knie und bewege deinen Oberkörper senkrecht nach oben.
- Atme ein, bewege deinen Oberkörper senkrecht nach unten und beuge deine Knie und komme so zurück in die Ausgangsposition.

Anzahl:

- 10 Wiederholungen je Seite
- 3 Runden

PHYSIOWISSEN: Isometrische Muskelspannung

Als isometrische Muskelspannung bezeichnet man die Anspannung ohne dabei die Länge der Muskulatur zu verändern.

K29

Kräftigung der Oberschenkel-, Gesäß- und Rumpfmuskulatur

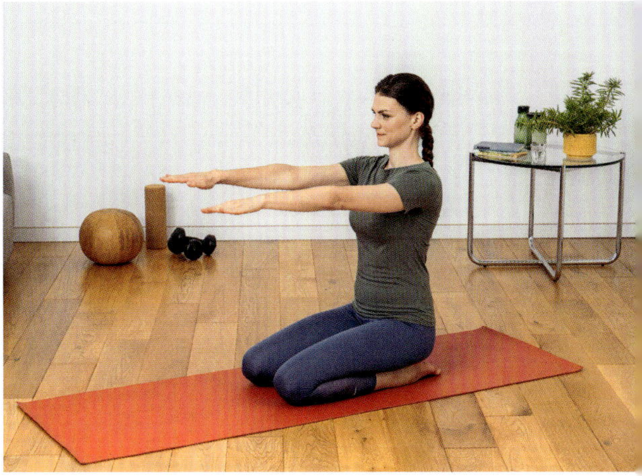

Gut bei: Schmerzen im unteren Rücken, im Verlauf des Oberschenkels, Gesäß oder Knie (Vorderseite), Bewegungseinschränkungen der Hüfte und Knie

Ausführung:

- Komme in einen Kniesitz.
- Dein Oberkörper ist aufgerichtet und deine Arme nach vorne ausgestreckt.

VARIANTE 1

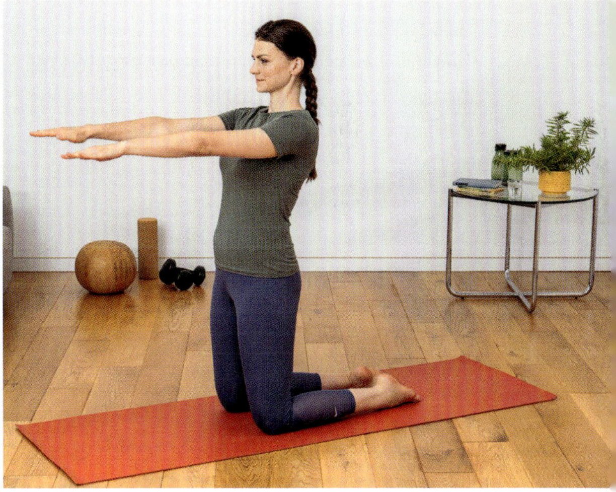

- Atme aus, bewege dabei dein Gesäß nach oben und strecke deine Hüfte.
- Spanne dein Gesäß an und stabilisiere deinen Rumpf, indem du deinen Bauchnabel mit der Ausatmung nach innen ziehst und gleichzeitig dein Becken aufrichtest.
- Atme ein und bewege dabei dein Gesäß wieder nach unten, setzte es jedoch nicht ganz ab.

Anzahl:

- 8 Wiederholungen je Seite
- 3 Runde

VARIANTE 2

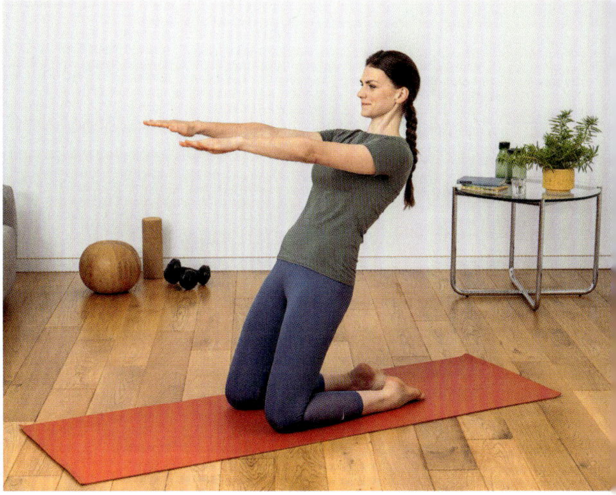

- Starte aus der Endposition von Variante 1.
- Atme aus und bewege deinen Oberkörper dabei nach hinten und wieder zurück.
- Dein Rumpf und dein Becken bleiben stabil, die Bewegung findet ausschließlich über die Kniebeugung statt.
- Atme zurück in der Ausgangsposition ein, bevor du mit der nächsten Wiederholung startest.

Anzahl:

- 8 Wiederholungen
- 3 Runden

K30

Knieschonende Kräftigung für die Oberschenkel

Da ich weiß, dass die letzte Übung (K29) nicht für alle ausführbar ist, folgt hier eine kniefreundlichere Alternative.

Gut bei: Instabilität, Knieschmerzen (Vorderseite)

Ausführung:

- Stelle dich mit dem Rücken an die Wand.
- Deine Beine sind dabei hüftbreit geöffnet.

VARIANTE 1

- Beuge nun deine Knie, so dass sie ungefähr einen rechten Winkel bilden.
- Falls dies noch nicht möglich ist, wähle einen für dich passenden größeren Winkel. Wichtig ist, dass die Position schmerzfrei und ohne Spannungsgefühl ist. Achte ergänzend auf eine gerade Beinachse.
- Richte dich auf, dein Scheitelpunkt zieht dabei nach oben in Verlängerung deiner Wirbelsäule.
- Ziehe gleichzeitig deinen Bauchnabel sanft nach innen und deine Schulterblätter nach hinten und unten in Richtung Wirbelsäule.
- Da ein leichtes Hohlkreuz ganz normal ist, musst du deinen unteren Rücken nicht gegen die Wand drücken, es reicht, wenn du diesen, wie oben beschrieben, über die Rumpfspannung und eine aufrechte Körperhaltung stabilisierst.
- Achte auf eine gleichmäßige Atmung.

Anzahl:

- Halte die Position so lange, wie sie ohne Ausweichbewegung möglich ist.

→ Darf es noch etwas anstrengender sein?
Wenn die Übung für dich gut umsetzbar ist, kannst du sie steigern, indem du ein Bein nach vorne ausstreckst und somit die Position mit nur einem Fuß stabilisieren und aufrechterhalten musst.

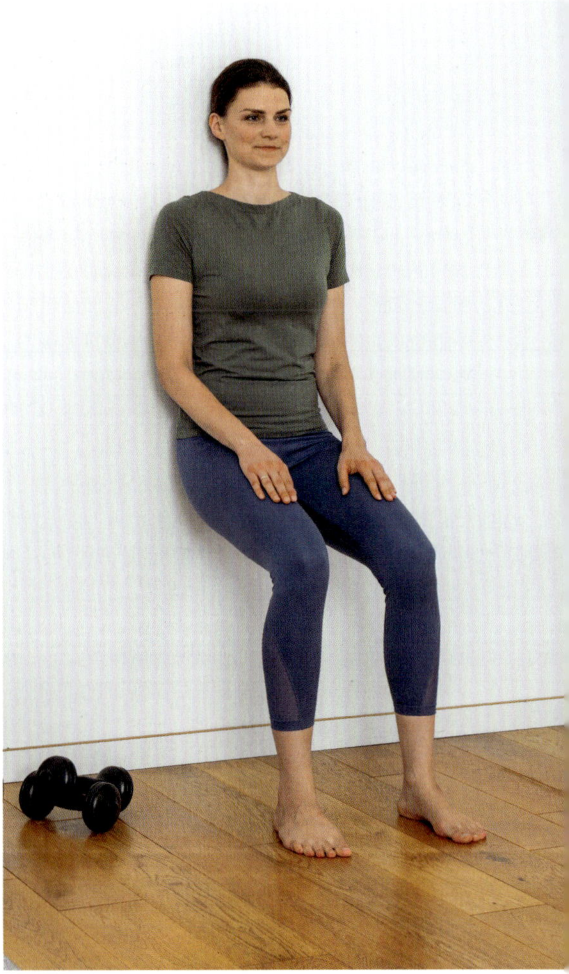

VARIANTE 2

- Starte aus der Endposition von Variante 1.
- Bewege nun im Wechsel einen Vorfuß nach oben (Fersenstand) und hebe auf der anderen Seite die Ferse vom Boden (Zehenstand) ab.
- Führe diese Bewegungen entgegengesetzt mit beiden Füßen gleichzeitig durch.
- Achte auf eine gleichmäßige Atmung.

Anzahl:

- 12 Wiederholungen je Seite
- 3 Runden

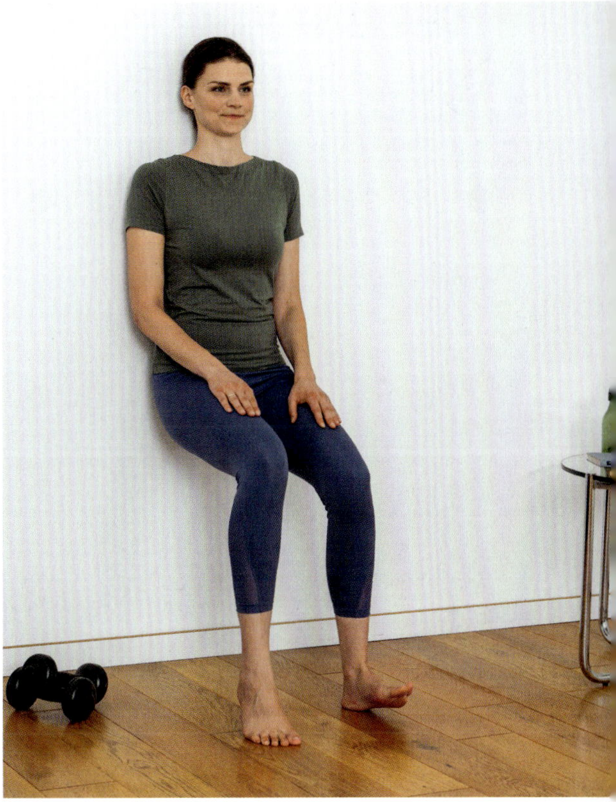

Kniefreundlicher Alltag

Falls du hin und wieder Beschwerden mit deinen Knien hast, gebe ich dir hier ein paar Tipps, wie du deine Knie im Alltag unterstützen kannst:

- Die stärkste Belastung für deine Knie ist Bergabgehen – um deine Knie dabei weniger zu belasten kannst du folgendes tun: nutze Gehstöcke, gehe kleine Schritte, laufe seitlich oder in Zickzack bzw. in Schlagenlinien (von rechts nach links) den Berg hinab.
- Vermeide das typische „Durchploppen" im Stehen, oft wird das Gewicht auf eine Seite gebracht und das Standbein komplett durchgebogen.
- Trage keine einschneidende Kleidung. In der Kniekehle verlaufen einige größere Lymphbahnen, welche gerne eingequetscht werden, wenn man diesen Bereich einengt, das kann zu einem Druckgefühl und Schmerzen führen.
- Fahrradfahren ist toll, um deine Knie und gesamten Beine schonend zu mobilisieren und gleichzeitig zu kräftigen.

K31
EXTRA: KNIEBEUGE

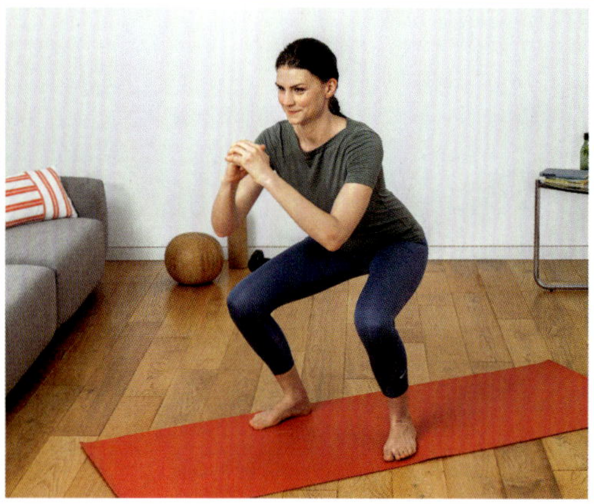

Die Kniebeuge trainiert schwerpunktmäßig deine Beine, dein Gesäß und auch deinen unteren Rücken, je nach Ausführung und Variation wird dabei dein ganzer Körper gekräftigt. Außerdem kann durch die Beugung auch die Beweglichkeit der Sprung-, Knie- und Hüftgelenke verbessert werden.

Ausführung:

- Stelle dich etwas mehr als hüftbreit auf.
- Deine Zehen und Knie zeigen dabei minimal nach außen.
- Richte deine Wirbelsäule auf und ziehe deinen Bauchnabel sanft nach innen, um deinen Rumpf und somit auch deinen unteren Rücken zu stabilisieren.
- Atme ein und bewege dabei dein Gesäß nach hinten und unten, als ob du dich auf einen Stuhl setzten würdest.
- Deine Knie bleiben dabei leicht nach außen gerichtet.
- Achte auf eine saubere Ausführung und komme dann Schritt für Schritt weiter nach unten.
- Achte darauf, dass deine Fersen am Boden bleiben.
- Atme aus und komme dabei wieder in den Stand und spanne dein Gesäß aktiv an.

Anzahl:

- 10 Wiederholungen
- 3 Runden

Du kannst zu Beginn gerne einen Stuhl hinter dich stellen, um dich abzusichern und dir die Bewegung besser vorstellen zu können. Bewege so dein Gesäß in Richtung Stuhlpolster und strecke kurz bevor du aufkommst deine Beine wieder durch.

Möglichkeiten bei Einschränkungen:

Die Kniebeuge bietet sehr viele Variationsmöglichkeiten, nicht nur zum Training sondern auch wenn Schmerzen oder andere Einschränkungen auftreten. Falls es aktuell also aus irgendeinem Grund nicht klappt, probiere gerne ein paar der folgenden Möglichkeiten aus, um die Übung an deine Gegebenheiten anzupassen.

- Passe den Beugungswinkel an: Kniebeuge höher oder tiefer ausführen.
- Verändere deine Fußstellung: Drehung nach außen oder innen.
- Verändere den Abstand zwischen deinen Füßen: breiter oder enger nebeneinander.
- Verlagere dein Gewicht: weiter nach vorne oder nach hinten. Achte außerdem darauf, dass dein Körpergewicht gleichmäßig auf beide Füße verteilt ist.
- Unterlagere deine Fersen: mit einem speziellen Keil oder z. B. mit einem Buch. Zusätzlich empfehle ich dir, deine Sprunggelenke und Beinrückseiten vorab zu mobilisieren.
- Variiere die Geschwindigkeit.

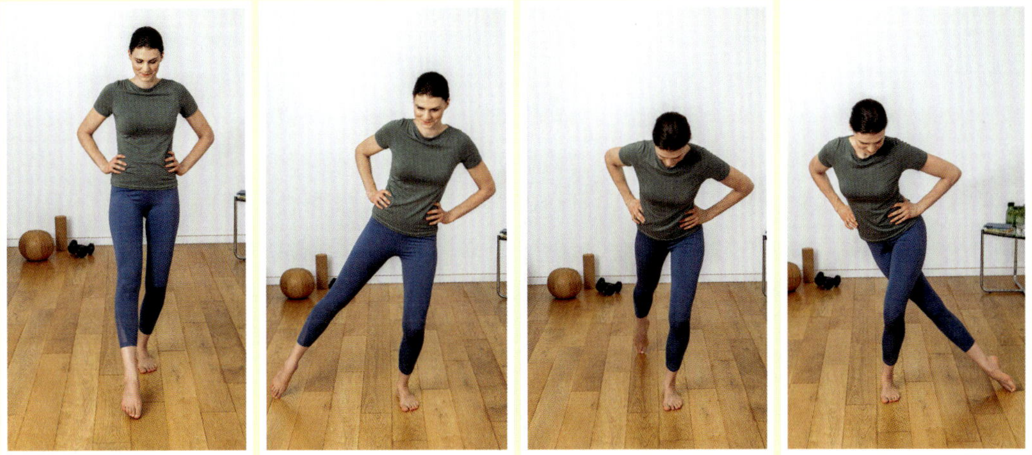

K32

Extra: Beinachse

Unter der Beinachse versteht man eine Linie, welche durch die Zentren von deinem Hüft-, Knie- und oberen Sprunggelenk verläuft. Eine stabile Beinachse sorgt dafür, dass deine Gelenke gleichmäßig belastet werden und die Muskulatur optimal arbeiten kann.

Gut bei: Abweichungen der Beinachse (X- oder O-Beine), Gleichgewichtsstörungen, schwacher oder einseitiger Beinmuskulatur, Schmerzen im gesamten Verlauf des Beines, dem Gesäß und ISG

Ausführung:

- Komme in einen hüftbreiten Stand, deine Knie sind dabei minimal gebeugt.
- Richte deine Wirbelsäule auf und ziehe deinen Bauchnabel sanft nach innen, um deinen Rumpf zu stabilisieren.
- Stütze deine Hände auf deinem Becken ab.

VARIANTE 1

- Verlagere dein Gewicht auf eine Seite.
- Achte darauf, dass das Knie im Standbein nicht ganz durchgestreckt ist, sondern immer leicht gebeugt bleibt.
- Versuche dein Bein möglichst in einer Linie zu halten und vor allem im Kniebereich extreme Abweichungen nach innen oder außen zu vermeiden.
- Führe nun den Fuß des anderen Beines in einer Sternform abwechselnd nach außen und zurück zur Mitte. Insgesamt 8 Positionen.
- Dein Fuß bzw. deine Zehen tippen dabei nur leicht auf den Boden, das Körpergewicht bleibt auf dem stehenden Bein.

Anzahl:

- 3 Wiederholungen je Seite
- 3 Runden

VARIANTE 2

- Selber Bewegungsauftrag wie bei Variante 1, jedoch bleibt der Fuß dabei ständig in der Luft und setzt nicht ab, dadurch muss dein stehendes Bein mehr und länger ausgleichen.

Anzahl:

- 3 Wiederholungen je Seite
- 3 Runden

Füße und Sprunggelenke – oftmals unbeachtet

Die Füße haben großen Einfluss auf die Verteilung und Weiterleitung von Belastung im Körper. Trotzdem bekommen sie oft viel zu wenig Aufmerksamkeit geschenkt und werden von morgens bis abends in Schuhe gepackt, welche sogar meist einen höheren Stellenwert haben als die Füße selbst. Gegen schöne („ungesunde") Schuhe ist nichts einzuwenden, aber auch hier sollte auf die Dauer und einen entsprechenden Ausgleich geachtet werden, um Schmerzen und Fehlstellungen vorzubeugen … und die schönen Schuhe weiterhin ausführen zu können.

Ergänzende Kapitel:

- **Knie** (Seite 117): Die Kniestellung hat großen Einfluss auf die Position deines Sprunggelenks und damit auf die Fußbelastung.
- **Beinachse** (Seite 131): Alle Strukturen, welche zur Beinachse gezählt werden, haben Einfluss aufeinander und auch darüber hinaus. Daher ist es wichtig bei Beschwerden oder auch präventiv auf eine gute Position und muskuläre Ausgeglichenheit im ganzen Verlauf zu achten.

Dass deine Fußgesundheit wichtig für den gesamten Bewegungsapparat ist, merkst du spätestens, wenn ein Fuß mal mehr oder weniger „ausfällt". Je nachdem, wie lange das ist (z. B. bei einem Bienenstich für einen oder mehrere Tage oder bei einem Bruch- oder einer Bandverletzung für mehrere Wochen) kann das Beschwerden an der Hüfte oder dem Knie der Gegenseite und oft auch im Rücken hervorrufen.

Durch eine Fehlbelastung oder wie in dem genannten Fall einer Entlastung eines Fußes verändert sich die gesamte Statik des Körpers und somit auch die Belastung und Stellung der Gelenke und die muskuläre Situation.

Häufigster Auslöser für nicht verletzungsbedingte Beschwerden im Fuß und Sprunggelenk sind Fußfehlstellungen. Der wichtigste Pfeiler der Prävention stellt hier die Kräftigung der Fuß- und Beinmuskulatur dar.

Weitere Infos zum Thema findest du auf Seite 102.

SCHMERZEN AN DER FUSSSOHLE?

Auslöser für Schmerzen an der Fußsohle kann eine Plantarfasziitis sein, eine Entzündung im Bereich der Plantarfaszie, einer großen Sehnenplatte an deiner Fußsohle. Oft treten die Symptome zusammen mit einem sogenannten Fersensporn auf, hierbei handelt es sich um eine Verkalkung der Ansatzsehne dieser Faszien im Bereich der Ferse. Beides kann starke Schmerzen auslösen und sich gegenseitig beeinflussen, es sind jedoch zwei verschiedene Krankheitsbilder.

Darauf solltest du bei Schmerzen an der Fußsohle im Alltag achten:

Auf Abwegen gehen

Zur Stärkung deiner Füße, ist Gehen im Sand oder anderen unebenen Flächen hervorragend geeignet. Denn auch wer hin und wieder barfuß geht, die Wege sind meist gerade und flachgezogen (Straßen, gepflasterte Wege, etc.) und bieten dem Fußgewölbe und den Sprunggelenken so wenig Variation und Arbeit.

Wähle Schuhe, welche die physiologische Abrollbewegung zulassen und unterstützen:

- Flip-Flops oder andere „Schlappen" mit wenig Halt meiden, da der Schuh durch eine krallende Bewegung der Zehen gehalten werden muss und so eine Dauerspannung auf den Strukturen deiner Fußsohle herrscht.
- Schuhe mit einer festen Sohle solltest du ebenfalls meiden, da diese nur wenig Bewegung im Fuß zulassen und die Abrollbewegung verhindern. Bei Schmerzen wirst du freiwillig darauf verzichten, da eine harte Unterlage die Ferse zusätzlich reizt und die Symptome oft verschlimmert.
- Auf eine geradestehende Ferse bzw. einen geraden Verlauf der Achillessehne achten, kein Abnicken nach außen oder innen.

Bei akuten Schmerzen solltest du außerdem nur Übungen auswählen, welche schmerzfrei ausführbar sind, um eine weitere Reizung und Verschlimmerung der Symptome zu verhindern. Primär heißt es dann, diesen Bereich zu entlasten, sanft zu dehnen und mobilisieren und den Fuß möglichst weich unterlagern bzw. ein weiches Schuhbett oder eine entsprechende Einlage wählen.

Eine Übungsauswahl findest du im folgenden Kapitel, meine ergänzende Übungsempfehlung:

- Wadendehnung, Übung B22 (Seite 122)
- Streckung Beinrückseite, Übung S20 (Seite 120)
- Fußsohle mit einem Ball z.B. Tennis- oder Faszienball ausrollen, Intensität anpassen.

Der Schuh-Check

Schau dir doch mal deine Schuhe an, sie verraten dir oft wie es um deine Fußbelastung steht. Manche zeigen bereits auf den ersten Blick eine Tendenz nach innen oder außen. Falls dem nicht so ist, kannst du die Schuhe umdrehen und so einen Blick auf die Schuhsohle und deren Abnutzung werfen.

SCHMERZEN AN DER ACHILLESSEHNE?

Eine (druck-)schmerzhafte Achillessehne wird auch als Achillodynie bezeichnet. Dabei kann die Ursache eine Überlastung, Entzündung oder Verletzung der Sehne sein. Auch bestimmte Medikamente über einen längeren Zeitraum und gewisse Vorerkrankungen können Auslöser für eine schmerzhafte Veränderung der Sehne sein.

Die häufigste Ursache liegt auch hier bei einer Überlastung, daher sind vor allem Sportlerinnen und Sportler betroffen. Diese Überlastung kann entweder durch ein Übermaß einer bestimmten Bewegung oder durch eine Fehlbelastung oder Fehlstellung der Füße verursacht werden.

Um eine chronische Entzündung der Achillessehne zu vermeiden, sollten Schmerzen in diesem Bereich ernst genommen werden und nicht unbeachtet weitertrainiert werden. Angepasste Übungen mit langsam steigerndem Aufbau, lautet hier die Devise.

Darauf kannst du bei Schmerzen in der Achillessehne im Alltag achten:

- Achte auf einen geraden Verlauf deiner Achillessehne, kein Abknicken nach innen oder außen.
- Achte auf eine fließende Abrollbewegung deines Fußes und eine flexible Schuhsohle.
- Vermeide das Tragen von High-Heels, da die Achillessehne so immer angenähert, „verkürzt" ist.
- Halte deine Ferse beim Gehen möglichst lange am Boden.
- Bergaufgehen sorgt für eine sanfte Dehnung deiner Wade.

Eine Übungsauswahl findest du im folgenden Kapitel, meine ergänzende Übungsempfehlung:

- Wadendehnung, Übung B22 (Seite 122)
- Beinstreckung, Übung S9 (Seite 53)

PHYSIOWISSEN: Fußfehlstellungen im Überblick

- **Spreizfuß** = Quergewölbe sinkt ab
- **Senkfuß** = Längsgewölbe sinkt bei Belastung ab
- **Plattfuß** = komplettes Fußgewölbe sinkt ab
- **Hallux valgus** = hervorstehender innerer Großzehenballen,
  Großzeh wird in die Richtung der anderen Zehen gezogen
- **Hohlfuß** = Längsgewölbe ist deutlich höher ausgeprägt und fest bzw. wenig beweglich
- **Knickfuß** = Ferse knickt nach innen

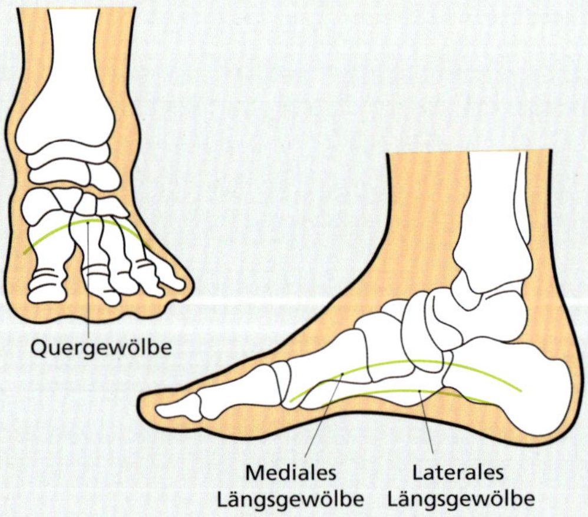

SOFORT-HILFE FÜR DIE FÜSSE UND SPRUNGGELENKE

Folgende Übungen können dir bei akuten Schmerzen oder anderen Beschwerden im Bereich deiner Füße und Sprunggelenke helfen.

S23

Dehnung Fußsohle

Gut bei: Schmerzen an der Fußsohle, Achillessehne, Wade und Knie (Hinterseite), Bewegungseinschränkungen im Sprung- und Kniegelenk

Ausführung:

- Stelle dich eine Fußlänge entfernt mit dem Blick zur Wand.
- Lege deine Hände locker auf Schulterhöhe auf der Wand ab.
- Stelle nun einen Fuß nach vorne gegen die Wand. Dein Vorfuß zieht dabei nach oben und deine Zehen sind an der Wand aufgestellt.
- Strecke dein vorderes Bein durch und verlagere dein Gewicht nach vorne, bis du einen Dehnreiz in der Wade spüren kannst.
- Achte darauf, dass die Ferse des vorderen Fußes fest am Boden und dein Bein gestreckt bleibt.
- Gebe zusätzlich Schub nach vorne, um den Dehnreiz an der Fußsohle und deiner Wade zu intensivieren.

Anzahl:

- Position für 8 tiefe Atemzüge halten
- 3 Runden

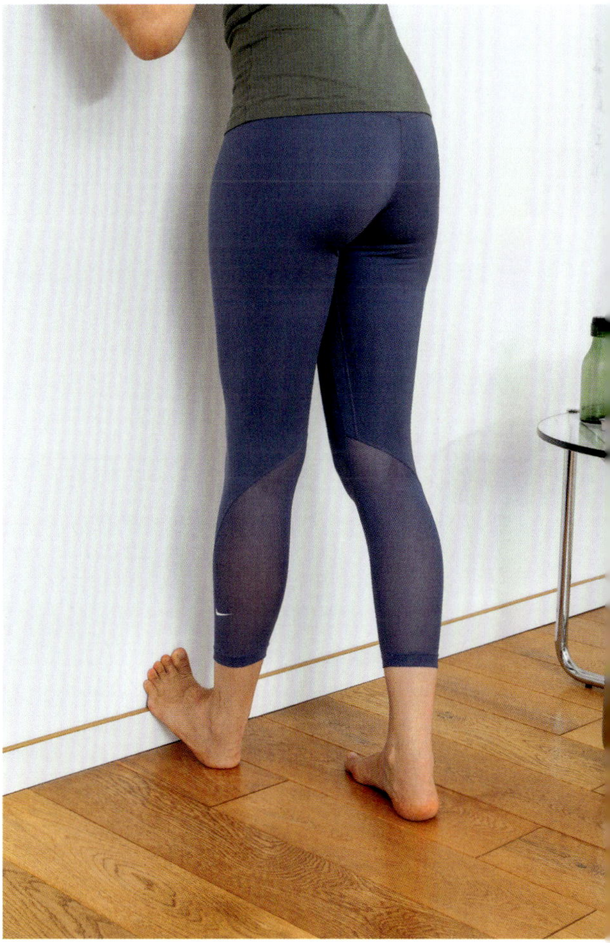

S24

Entlastung des Mittelfußes

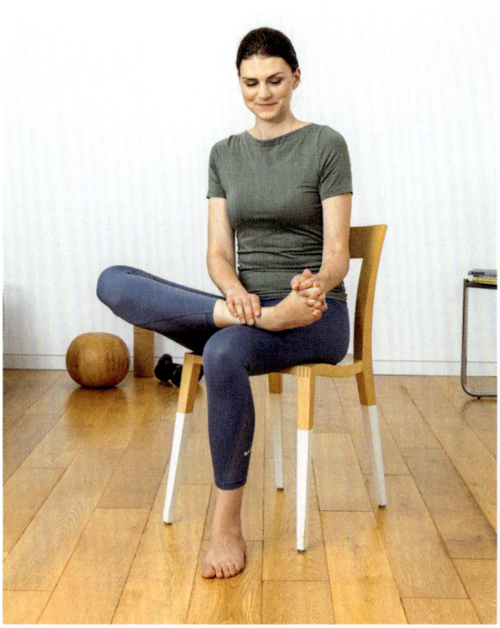

Gut bei: jeglicher Art von Fehlstellungen, Schmerzen und Verspannungen im Bereich des Fußes

Ausführung:

- Setze dich aufrecht auf einen Stuhl.
- Lege ein Bein über das andere, sodass dein Sprunggelenk frei beweglich bleibt.
- Verschränke deine Finger mit den Zehen deines gegenüberliegenden und aufgelegten Fußes und führe sanfte, kreisende Bewegungen in beide Richtungen durch.
- Dein Fuß bleibt dabei möglichst locker.

Anzahl:

- 10 Wiederholungen je Richtung
- 3 Runden

S25

Dehnung des Vorfußes

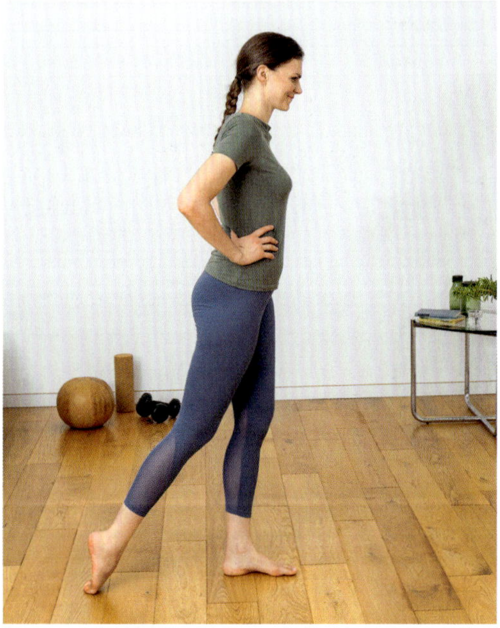

Gut bei: Bewegungseinschränkung im Sprunggelenk, Spreizfuß, Schmerzen und Verspannungen im vorderen Bereich des Fußes, Schienbeinbeschwerden

Ausführung:

- Stelle dich hüftbreit auf, deine Knie sind dabei minimal gebeugt.
- Richte deine Wirbelsäule auf und ziehe deinen Bauchnabel sanft in Richtung Wirbelsäule.
- Deine Hände sind rechts und links auf dein Becken gestützt.
- Stelle einen Fuß nach hinten, dieser ist gestreckt und liegt mit der Oberseite auf.
- Strecke in dieser Position dein Knie durch und gebe sanften Druck nach unten und nach vorne.
- Achte auch eine gleichmäßige Atmung.

Anzahl:

- 8 tiefe Atemzüge je Seite
- 3 Runden

EXTRA:
AB AUF DIE TREPPE (1)

K33

Kräftigung der Bein- und Gesäßmuskulatur

Gut bei: Schmerzen oder Instabilität im Verlauf der Beine, Abweichungen der Beinachse, Bewegungseinschränkungen im Sprunggelenk oder Knie

Ausführung:

- Stelle dich ans obere Ende einer Treppenstufe oder eines Hockers, deine Zehen sind dabei nach vorne gerichtet.
- Deine Füße sind etwa hüftbreit geöffnet und deine Knie minimal gebeugt.
- Richte deine Wirbelsäule auf und ziehe deinen Bauchnabel sanft in Richtung Wirbelsäule, um deinen Rumpf zu stabilisieren.
- Stütze deine Hände auf deinem Becken ab.
- Atme ein und ziehe dabei den Vorfuß einer Seite soweit wie möglich nach oben und bewege den Fuß nach vorne über die Treppenkante.
- Strecke dein Bein komplett durch und bewege die Ferse nach unten zur nächsten Stufe. Setze dabei aber nicht komplett auf, das Gewicht bleibt auf dem oberen Bein.
- Die Bewegung findet dabei ausschließlich über die Beugung des oberen Beines statt.
- Achte darauf, dass sich die Ferse des Standbeines nicht von der Unterlage löst und dein Knie möglichst gerade bleibt (keine extremen Abweichungen nach innen oder außen).
- Tippe die folgende Treppenstufe mit deiner Ferse nur minimal an, das Gewicht bleibt auf dem oberen Bein.
- Atme aus und bewege dabei die Ferse über die Streckung des anderen Beines wieder nach oben.

Anzahl:

- 10 Wiederholungen je Seite
- 3 Runden

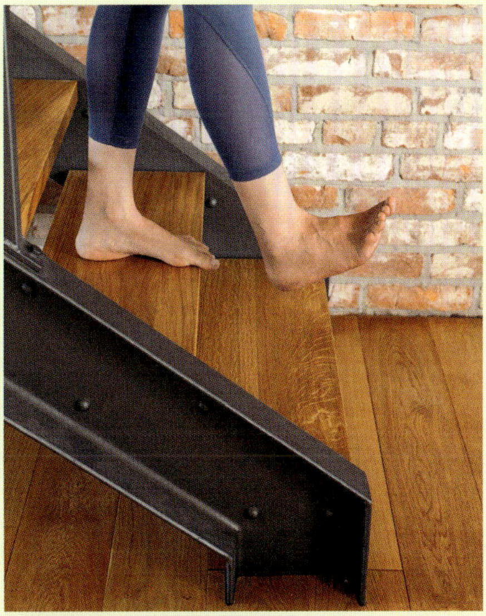

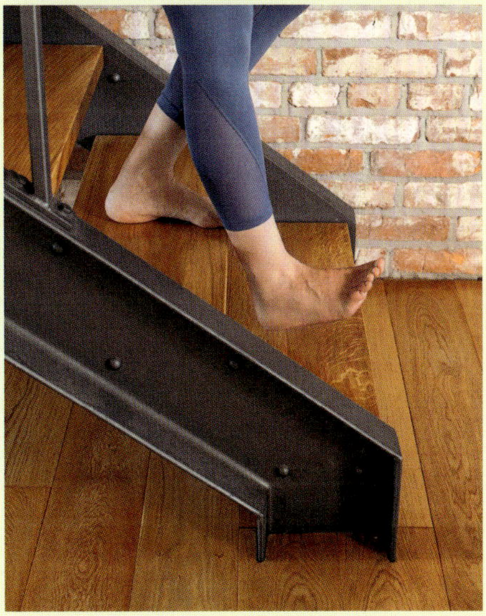

EXTRA:
AB AUF DIE TREPPE (2)

K34

Kräftigung des Sprunggelenks und der Füße

Gut bei: Bewegungseinschränkung im Sprung- und Kniegelenk, Verspannungen oder Schmerzen in Fuß und Wade, Knickfuß, Plattfuß

Ausführung:

- Stelle dich hüftbreit mit deinen Vorfüßen an die Kante einer Treppenstufe oder eines Hockers.
- Deine Fersen inkl. Mittelfüße sind dabei im Überhang.
- Richte deine Wirbelsäule auf und ziehe deinen Bauchnabel leicht in Richtung Wirbelsäule, um deinen Rumpf zu stabilisieren.
- Stütze deine Hände rechts und links auf deinem Becken ab.
- Atme ein und senke dabei langsam deine Fersen ab.
- Achte darauf, dass deine Fersen während der Ausführung gerade bleiben.
- Atme aus und bewege dabei deine Fersen langsam nach oben und komme in Richtung Zehenstand, stoppe kurz vor Ende der Bewegung, um einen Spreizfuß zu vermeiden.
- Atme ein und bewege langsam bremsend deine Fersen wieder nach unten.
- Halte während der gesamten Ausführung die Spannung aufrecht.

Anzahl:

- 10 Wiederholungen
- 3 Runden

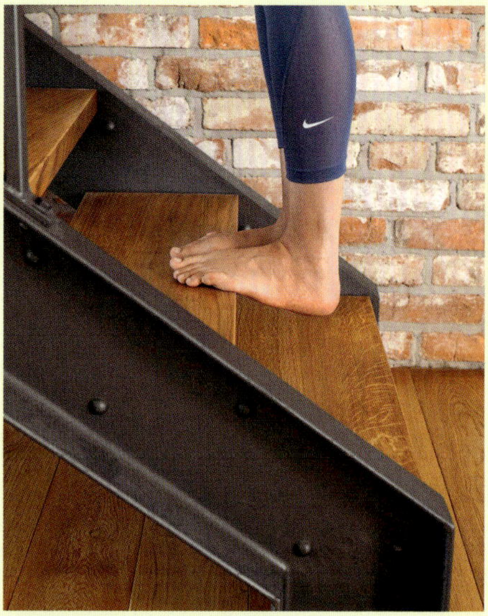

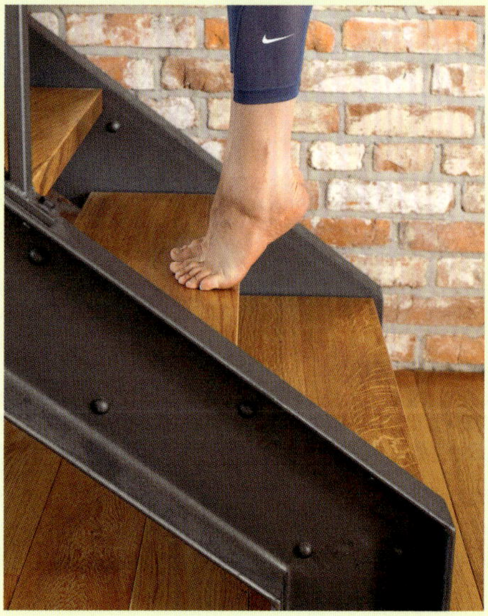

MEHR BEWEGLICHKEIT FÜR FÜSSE UND SPRUNGGELENKE

Folgende Übungen sorgen für mehr Beweglichkeit in deinen Füßen und unterstützen die physiologische Abrollbewegung und Verschraubung während des Gehens.

B24

Mobilisation des Mittelfußes

Gut bei: Bewegungseinschränkungen oder Schmerzen im Sprunggelenk und Fuß (v. a. im Mittelfuß)

Ausführung:

- Setze dich aufrecht auf einen Stuhl und lege ein Bein über das andere, sodass sich das Sprunggelenk noch frei bewegen lässt.
- Lege deine Hände auf dem Unterschenkel ab, um diesen leicht zu fixieren.
- Ziehe nun deinen Großzehenballen soweit wie möglich nach oben und nach innen und im Anschluss in die Gegenrichtung nach unten und außen.
- Stelle dir dabei vor, etwas nach unten hin wegzudrücken.

Anzahl:

- 8 Wiederholungen je Seite
- 3 Runden

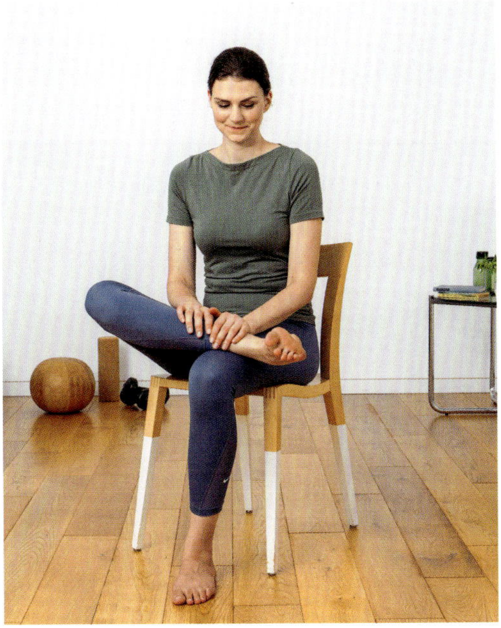

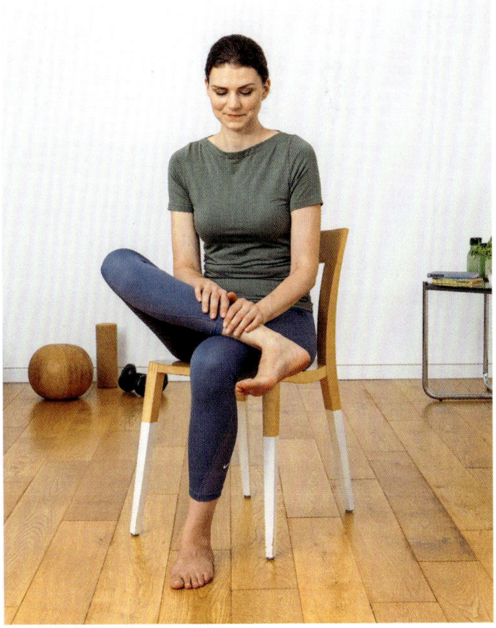

B25

Mobilisation des Quergewölbes

Gut bei: Bewegungseinschränkungen oder Schmerzen im Fuß, Spreizfuß

Ausführung:

- Setze dich aufrecht auf einen Stuhl und lege ein Bein über das andere, so dass sich das Sprunggelenk noch frei bewegen lässt.
- Lege deine Hände um deinen Vorfuß.
- Deine Daumen liegen dabei auf der Fußsohle, mittig auf dem Vorfußballen.
- Deine Finger liegen locker auf dem Fußrücken auf.
- Streiche nun mit deinen Fingern über die Außenkanten den Vorfußes nach unten über deine Daumen, sodass sich ein halbkreisförmiger Bogen ergibt (sog. C-Bogen bzw. das Quergewölbe).
- Alternativ kannst du deinen Vorfuß im Stand über einen Tennisball legen.

Anzahl:

- 10 Wiederholungen je Seite
- 3 Runden

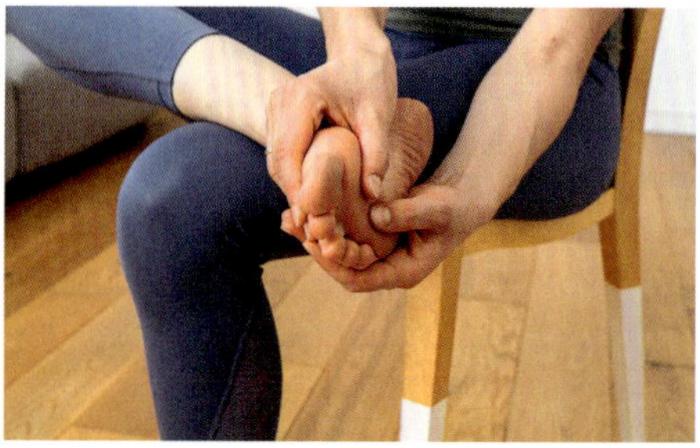

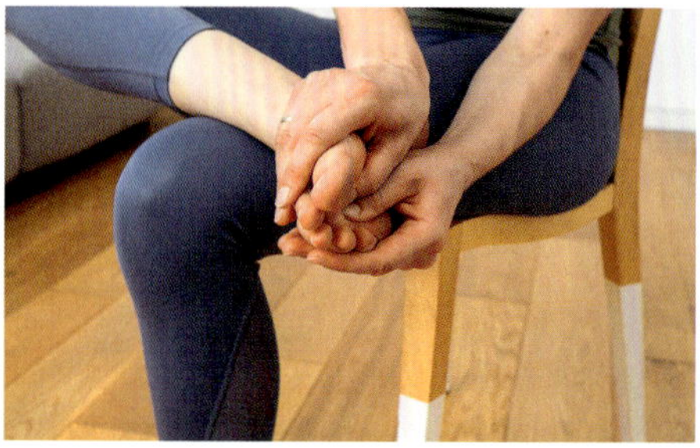

B26

Mobilisation des Sprunggelenks

Gut bei: Bewegungseinschränkungen im Sprung- und Kniegelenk, Schmerzen im Fuß und Unterschenkel

Ausführung:

- Setze dich an den seitlichen Rand eines Stuhls oder eines Hockers.
- Das äußere Bein sollte dabei nach vorne und hinten frei beweglich sein.
- Richte dich auf und platziere deine Hände rechts und links auf deinem Becken.
- Gleite zuerst mit dem Fuß soweit wie möglich nach vorne und im Anschluss soweit wie möglich nach hinten, die Ferse bleibt dabei komplett am Boden.
- Achte darauf, dass sich dein Bein in einer geraden Linie vor und zurück bewegt.

Anzahl:

- 8 Wiederholungen je Seite
- 3 Runden

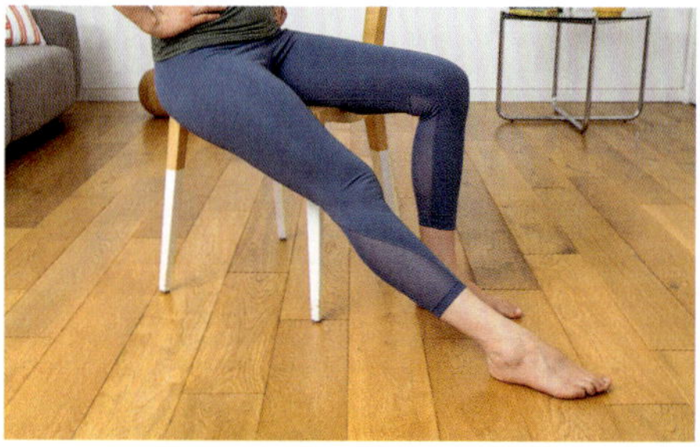

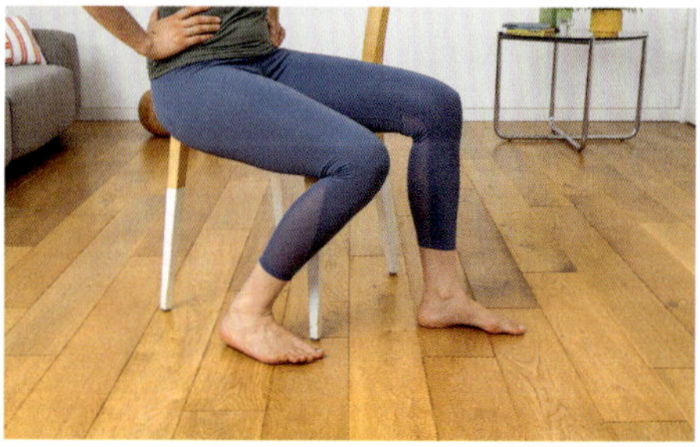

MEHR KRAFT FÜR FÜSSE UND SPRUNGGELENKE

Folgende Übungen sorgen für mehr Kraft in deinen Füßen und ein starkes und aufgerichtetes Fußgewölbe. Dadurch kann die gesamte Beinachse positiv beeinflusst werden und Fußfehlstellungen entgegengewirkt werden.

K35

Kräftigung der Längsgewölbe

Gut bei: Platt-, Senk-, Knick- und Spreizfüßen, Abweichungen der Beinachse (X-Beine), Schmerzen im Fuß, Sprunggelenk (mit Achillessehne) oder Knie

Ausführung:

- Setze dich aufrecht auf einen Stuhl. Stelle deine Füße locker auf den Boden und bringe dein Knie in einen rechten Winkel.
- Lege deinen Fuß locker auf dem Boden auf, das Gewicht ist dabei gleichmäßig verteilt.
- Ziehe deinen Großzehenballen in Richtung Ferse, so dass sich dein Längsgewölbe aufrichtet und sich der Abstand zwischen Großzehenballen und Ferse verringert. Die Bewegung ist vergleichbar mit der einer Raupe.
- Deine Zehen bleiben dabei locker.
- Übungen im Bereich der Füße brauchen Zeit. Dranbleiben lohnt sich, versprochen!

Anzahl:

- 8 Wiederholungen je Seite
- 3 Runden

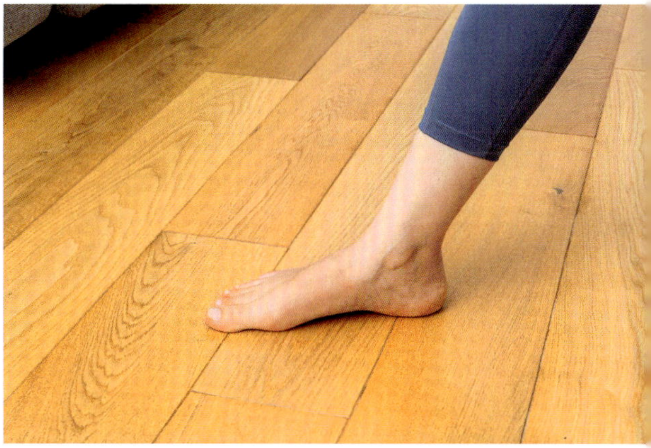

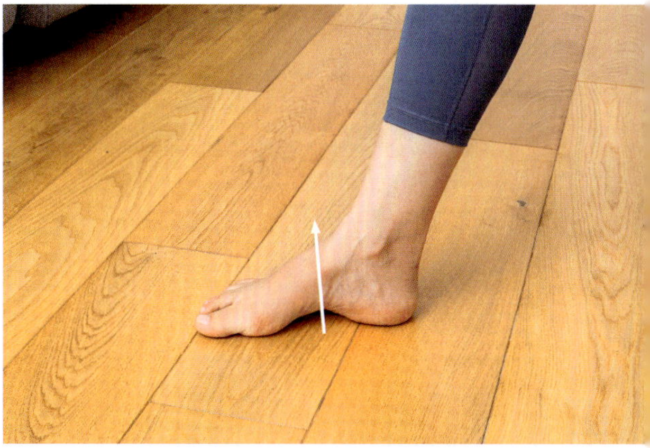

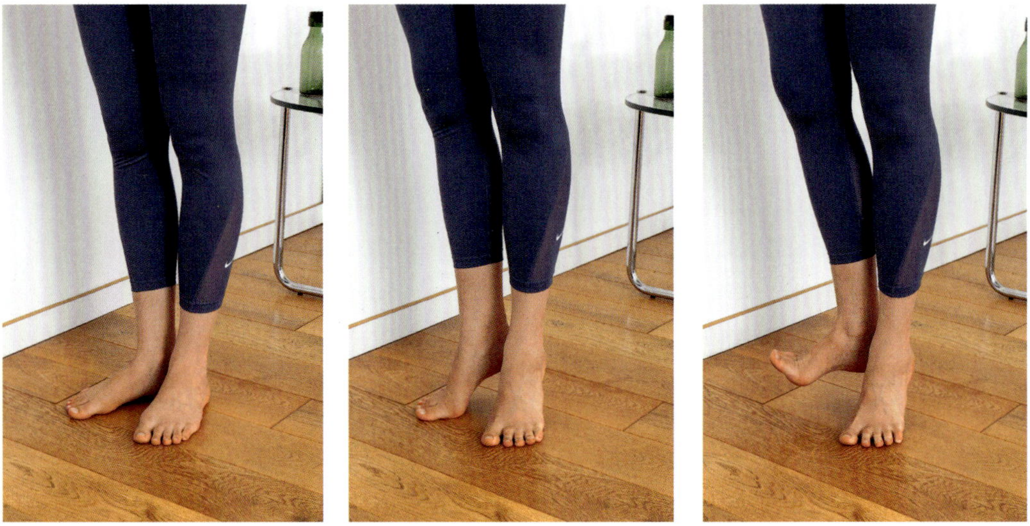

K36

Kräftigung des Fußgewölbes

Gut bei: Platt-, Senk- und Knickfüßen, Abweichungen der Beinachse (X-Beine), Schmerzen im Fuß, Sprunggelenk (mit Achillessehne), im Verlauf der Unterschenkel oder Knie

Ausführung:

- Stelle dich seitlich neben eine Wand und lege wenn nötig eine Hand zur Stabilisierung auf Schulterhöhe auf.
- Deine Füße sind leicht nach außen gedreht und deine Fersen berühren sich.
- Richte deine Wirbelsäule auf, dein Nacken wird lang und dein Blick ist nach vorne gerichtet.
- Verlagere dein Gewicht nach vorne und komme in einen Zehenstand. Deine Fersen sind und bleiben weiterhin zusammen.
- Sobald du einen sicheren Stand eingenommen hast, hebe im Wechsel den rechten und den linken Vorfuß vom Boden ab, indem du diesen nach oben ziehst.

Anzahl:

- 6 Wiederholungen je Seite
- 3 Runden

Fußtraining für Zwischendurch

Ziel: Aktivierung der gesamten Fußmuskulatur

Gut bei: Platt- und Senkfuß, Achillessehnen- und Fußbeschwerden

Ausführung:

- Setze dich auf einen Stuhl, deine Füße sind locker auf dem Boden platziert.
- Lege ein Handtuch, eine Zeitung, Stifte, Murmeln oder sonstiges, was du gerade finden kannst, vor dich auf den Boden.
- Greife mit einem Fuß den Gegenstand und hebe diesen ab.
- Versuche deine Füße auch im Alltag mehr zu nutzen, das geht jederzeit und ganz unkompliziert zwischendurch.

K37

Kräftigung des Quergewölbes

Gut bei: Plattfüßen, Schmerzen im Fuß und Sprunggelenk, Abweichungen der Beinachse

Ausführung:

- Stelle dich hüftbreit auf und platziere eine Münze eine Schrittlänge entfernt vor dir auf dem Boden.
- Versuche nun beim Schritt nach vorne diese Münze mit deinem Vorfuß zu greifen, indem du deine Großzehenballe und deine Kleinzehenballe annäherst.
- Die Schrittfolge geht dabei ganz normal weiter, dein anderes Bein überholt und setzt einen Schritt weiter vorne auf.
- Diese Übung scheint zu Beginn unmöglich, aber bei regelmäßiger Durchführung klappt's! Aber auch die Bewegung an sich trainiert die gewünschte Muskulatur, die Münze dient vor allem zur besseren Vorstellung und kann auch durch andere Gegenstände ausgetauscht werden.

Anzahl:

- 6 Wiederholungen je Seite
- 3 Runden

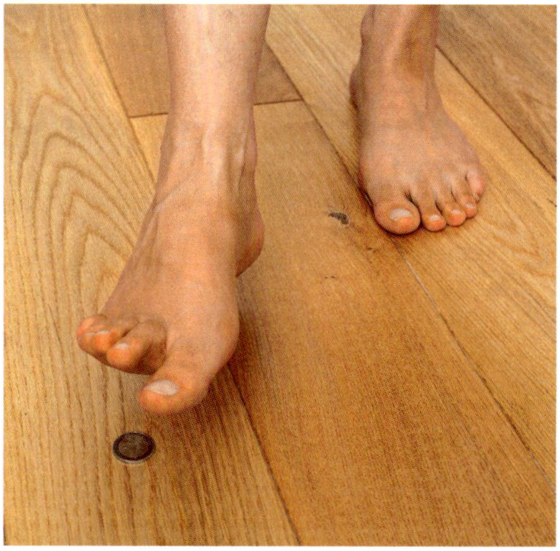

EXTRA: STARKE ZEHEN

Die Zehen der Meisten sind absolut unterfordert, wenn man bedenkt, was diese eigentlich alles können. Um ihnen etwas Aufmerksamkeit zu schenken und auch möglichen Fehlstellungen vorzubeugen, gibt es hier einen kleinen „Kraftzirkel" für deine Zehen.

Ausgangsposition:

- Zu Beginn eignet sich ein aufrechter Sitz am besten, um mögliche Ausweichbewegungen der Knie zu verhindern.
- Deine Knie sind dabei im rechten Winkel gebeugt und deine Zehen nach vorne gerichtet.

VARIANTE 1

Großzehe bewegt sich nach oben und zurück, die anderen Zehen bleiben dabei locker.

VARIANTE 2

Großzehe bewegt sich nach außen und zurück, die anderen Zehen bleiben dabei locker.

VARIANTE 3

Drehe deine Füße leicht nach innen, sodass sich deinen Großzehen an der äußeren Seite berühren und drücke sie gegeneinander.

VARIANTE 4

Die Zehen 2-4 bewegen sich nach oben und zurück, die Großzehe bleibt dabei auf dem Boden.

VARIANTE 5

Die Großzehe und die Zehen 2-4 bewegen im Wechsel nach oben und zurück. Bei der Bewegung der Großzehe bleiben die anderen Zehen locker am Boden liegen und umgekehrt.

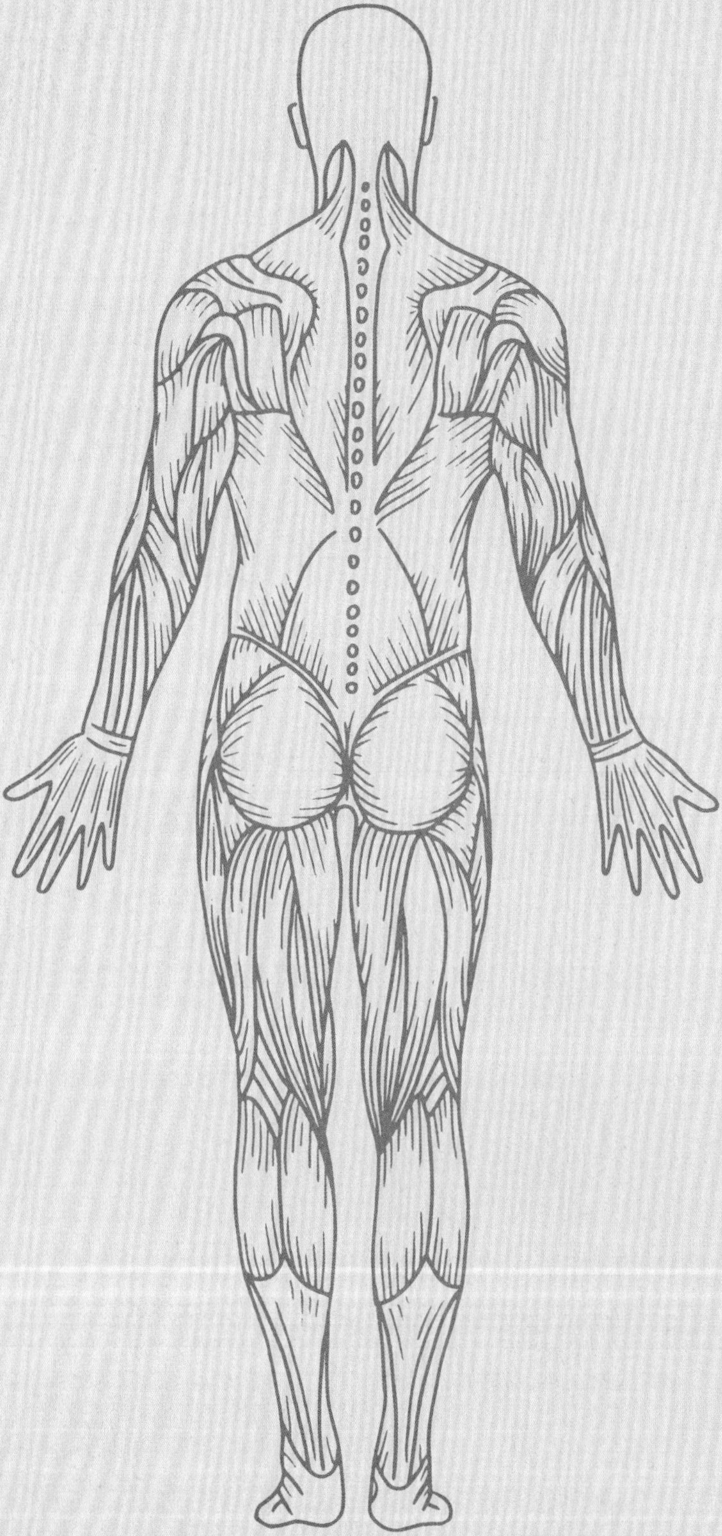

Dein Bewegungs-apparat – Strukturen kennen und optimal schützen

Dein kompletter Bewegungsapparat ist dafür ausgelegt und konstruiert worden, dich aufzurichten (Evolution sei Dank) und zu bewegen. Hier findest du eine einfach zusammengefasste Übersicht der Strukturen, die dafür verantwortlich sind und wie du diese bestmöglich unterstützen und gesunderhalten kannst.

Strukturen deines Bewegungs-apparats

Bei jeder Bewegung läuft ein komplexes Zusammenspiel in deinem Körper ab. Neben der Muskulatur und den Knochen, sind noch viele weitere Strukturen beim Ablauf einer beschwerdefreien Bewegung involviert. Alle diese Strukturen unterstützen sich gegenseitig, daher sollte auch allen ein gleiches Maß an Beachtung geschenkt werden.

DIE MUSKULATUR

Jegliche Bewegung oder eine aufrechte Körperhaltung wären ohne unsere (Skelett-)Muskulatur undenkbar.

Dabei arbeitet deine Muskulatur eng miteinander zusammen und kann sich gegenseitig unterstützen, entweder indem sie sich hilft, eine bestimmte Bewegung auszuführen oder an anderer Stelle für Stabilität sorgt, damit diese Bewegung überhaupt oder besser ausgeführt werden kann.

PHYSIOWISSEN: Muskelarbeit

- Konzentrische Muskelarbeit bei der Anspannung = die Muskulatur verkürzt sich
- Exzentrische Muskelarbeit = die Muskulatur gibt nach (bremst) und verlängert sich dabei.
- Isometrische Muskelarbeit = die Muskulatur kann in ihrem Bewegungsverlauf jede Position statisch halten (Anspannung bei gleichbleibender Länge)

Spannt zum Beispiel dein Bizepsmuskel am Oberarm an und beugt dadurch den Ellbogen, muss dein Trizepsmuskel auf der Oberarmrückseite diese Bewegung zulassen und sich entsprechend verlängern. Um dieses Zusammenspiel geht es auch bei den sog. „Muskulären Dysbalancen“. Damit ist gemeint, dass ein Muskel oder eine Muskelgruppe mehr Kraft und Spannung aufweist als der oder die entsprechenden und schwächeren Gegenspieler. Diese ungleichen Spannungszustände können die Gelenke negativ beeinflussen und zu schmerzhaften Veränderungen führen. Die Lösung dafür ist eigentlich ganz einfach: Ausgleichstraining bzw. Ausgleichsbewegung auch im Alltag. Die schwächere Muskulatur wird dafür gestärkt, der Gegenpart mobilisiert und gedehnt.

Ein bekanntes Beispiel aus dem Alltag ist der Rundrücken. Hier sollte ein aufrichtendes Rücken- und Schultertraining in Kombination mit der Dehnung der Brustmuskulatur stattfinden.

Bei einer Dehnung wird die Muskulatur übrigens nicht wirklich „verlängert“, das heißt im Gegenzug auch, dass sich diese nicht verkürzen kann – der Mythos um die verkürzte Muskulatur stimmt nicht. Durch das Dehnen werden lediglich die entsprechenden Strukturen toleranter dem Dehnungsreiz gegenüber, wodurch die Beweglichkeit verbessert werden kann.

So kannst du die Gesundheit deiner Muskulatur unterstützen:

- Viel Bewegungsvariation über den Tag
- Regelmäßiges Muskeltraining
- Aufwärmen vor intensiver Belastung
- Nährstoffreiche Ernährung (Eiweiß, Magnesium, Kalzium, komplexe Kohlenhydrate)
- Stressmanagement, da dein Körper in Stresssituationen noch auf „Flucht vor dem Tiger" gepolt ist und die Muskulatur in Bereitschaft hält, kann es bei anhaltenden Stresssituationen, vor allem in Kombination mit zu wenig Bewegung und Sport (baut Stresshormone ab), zu Verspannungen kommen.

Hinweis zum Dehnen: Nach einer intensiven Trainingseinheit ist Dehnen nicht empfehlenswert, da mögliche Mikrorisse, welche Muskelkater auslösen, dadurch noch verstärkt werden können.

DIE SEHNEN UND SEHNENSCHEIDEN

Die Muskulatur wird über die Sehnen mit den Knochen verbunden. Sie sorgen dafür, dass die Muskelkraft auf die Knochen übertragen wird und wir uns überhaupt bewegen können.

Die Anforderungen an die Sehnen sind daher sehr hoch, sie müssen stabil, aber trotzdem elastisch und reißfest sein. Zum Schutz sind Sehnen an manchen Stellen in sogenannte Sehnenscheiden gehüllt, das sind mit Flüssigkeit gefüllte Bindegewebshüllen, welche die Sehnen vor Reibung oder anderer Belastung schützen.

So kannst du die Gesundheit deiner Sehnen unterstützen:

- Da sie Teil deiner Muskulatur sind, kannst du dich an den weiter oben genannten Punkten orientieren.
- Nährstoffreiche Ernährung (Kollagen)

DIE KNOCHEN

Deine Knochen bzw. dein ganzes Skelett stützt uns – ohne dieses Grundgerüst aus über 200 Knochen wären wir ein ziemlich kompaktes Gewebehäufchen.

Außerdem werden Strukturen wie dein Gehirn, Rückenmark, Herz, Lunge und alle anderen im Bauchraum vorhandenen Organe durch deine Knochen geschützt. Um diese Funktionen möglichst lange und beschwerdefrei ausführen zu können, brauchen auch deine Knochen Bewegung. Werden deine Knochen belastet, passen sie sich diesen Anforderungen an und werden entsprechend aufgebaut und stabiler konstruiert. Ist das Gegenteil der Fall, baut der Körper die Knochenstruktur ab und die Knochen werden anfälliger für gewisse Erkrankungen. Ein weiterer und wichtiger Baustein für gesunde Knochen (und auch Zähne) ist Kalzium. Es sorgt dafür, dass die Knochen so stabil und hart sind, wie sie sein sollen. Besteht im Körper ein Mangel, wird dieser durch das in den Knochen enthaltene Kalzium ausgeglichen, daher sollte darauf geachtet werden, über die Nahrung ausreichend Kalzium aufzunehmen, um dieses Reservoir in den Knochen nicht zu stark abzubauen.

Um das Kalzium aufnehmen und auch einbauen zu können, braucht der Körper Vitamin D. Da eine ausreichende Versorgung oft nicht über das Sonnenlicht erreicht werden kann, sollte dieser Wert regelmäßig im Blut kontrolliert werden und ggf. über Nahrungsergänzungspräparate aufgefüllt werden, das ist vor allem im Herbst und Winter sinnvoll.

Eine weitere und sehr wichtige Funktion in den Knochen, genauer im roten Knochenmark, ist die Blutbildung. Alle Blutzellen haben hier ihren Ursprung.

Stäbchen rein …

Falls du dich bisher noch in keiner Knochenmarkspenderdatei registriert hast, kannst du das über diesen Link sehr gerne tun und somit vielleicht einem Menschen mit Blutkrebs helfen, diesen zu besiegen!
www.dkms.de (Deutsche Knochenmarkspende)

So kannst du die Gesundheit deiner Knochen unterstützen:

- Regelmäßige Bewegung und Training stärken deine Knochen
- Nährstoffreiche Ernährung (Kalzium, Vitamin D)
- Sonnenlicht tanken (natürliches Vitamin D)

Osteoporose

Osteoporose wird auch als Knochenschwund bezeichnet. Bei dieser Erkrankung baut sich die Knochensubstanz unverhältnismäßig stark ab. Die Knochen werden dadurch instabil und können, je nach Ausprägung, bereits bei geringer Belastung brechen.

Umbauprozesse im Knochen sind ganz normal und finden zu jeder Zeit statt.

Gewisse Faktoren können allerdings dazu führen, dass dieser Abbau deutlich stärker stattfindet und das starke Gerüst der Knochen langsam abnimmt und porös wird. Neben bestimmten Vorerkrankungen inkl. deren Medikation oder Therapie (z. B. Antihormontherapie) kann Osteoporose auch genetisch bedingt auftreten. Weitere Risikofaktoren sind zu wenig Bewegung, Nährstoffmangel (v. a. Kalzium) oder auch ein Mangel an Vitamin D (bei Verdacht bitte Blutwerte checken) und wie bei vielen Erkrankungen zählen auch Alkohol und Rauchen mit zu den Risikofaktoren, um an einer Osteoporose zu erkranken. Leider verläuft die Erkrankung meist, zumindest bis zum ersten Bruch, unbemerkt. Eine reduzierte Körpergröße, aufgrund von Wirbel(ein)brüchen oder anhaltende Schmerzen an den typischen Bruchstellen, wie der unteren Wirbelsäule, dem Oberschenkelhals oder dem Becken können ein erster Hinweis dafür sein.

Bei Verdacht kann der behandelnde Arzt nach einer ausführlichen Befunderstellung und Anamnese bei Bedarf eine Knochendichtemessung verordnen. Die Behandlung zielt darauf ab, den weiteren Abbau der Knochensubstanz zu verhindern und den Aufbau zu fördern. Neben individuell verordneten Medikamenten oder Nahrungsergänzungspräparaten ist vor allem Bewegung ausschlaggebend!

Je nach Schweregrad der Erkrankung gibt es ein großes Übungsangebot und es kann sich nach Lust und Laune ausgetobt werden.
Falls diesbezüglich Unsicherheit herrscht, diese bitte so schnell wie möglich mit den entsprechenden Fachleuten aus der Welt schaffen. Erfahrungsgemäß sind viele verunsichert und bewegen sich aufgrund der Angst vor (erneuten) Brüchen oder

Ständiger Auf- und Abbau

Umbauprozesse in den Knochen finden zu jeder Zeit statt und sind ganz normal, du kannst dabei mitentscheiden, ob sie gestärkt oder geschwächt werden, denn:

- Belastung sorgt dafür, dass deine Knochenstruktur aufgebaut wird.
- Entlastung sorgt dafür, dass deine Knochenstruktur abgebaut wird.

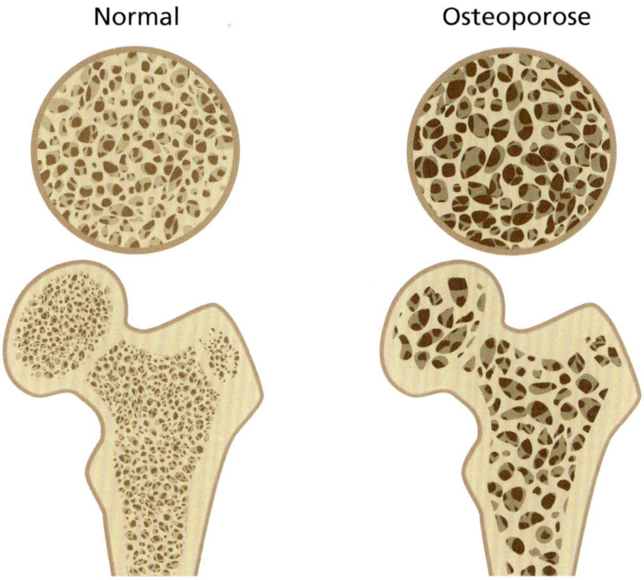

Normale Struktur und Dichte eines gesunden Knochens (links) vs Struktur und Dichte eines an Osteoporose erkrankten Knochens (rechts)

Schmerzen gar nicht mehr – das ist in diesem Fall kontraproduktiv. Jede Bewegung zählt und macht deine Knochen stärker!

Die Übungsauswahl aus diesem Buch eignet sich ebenfalls für Osteoporose-Betroffene. Bitte aber bei bestehender Osteoporose trotzdem mit einer Fachperson abklären, da ich den genauen Verlauf und mögliche Nebenerkrankungen nicht kenne.

DIE GELENKKNORPEL

Deine Gelenke sind mit Knorpelgewebe, genauer hyalinem Knorpel, überzogen. Dieses ist fest mit dem darunterliegenden Knochen verbunden und sorgt aufgrund seiner glatten und elastischen Struktur dafür, dass Bewegung reibungslos und abgedämpft stattfinden kann.

Da Knorpelgewebe keine Blutgefäße besitzt, muss es anders mit Nährstoffen versorgt werden. Das funktioniert über die von der Gelenkkapsel produzierte Gelenkflüssigkeit (Synovia), welche außerdem auch unterstützend dafür sorgt, dass die Reibung in den Gelenken reduziert wird (auch Gelenkschmiere genannt). Um optimal versorgt zu werden, braucht es auch hier wieder Bewegung. Über Druck und Sogwirkung wird Flüssigkeit plus Nährstoffe bei Belastung ausgepresst und bei Entlastung wieder aufgesogen. Außerdem wird die Synoviaproduktion dadurch angeregt – Win-win.

Um die Gelenkknorpel möglichst lange gesund und die Gelenke beschwerdefrei zu halten, ist es außerdem wichtig, die Muskulatur zu kräftigen. Diese stabilisiert und führt die Gelenke und kann daher großen Einfluss auf die Gelenkstellung und die Abnutzung der Knorpel nehmen. Bei Fehlstellungen oder -haltungen sollten ggf. noch weitere Hilfestellungen zum Einsatz kommen. Dies muss immer individuell entschieden werden.

So kannst du die Gesundheit deiner Knorpel unterstützen:

- Regelmäßige Bewegung
- Nährstoffreiche Ernährung (Kollagen)
- Muskelkräftigung, um die Gelenke zu stabilisieren
- Fehlhaltungen ausgleichen

Gut genährt

Ein Gelenkknorpel besitzt keine Blutgefäße und wird über die Gelenksflüssigkeit ernährt. Dies funktioniert nur über Bewegung bzw. Belastung, dabei wird das Gewebe ausgepresst und bei der Entlastung saugt es sich mit Gelenkflüssigkeit und Nährstoffen voll.
Außerdem wird auch die Produktion der Gelenksflüssigkeit durch Bewegung angeregt und dadurch die Gesundheit deiner Knorpel unterstützt.

Arthrose

Bei einer Arthrose handelt es sich primär um eine Schädigung des Gelenkknorpels. Je nach Fortschritt der Erkrankung werden auch der darunterliegende Knochen und andere umgebende Strukturen in Mitleidenschaft gezogen. Da sich Knorpelgewebe nicht gut regenerieren kann, ist eine frühe Diagnosestellung von Vorteil, um schnellstmöglich ein Fortschreiten zu verhindern oder dies zumindest in die normalen Bahnen zu lenken. Früher oder später ist eine gewisse degenerative Abnutzung der Gelenkknorpel nämlich ganz normal. Eine dauerhafte Fehlbelastung oder zu starke Belastung der Gelenke (z. B. durch Übergewicht) kann die Abnutzung jedoch beschleunigen und auch schon in jungen Jahren zu einer Arthrose führen. Neben reinen Abnutzungsfolgen, können auch andere Krankheiten oder Verletzungen ausschlaggebend dafür sein

Vor allem Kniegelenke und Hüftgelenke (z. B. aufgrund Beinachsenfehlstellungen) zeigen oft arthrotische Veränderungen, dicht gefolgt von den Fingergelenken.

Typische Symptome dabei sind:

- Steife Gelenke nach längeren Ruhephasen mit sog. Anlaufschmerz, welcher sich nach einer gewissen Zeit der Bewegung bessert
- Schmerzen, die sich je nach Stadium der Erkrankung verändern und irgendwann auch dauerhaft auftreten können
- Im weiteren Verlauf Bewegungseinschränkungen, schmerzhafte Entzündungen mit Schwellung und Temperaturanstieg um das betroffene Gelenk
- Das Aneinanderreiben der Knochen kann gehört werden und das Gelenk verändert sich auch optisch (Stellung, Umfang).

Einen wichtigen Baustein der Therapie stellt auch hier die Bewegung dar. Dabei sollte diese an die auslösenden Faktoren und Beschwerden angepasst werden.

Ergänzend berichten viele Betroffene von einer Besserung der Symptome durch eine moderate Kältenanwendung, z. B. mit Quarkwickeln oder Kühlpacks und Bandagen (dies sollte individuell abgewogen werden). Wie auch bei anderen Erkrankungen erwähnt, wirkt sich auch hier ein gesunder und aktiver Lebensstil positiv auf den Verlauf aus.
Viele verwechseln eine Arthrose mit einer Arthritis. Dabei kann aus einer Arthrose eine Arthritis (Entzündung des Gelenkes) werden, die Ursache

PHYSIOWISSEN: Unterschied Arthrose – Arthritis

- **Arthrose:** Gelenkknorpel betreffend, dieser baut sich dabei ab.
- **Arthritis:** Entzündliche Gelenkerkrankung, unabhängig vom Zustand des Gelenkknorpels. Ausgehend von einer Autoimmunerkrankung, Infektion oder Stoffwechselerkrankung.

ist aber eine andere, und das ist der ausschlaggebende Unterschied. Entzündet sich ein Gelenk aufgrund einer arthrotischen Vorgeschichte spricht man hierbei auch von einer „aktivierten Arthrose“, nicht von Arthritis.

Übrigens bin ich über eine Form der Arthritis zu meinem Beruf als Physiotherapeutin gekommen. Ich litt als Jugendliche unter umgangssprachlich „Jugendrheuma“ (juvenile idiopathische Arthritis) und war nach einem heftigen Schub (Prüfungsphase) für mehrere Wochen in einer Klinik. Dort fand ich die „Physios“ alle super nett und auch ihre Arbeit total spannend – ein paar Jahre vorgespult stehe ich nun hier (am Stehschreibtisch) als Physiotherapeutin und schreibe ein Buch zum Thema. Verrückt.

PHYSIOWISSEN: Die PECH-Regel

Diese Regel wird vor allem nach Sportverletzungen empfohlen, kann aber natürlich auch im Alltag angewandt werden.

- **P = Pause:** Wird nach einer Verletzung intuitiv richtig gemacht. Die betroffene Körperstelle sollte möglichst ruhiggestellt werden.
- **E = Eis:** Vor allem aufgrund der gefäßverengenden Wirkung, somit werden Schwellungen und Einblutungen reduziert. Außerdem hat Kühlen einen schmerzlindernden Effekt.
- **C = Compression:** Durch den Druck kann verhindert werden, dass Flüssigkeit (Blut, Lymphe) in das Gewebe läuft und somit die Schwellung inkl. Schmerzen reduziert werden.
- **H = Hochlagern:** Ebenfalls eine Maßnahme gegen Schwellung, da so die Flüssigkeit mit der Schwerkraft nach unten fließt und weniger ins verletzte Gewebe.

Danach sollte ein Arzt oder eine Ärztin aufgesucht werden, um die Verletzung fachmännisch bzw. fachfrauisch beurteilen zu lassen.

DIE BÄNDER

Unsere Bänder verbinden Knochen miteinander und sorgen so für mehr Stabilität in Gelenken.

Sie bestehen aus festem Bindegewebe und limitieren und sichern die Bewegung in gewisse Richtungen. Bänder müssen daher straff sein, um die Gelenke entsprechend zu führen, aber dürfen gleichzeitig die vorgesehene Bewegung des Gelenkes nicht beeinträchtigen. Bänder sind sehr gering mit Blutgefäßen versorgt und heilen daher nur langsam.

So kannst du die Gesundheit deiner Bänder unterstützen:

- Regelmäßige Bewegung und Training
- Nährstoffreiche Ernährung (Kollagen)
- Muskelkräftigung zur Unterstützung und Entlastung der Bänder
- Fehlhaltungen ausgleichen

DIE SCHLEIMBEUTEL

Schleimbeutel sind kleine, mit Flüssigkeit gefüllte Polster, welche vor allem deine Sehnen und Muskeln an gewissen Stellen deines Körpers schützen.

Sie sorgen dafür, dass diese entlang knöcherner Strukturen gleiten können, ohne dabei verletzt zu werden. Aufgrund ihrer Funktion sind sie in Bereichen anzutreffen, wo es auch gerne mal zu Engstellen und Reizungen kommen kann. Oft werden die Schleimbeutel dabei auch gereizt und können sich schmerzhaft entzünden und anschwellen, dies ist im Schulterbereich recht häufig der Fall.

So kannst du die Gesundheit deiner Schleimbeutel unterstützen:

- Muskelkräftigung für eine gute Stabilisierung und Führung der Gelenke
- Fehlhaltung und -stellungen vermeiden bzw. ausgleichen

DIE FASZIEN

Faszien sind elastische Bindegewebshüllen, welche deine Muskulatur und auch anderen Strukturen (Organe, Gefäße, Gelenke) deines Körpers umgeben und miteinander verbinden.

Je nach Anforderungen sind sie an manchen Stellen dünner und elastischer, und an anderen Stellen fester. Ein heiß diskutiertes Thema in der Gesundheits- und Fitnesswelt ist, inwieweit spezielles Faszientraining sinnvoll ist oder eben nicht. Letztendlich profitieren sie aber, wie auch alle anderen Strukturen deines Körpers, von Bewegung.

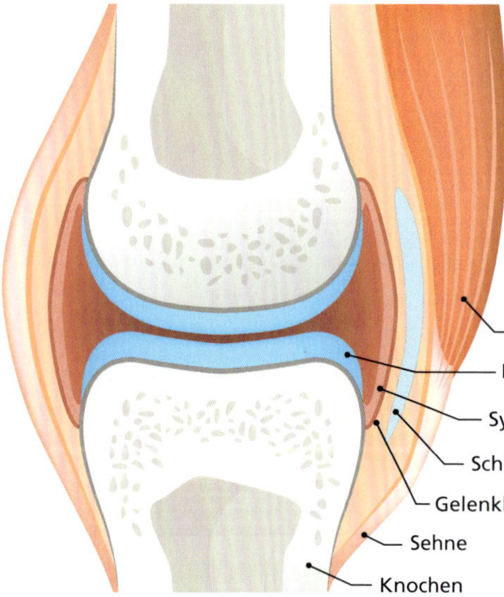

Schemenhafte Darstellung einer Knie-Gelenkkapsel in der seitlichen Ansicht

PHYSIOWISSEN: Schonen mit Folgen

Ruhigstellung ist bei einigen Erkrankungen oder Verletzungen notwendig. Allerdings kann dabei die Gelenkkapsel schrumpfen, die kollagenen Fasern ziehen sich zusammen und somit wird die Beweglichkeit eingeschränkt. Daher muss nach einer Ruhigstellung primär der Fokus auf die Erweiterung der Beweglichkeit gelegt werden. Und falls dies nicht ausdrücklich verordnet wurde auch keine Schonhaltung eingehalten werden.

So kannst du die Gesundheit deiner Faszien unterstützen:

- große (Ganzkörper-)Bewegungen in den Alltag integrieren, einseitige Haltung oder Bewegungsmuster vermeiden
- Verspannungen und Bewegungseinschränkungen lösen

DIE GELENKKAPSELN

Deine Gelenke sind von einer Gelenkkapsel umgeben. Diese schützt deine Gelenke und verleiht ihnen zusätzlich Stabilität. Außerdem produziert sie die Gelenkflüssigkeit, welche für eine reibungslose Bewegung und Ernährung deiner Gelenkknorpel sorgt.

So kannst du die Gesundheit deiner Gelenkkapsel unterstützen:

- Bewegung sorgt dafür, dass Gelenkflüssigkeit gebildet wird und alle Strukturen besser geschützt und ernährt werden.
- Muskelkräftigung für eine gute Stabilisierung und Führung der Gelenke
- Schon- oder Fehlhaltungen meiden

Entspann dich

Auf den folgenden Seiten findest du einfache Tipps, um deinen Körper zwischendurch oder auch nach sportlicher Aktivität bei der Regeneration zu unterstützen und zu entspannen.

WÄRME GEGEN VERSPANNUNGEN

Durch Wärme von außen wird die Durchblutung in dem entsprechenden Bereich angeregt und verspannte Muskulatur kann gelockert werden. Neben lokal angewandten Wärmekissen können auch eine warme Dusche/Badewanne, Rotlicht oder Sauna den gewünschten Effekt liefern und insgesamt für Entspannung sorgen.

Wichtige Ergänzung: nicht geeignet bei entzündlichen Beschwerden.

PHYSIOWISSEN: 5 Entzündungszeichen (nach Galen)

- Rötung
- Schwellung
- Schmerz
- Überwärmung
- Eingeschränkte Funktion

SCHMERZEN REDUZIEREN MIT KÄLTE

Durch eine moderate Kälteanwendung (kein Schockfrosten) können Schmerzen reduziert werden. Außerdem hat Kälte eine gefäßverengende Wirkung und kann so Schwellungen reduzieren, dies kann aber nur funktionieren, wenn die Kälte vor Auftreten der Schwellung angewandt wird (z. B. direkt nach Verletzung), da so das Einströmen der Flüssigkeit gehemmt werden kann.

ANREGENDE WECHSELDUSCHEN

Bei Wechselduschen werden, wie der Name schon verrät, bestimmte Bereiche oder der gesamte Körper im Wechsel mit warmem und kaltem Wasser abgeduscht. Somit werden die Durchblutung, unser Stoffwechsel und die Temperaturregulation deines Körpers angeregt.

Starte dazu am rechten Fuß und führe den Wasserstrahl über die Außenseite nach oben bis zum Becken, wechsle auf die Innenseite und komme zurück zum Fuß. Wiederhole das am linken Bein und deinen Armen (Hand bis Schulter), der Ablauf ist hier gleich. Wiederhole das im Wechsel mit kaltem und warmem Wasser, insgesamt für drei Durchgänge und beende die Wechseldusche mit einer kalten Runde.

NÄHRSTOFFE TANKEN

Eine gesunde und abwechslungsreiche Ernährung versorgt deinen Körper mit Nährstoffen und sorgt somit dafür, dass alle Prozesse beschwerdefrei ablaufen können.

Vollkornprodukte, Nüsse, Samen, Obst, Gemüse – versuche möglichst viel Abwechslung auf deinen Teller zu bringen, denn jedes Lebensmittel versorgt dich mit anderen wichtigen Nährstoffen.

AUSREICHEND FLÜSSIGKEIT

Wir bestehen aus einem großen Teil Wasser (60–70 %), das zeigt bereits wie wichtig dieser Nährstoff für uns und unseren Körper sein muss. Es sorgt u. a. als Transport- und Lösungsmittel dafür, dass unsere Zellen optimal versorgt und Abfallstoffe entsorgt werden, und dass unser Blutdruck und unsere Körpertemperatur ausgeglichen sind.

Bei Symptomen wie Kopfschmerzen, Müdigkeit, Konzentrationsschwäche oder Schwindel, kann das auch an einem Flüßigkeitsmangel im Körper liegen.

Eine grobe Faustregel für Erwachsene lautet: 35 ml Wasser pro kg Körpergewicht pro Tag.

Der Bedarf kann sich erhöhen, z. B. bei starkem Schwitzen oder Fieber, Stillen, Durchfallerkrankungen oder Erbrechen.

Der Flüssigkeitsbedarf sollte dabei zum Großteil durch Wasser abgedeckt werden.

MODERATE BEWEGUNG

Auch bei Beschwerden oder Schmerzen kann Bewegung stattfinden. Je nach Ursache vielleicht nicht an der betroffenen Stelle selbst, aber indirekt wirkt sich jede Art von Bewegung positiv auf den gesamten Körper aus.

AUSREICHEND SCHLAF

Schlaf ist essenziell, denn währenddessen erholt sich unser Körper. Aber nicht, indem er sich selbst auch in Schlummermodus versetzt, sondern indem er unseren Körper repariert, aufbaut, neu sortiert und reinigt – er läuft in der Nacht also auf Hochtouren, um uns fit und hoffentlich gut gelaunt durch den neuen Tag zu bringen.

Die optimale Schlafdauer liegt zwischen 7–9 Stunden. Eine optimale Schlafposition gibt es nicht, außerdem bewegen wir uns in der Nacht, da ist die Position zum Einschlafzeitpunkt recht unrelevant.

Die „falsche" Matratze oder das „falsche" Kissen ist ebenfalls meist nur ein „Verkaufsargument". Einzige Ausnahme, bei bestehenden Beschwerden sollte das berücksichtigt werden, z.B. bei einem Bandscheibenvorfall sollte die Matratze nicht zu weich sein oder das Kissen zu hoch.

SELBSTMASSAGE MIT EINEM BALL

Ein Ball bietet dir eine tolle und einfache Möglichkeit, verhärtete Stellen in deiner Muskulatur zu lösen.

- **Bei Verspannungen oder Schmerzen im unteren Rücken:**
  Lege dich auf den Rücken, platziere einen Ball neben deiner Wirbelsäule im unteren Rücken (zwischen Becken und Rippen), ziehe das Bein derselben Seite heran und greife es mit beiden Armen. Ziehe nun deinen Oberkörper zusätzlich in Richtung des Beines, sodass eine leichte Drehung der Wirbelsäule stattfindet und sich der Bereich unter dem Ball weiter öffnet. Du

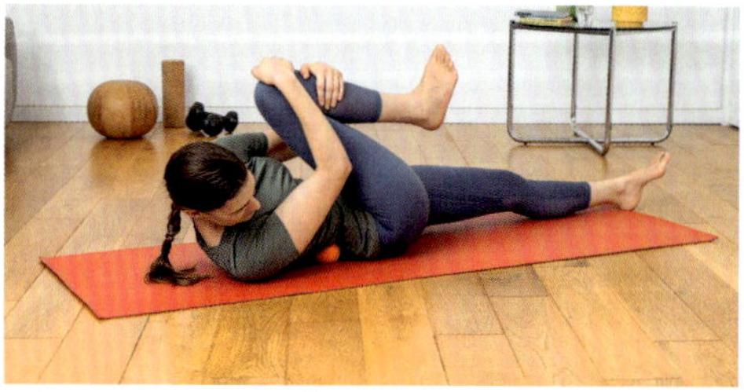

kannst die Intensität selbst steuern, indem du mehr oder weniger Druck auf den Ball gibst. Halte jede Position für 10 tiefe Atemzüge

- **Bei Verspannungen oder Schmerzen in der Kniekehle:**
  Setze dich auf den Boden und platziere den Ball unterhalb deiner Kniekehle (nicht direkt in der Kniekehle), strecke nun dein Bein durch und gebe einen sanften Druck nach unten.

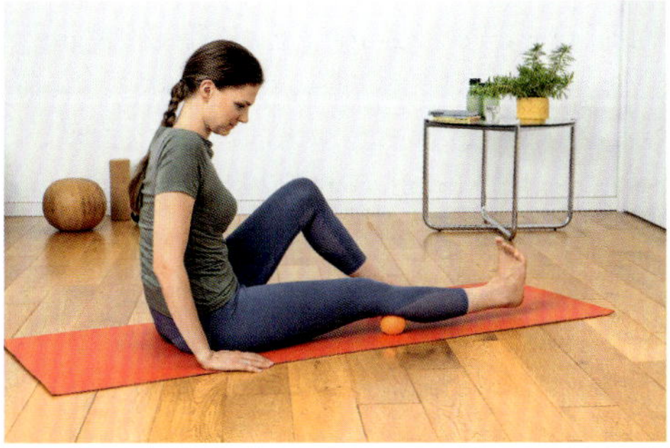

- **Bei Verspannungen oder Schmerzen im Gesäß:**
  Setze dich schräg (Gewicht auf einer Gesäßhälfte) auf den Boden und platziere den Ball unter der unteren Gesäßhälfte. Winkle das Bein an und klappe das Knie leicht nach außen, um die tiefe Hüftmuskulatur besser zu erreichen.

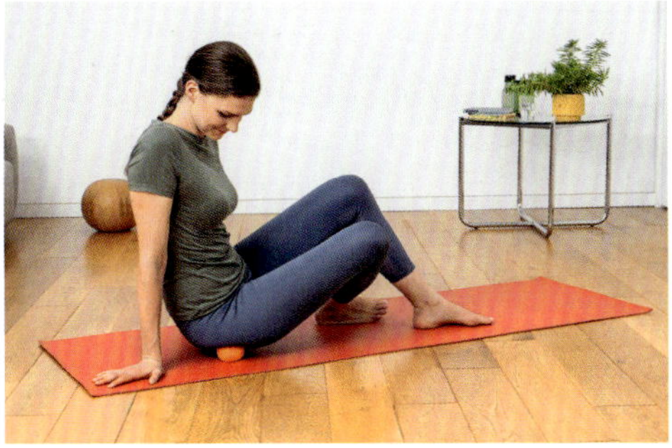

- **Bei Verspannungen oder Schmerzen am Schulterblatt:**
  Platziere den Ball zwischen einer Wand und deiner Schulter. Um die Muskulatur besser erreichen zu können, lege die Hand der zu massierenden Seite auf der gegenüberliegenden Schulter ab.

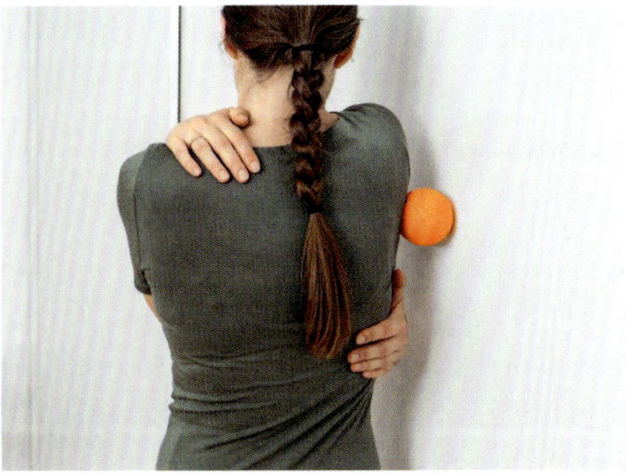

SANFTE NACKEN-ENTSPANNUNG

Bei Kopfschmerzen (v. a. im Bereich Schädel-Wirbelsäulenübergang) und Verspannungen im oberen Nackenbereich kann folgende Übung für Entspannung sorgen.

Ausführung:

- Lege dich entspannt auf den Rücken.
- Deine Beine sind etwas mehr als hüftbreit aufgestellt, deine Knie sind gegeneinander angelehnt,
- Ziehe deinen Scheitelpunkt nach oben in Verlängerung deiner Wirbelsäule, dein Nacken wird dadurch lang.
- Schließe deine Augen, löse die Zunge von deinem Gaumen sowie deinen Oberkiefer vom Unterkiefer, versuche insgesamt alles so locker wie möglich zu lassen.
- Führe nun eine sanfte Drehbewegungen nach rechts und links aus.
- Achte darauf, dass deine Schultern nicht nach oben ziehen.
- Achte auf eine gleichmäßige und ruhige Atmung.

Anzahl:

- 8 Wiederholungen

Dein 30-Tage-Übungsplan

Mit diesem Übungsplan hast Du einen tollen Begleiter, der dir dabei hilft, täglich aktiv zu sein und eine neue, gesunde Routine zu schaffen: täglich 2 mobilisierende und 2 kräftigende Übungen, schnell und einfach für jedes Zeitfenster, Monat für Monat, Jahr für Jahr, …

Hier findest du einen von mir erstellten Beispielplan für den gesamten Körper. Du kannst ihn gerne direkt so umsetzen oder den Plan als Inspiration für deinen individuellen Monatsplan nutzen. Dafür findest du am Ende dieses Buches einen Blanko-Übungsplan, den du ganz nach deinen Beschwerden oder Schwachstelllen und Zielen bestücken kannst.

Du brauchst dich vor der Übungsausführung nicht speziell Aufzuwärmen, die Übungen sind von der Intensität und Ausführung extra so gewählt, dass sie schnell und einfach in den Alltag integriert werden können und die entsprechenden Strukturen nicht verletzen. Du kannst die erste Runde aber gerne in einem etwas reduzierteren Umfang ausführen und dich somit langsam herantasten.

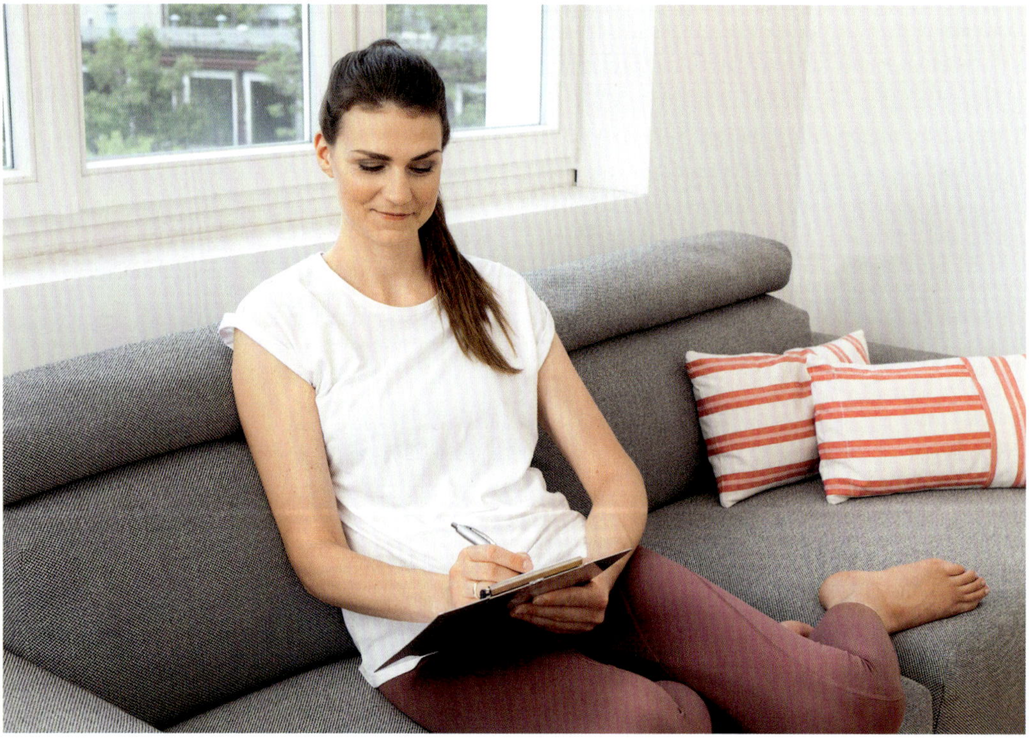

Mobilisierung	Seite	✓	Kräftigung	Seite	✓
Tag 1:					
S4 Mobilisation Brustwirbelsäule	37		K11 Bridging Variante 1	62	
B22 Streckung Beinrückseite	122		K19 Schultern	89	
Tag 2:					
B2 Drehung Halswirbelsäule	27		K27 Oberschenkel vorne	124	
S10 Schulterdehnung / Brustöffnung	80		K34 Sprunggelenke und Füße	138	
Tag 3:					
B11 Seitneigung Wirbelsäule	68		K24 tiefe Hüftmuskulatur	112	
S24 Entlastung Mittelfuß	136		K22 Unterarme	97	
Tag 4:					
S1 Schulter-/Nackendehnung	23		K1 oberer Rücken und Nacken	29	
B20 Beinöffnung	111		K30 Oberschenkel	128	
Tag 5:	120			71	
S21 Dehnung Beinrückseite	83		K15 tiefe Rumpfmuskulatur	116	
B13 Mobilisation Schultergürtel	83		K26 Beine	116	
Tag 6:					
S7 Entlastung Lendenwirbelsäule	51		K13 Rumpf- und Rücken	68	
S13 Unterarmdehnung	92		K7 schräge Bauchmuskulatur	68	
Tag 7:					
B4 Mobilisation Brustwirbelsäule	40		K36 Fußgewölbe	142	
S16 Dehnung tiefe Hüftmuskulatur	106		K23 Unterarmstütz Variante 2	98	
Tag 8:					
S2 Entlastung Halswirbelsäule	24		K6 tiefe Rückenmuskulatur	45	
S11 Mobilisation Schulterblätter	81		K17 Schultern und Arme	87	
Tag 9:					
B10 Mobilisation Wirbelsäule	66		K28 Oberschenkel und Gesäß	126	
S9 Nervenmobilisation	53		K35 Längsgewölbe	141	
Tag10:					
S20 Oberschenkeldehnung	109		K25 Gesäß	114	
S5 Streckung Brustwirbelsäule	38		K9 unterer Rücken und Rumpf	59	

Mobilisierung	Seite	✓	Kräftigung	Seite	✓
Tag 11:					
B12 Mobilisation Wirbelsäule	69		K3 seitliche Halsmuskulatur	32	
S12 hintere Schulterdehnung	82		K11 Bridging Variante 4	62	
Tag 12:					
B16 Streckung Handgelenke	94		K31 Beine und Gesäß	130	
B8 Flankendehnung	55		K14 tiefe Rückenmuskulatur	70	
Tag 13:					
S19 Mobilisation Hüftgelenk	109		K12 Rücken	67	
S6 Mobilisation Brustwirbelsäule und Rippen	39		K18 Stützmuskulatur	87	
Tag 14:					
B24 Mobilisation Mittelfuß	139		K16 tiefe Rumpfmuskulatur	72	
B3 Mobilisation Halswirbelsäule	27		K30 Oberschenkel	128	
Tag 15:					
B5 Mobilisation Brustwirbelsäule	41		K8 unterer Rücken und Gesäß	58	
B15 Schulteröffnung	85		K20 Unterarm	95	
Tag 16:					
S3 Brustdehnung	25		K5 Rücken und Rumpf	44	
B14 Mobilisation Schultergelenk	84		K32 Beinachse	131	
Tag 17:					
B7 Mobilisation Lendenwirbelsäule	54		K29 Oberschenkel und Gesäß	127	
S25 Dehnung Vorfuß	136		K23 Unterarmstütz Variante 3	99	
Tag 18:					
S22 Dehnung Beininnenseite	120		K10 unterer Rücken	60	
B6 Mobilisation Brustwirbelsäule	42		K21 Unterarm	96	
Tag 19:					
S17 Hüftstreckung	107		K15 tiefe Rumpfmuskulatur	71	
S8 Mobilisation unterer Rücken / ISG	52		K2 vordere Halsmuskulatur	31	
Tag 20:					
B21 Mobilisation Kniegelenk	121		K11 Bridging Variante 5	63	
S14 Unterarmdehnung	93		K7 schräge Bauchmuskulatur	57	

Mobilisierung	Seite	✓	Kräftigung	Seite	✓
Tag 21:					
B1 Mobilisation Halswirbelsäule	26		K28 Oberschenkel und Gesäß	126	
S18 Hüftöffnung	108		K19 Schultern	89	
Tag 22:					
B9 Mobilisation Lendenwirbelsäule	55		K23 Unterarmstütz Variante 1	98	
B23 Mobilisation Kniegelenk	123		K24 tiefe Hüftmuskulatur	112	
Tag 23:					
B18 Mobilisation Handgelenk und Ellbogen	96		K4 Rücken	43	
B26 Mobilisation Sprunggelenk	140		K31 Beine und Gesäß	130	
Tag 24:					
S1 Schulter-/Nackendehnung	23		K11 Bridging Variante 6	63	
B19 Entlastung Hüftgelenk	110		K23 Unterarmstütz Variante 4	99	
Tag 25:					
B17 Mobilisation Handgelenk	95		K18 Schultern und Arme	87	
S15 Nervenmobilisation	93		K26 Beine	116	
Tag 26:					
S4 Mobilisation Brustwirbelsäule	37		K11 Bridging Variante 3	62	
B25 Mobilisation Quergewölbe	140		K13 Rumpf und Rücken	68	
Tag 27:					
B3 Mobilisation Halswirbelsäule	27		K6 tiefe Rückenmuskulatur	45	
S19 Oberschenkeldehnung	109		K18 Stützmuskulatur	87	
Tag 28:					
S10 Schulterdehnung / Brustöffnung	80		K27 Oberschenkel	124	
B5 Mobilisation Brustwirbelsäule	41		K25 Gesäß	114	
Tag 29:					
S23 Dehnung Fußsohle	135		K1 oberer Rücken und Nacken	29	
S7 Entlastung Lendenwirbelsäule	51		K16 tiefe Rumpfmuskulatur	72	
Tag 30:					
B12 Mobilisation Wirbelsäule	69		K33 Beine und Gesäß	137	
S21 Dehnung Beinrückseite	120		K12 Rücken	67	

Danke
an meinen Mann und meine Mama – ohne eure Unterstützung wäre so vieles nicht möglich, auch dieses Buch nicht.

Bildnachweis
209 Farbfotos wurden von Holger Münch (www.muench-lichtbildnerei.com) für dieses Buch aufgenommen.
Mit 14 Illustrationen von AdobeStock (jeweils eine Abbildung von Goga, GraphicsRF, udaix, Olga, VectorMine, Firat, 川本まる, bilderzwerg, designua, Natwaree, bigmouse108, elenabsl und 2 von sumaki).

Impressum
Umschlaggestaltung von Gramisci Editorial Design unter Verwendung von 4 Farbfotos von Holger Münch.

Unser gesamtes Programm finden Sie unter **kosmos.de/herbig**

MIX
Papier | Fördert gute Waldnutzung
FSC® C110508

Gedruckt auf chlorfrei gebleichtem Papier

ISBN 978-3-96859-068-4
Projektleitung und Redaktion: Ramona Kapp
Gestaltungskonzept: Janette Schroeder, wortundart.de, Berlin
Gestaltung und Satz: Katrin Kleinschrot, Stuttgart
Produktion: Vanessa Frömmig
Druck und Bindung: Westermann Druck Zwickau GmbH, Zwickau
Printed in Germany / Imprimé en Allemagne